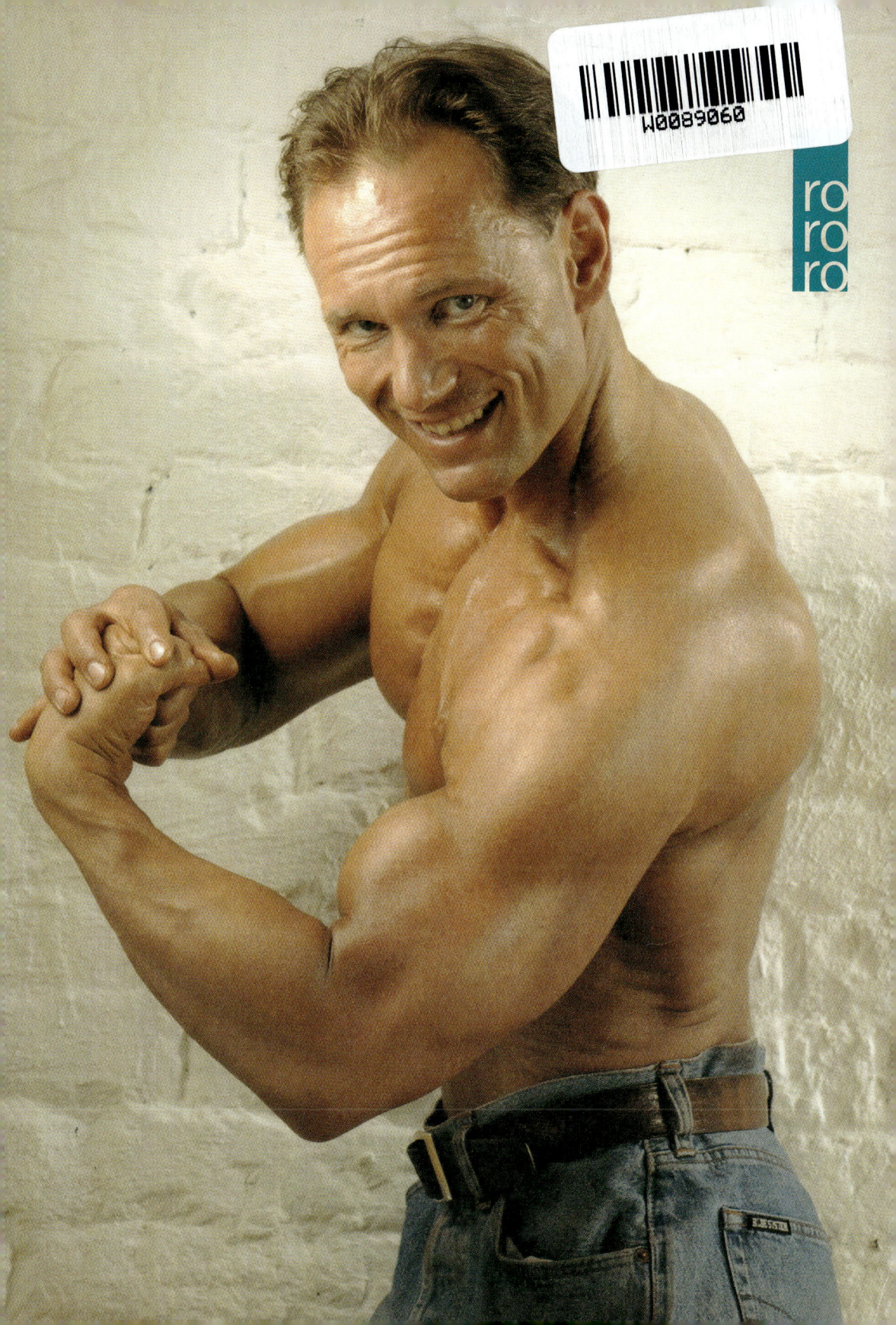

ro
ro
ro

rororo sport
Herausgegeben von Bernd Gottwald

Der Autor Berend Breitenstein, geboren 1964, ist lizenzierter Bodybuilding-Trainer, Profi-Athlet der WNBF (World Natural Bodybuilding Federation) und Ernährungswissenschaftler (Dipl. oec. troph.). 2003 gründete er die GNBF e.V. (German Natural Bodybuilding and Fitness Federation), die sich für die Verbreitung und Popularisierung des gesunden, drogenfreien Bodybuilding einsetzt.

Berend Breitenstein schreibt als freier Autor für diverse Fachmagazine, zum Beispiel «Men's Health», und arbeitet als Trainer und Ernährungsberater für Gesundheit, Muskelaufbau und Fettreduktion in Hamburg.

Im Rowohlt Verlag sind bereits zahlreiche Bücher von ihm zum Thema natürliches Bodybuilding ohne Doping erschienen, die in mehrere Sprachen übersetzt sind.

Als DVD sind von ihm erschienen: Natural Training. Erfolgreicher Muskelaufbau ohne Doping (2001) und Men's Power Body – Natürliches Bodybuilding (Polyband 2001), außerdem die Natural Hardcore Training-Serie, Teil 1–4 (2006).

www.berend-breitenstein.de
www.gnbf.de

Berend Breitenstein

Die Bodybuilding-Bibel

Natürlich, erfolgreich, gesund
Mit 100 Übungen und Trainingsprogrammen

Mit Fotos von Horst Lichte

Rowohlt Taschenbuch Verlag

2. Auflage September 2007

Originalausgabe
Veröffentlicht im Rowohlt Taschenbuch Verlag,
Reinbek bei Hamburg, Mai 2006
Copyright © 2006 by Rowohlt Verlag GmbH,
Reinbek bei Hamburg
Umschlaggestaltung any.way, Andreas Pufal
(Foto: Rowohlt / Horst Lichte)
Model Berend Breitenstein
Fotos Seite 1, 8, 48, 270 Copyright © Berend Breitenstein
Satz Clarendon und Meta PostScript
Gesamtherstellung Clausen & Bosse, Leck
Printed in Germany
ISBN 978 3 499 61078 3

Vorwort

Fast genau 10 Jahre nach der Veröffentlichung meines ersten Buches «Bodybuilding. Erfolgreich. Natürlich. Gesund.» präsentiert die Bodybuilding-Bibel eine komplexe Zusammenfassung der wichtigsten Fakten zu Training, Ernährung, Erholung und Genetik. Damit dient dieses Buch als gut in die Praxis umsetzbarer Leitfaden für erfolgreiches, gesundes und natürliches Bodybuilding und stellt Ihnen die 100 besten Übungen für den Muskelaufbau vor. Die im hinteren Teil des Buches gezeigten körpertypgerechten Trainingspläne für die Aufbau- und die Definitionsphase ergänzen den Stellenwert der Bodybuilding-Bibel als kompletten Ratgeber für jeden, der gesund Muskeln auf- und Fett abbauen möchte.

Ich habe mich dem gesunden, drogenfreien Bodybuilding verschrieben und möchte mit meiner Arbeit zur Verbreitung dieser Idee beitragen. Dopingmittel wie beispielsweise anabole Steroide oder Wachstumshormone haben im ursprünglichen Bodybuilding keinen Platz. Dennoch greifen heute sehr viele Athleten, auch im Breitensport, zur chemischen Keule in der Annahme, nur so Muskeln aufbauen zu können. Dass es auch anders geht, weiß ich aus eigener Erfahrung und habe dieses bei zahlreichen Athleten sowohl bei der WNBF als auch der GNBF e.V. gesehen. Sicherlich kostet es viel Disziplin und Schweiß, bevor man die Früchte seines Einsatzes in Form von kompakten, massiven und gut definierten Muskeln ernten kann, aber alles hat seinen Preis. Wenn Sie bereit sind, hart und intensiv zu trainieren, sich in der Ernährung nach den Bedürfnissen Ihres Körpers zu richten, auf genügend Ruhe achten und eine positive Einstellung bewahren, werden Sie nicht nur mit Freude den Bodybuilding-Lifestyle leben, sondern Ihre Ziele im Muskelaufbau und Fettabbau auf gesunde Weise erreichen.

In diesem Sinne wünsche ich Ihnen ein erfolgreiches Training!

Berend Breitenstein
WNBF Pro Bodybuilder
GNBF e.V. Präsident

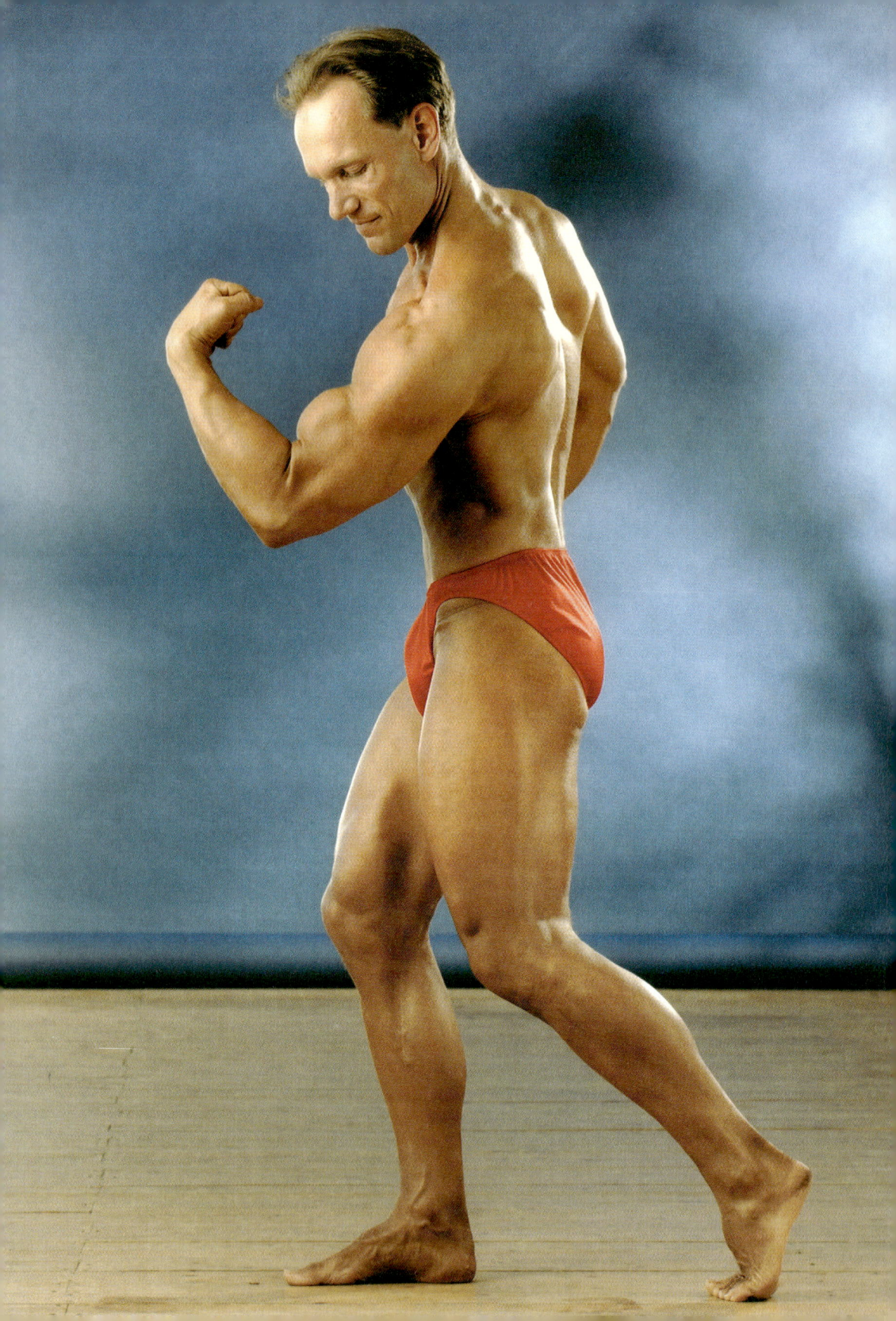

Grundlagen 1

Training

GENETIK – BESTIMMENDER FAKTOR IN DER TRAININGSPLANUNG

Erkennen des eigenen Körpertyps

Das vorrangige Ziel jedes ambitionierten Bodybuilders ist der Aufbau von massiver, kompakter Muskulatur bei einem gleichzeitig minimalen Anteil an Körperfett. Nur absolute Ausnahmeathleten können es bis zum Weltmeister bringen, aber es ist für jeden Athleten, der hart trainiert, sich gut ernährt und ausreichend erholt, möglich, herausragende Ergebnisse in der Körperentwicklung zu erzielen. Ganz wichtig für das Erreichen von bestmöglichen Ergebnissen im Bodybuilding ist zunächst die realistische Einschätzung der eigenen körperlichen Voraussetzungen. Dafür ist es hilfreich, seinen persönlichen Körpertyp zu erkennen. Bei einem Blick in Ihr Studio werden Sie eine Vielzahl von Figurtypen sehen. Die Bandbreite reicht von sehr dünn bis zu sehr dick. So vielfältig die körperlichen Erscheinungsformen der Menschen sind, so unterschiedlich muss auch der Trainings- und Ernährungsplan erstellt werden, um beste Ergebnisse im Körperaufbau zu erzielen.

Es spricht zum Beispiel nicht jeder in gleichem Maße auf schweres Training mit niedrigen Wiederholungszahlen oder leichteres Training mit höheren Wiederholungszahlen an. Der eine Athlet erzielt die besten Fortschritte mit kurzen, sehr intensiven 30 bis 45-minütigen Trainingseinheiten, der andere Athlet fährt am besten mit mehr Sätzen und mehr Übungen pro Muskelgruppe und Trainingseinheiten von bis zu 90 Minuten Dauer. Die Trainingspläne auf den Seiten 272 bis 303 zeigen Beispiele für die körpertypgerechte Trainingsplanung.

Wie im Training gibt es auch im Bereich der Ernährung nur allgemein gültige Empfehlungen. Je nach Stoffwechsellage gibt es feine, aber wesentliche Unterschiede zum Beispiel in der individuellen Reaktion auf das prozentuale Verhältnis in der Aufnahme von Kohlenhydraten, Eiweiß und Fett und deren Verwertung im Körper. Wer kennt sie nicht, die Sportskameraden, die große Mengen an Kohlenhydraten essen und sich auch die eine oder andere Pizza gönnen können, ohne dabei fett zu werden?

Um einen besseren Einblick in die verschiedenen genetischen Voraussetzungen der Menschen zu bekommen, stellen die drei unterschiedlichen Körpertypen, die William H. Sheldon in den dreißiger Jahren definierte und die bis heute ihre Gültigkeit haben, einen guten Leitfaden dar.

Als Ergebniss seiner Studien unterteilt Sheldon den Menschen in den schlanken Ektomorph, den muskulösen Mesomorph und den dicklichen Endomorph – die so genannten Somatotypen (A. Schwarzenegger 1987, S.132):

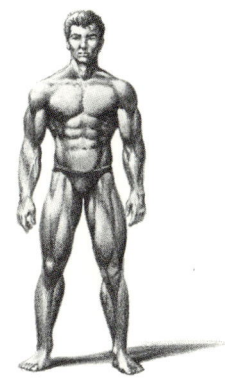

Ektomorph

Der Ektomorph ist schlank, hat oftmals lange Arme und Beine und einen schmalen Brustkorb. Der Stoffwechsel des Ektomorphen läuft auf Hochtouren. Er muss um jedes Kilo Gewichtszunahme hart kämpfen.

Typ: «Kann essen, was er will, und nimmt nicht zu».

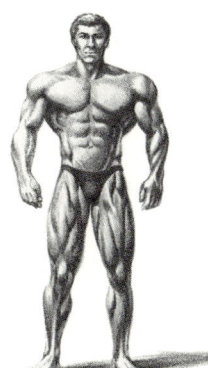

Mesomorph

Der Mesomorph zeigt die besten genetischen Voraussetzungen für den Muskelaufbau. Er ist von Natur aus muskulös und stark mit einem großen Brustkorb, breiten Schultern und einer schlanken Taille.

Typ: «Braucht eine Hantel nur anzuschauen und baut Muskeln auf».

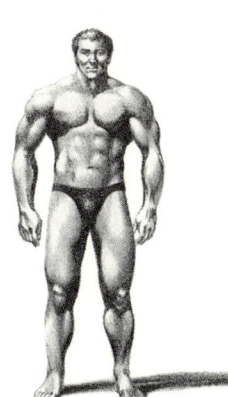

Endomorph

Der Endomorph neigt aufgrund seines langsamen Stoffwechsels zum Fettansatz. Die Muskeln erscheinen eher weich, die Hüften sind oftmals breit und das Gesicht rundlich.

Typ: «Ißt nicht viel und nimmt trotzdem zu».

Bei dieser Einteilung der drei Körpertypen ist es wichtig zu bemerken, das kein Mensch zu 100 Prozent einem Körpertyp zuzuordnen ist. Vielmehr kommt es immer zu einer Mischform von zwei Typen, mit dominierenden Anteilen eines Typs. So gibt es beispielsweise den ekto-mesomorphen Körpertyp, der zwar von Natur aus eher dünn ist, aber aufgrund seiner mesomorphen Anteile gute Veranlagung zum Muskelaufbau zeigt. Der meso-endomorphe Typ hat aufgrund der dominierenden mesomorphen Anteile eine hervorragende Voraussetzung zum Muskelaufbau, muss aber wegen seiner endomorphen Veranlagung darauf achten, nicht zu viel Körperfett anzusetzen.

Fazit: Der eigene Körpertyp ist Ihnen von Mutter Natur in die Wiege gelegt worden. Bei einem auf Ihre körperliche Veranlagung zugeschnittenen Trainings- und Ernährungsprogramm werden Sie großartige Ergebnisse im Bodybuilding erzielen!

Verschiedene Muskelfasertypen

Neben der Einteilung in die verschiedenen Körpertypen muss eine weitere genetische Voraussetzung bei der Gestaltung des eigenen individuellen Trainingsprogramms berücksichtigt werden, nämlich die der verschiedenen Muskelfasertypen.

Die Skelettmuskeln des Menschen bestehen aus langsam kontrahierenden (Typ 1/Slow-Twitch) und schnell kontrahierenden (Typ 2/Fast-Twitch) Fasertypen. Hinzu kommt ein dritter Fasertyp, ein Zwischentyp, der nicht eindeutig einem der beiden Typen zuzuordnen ist. Langsam kontrahierende Muskelfasern werden aufgrund des hohen Gehalts an rotem Muskelfarbstoff (Myoglobin), der wichtig für den Sauerstofftransport im Blut ist, auch als rote Muskelfasern bezeichnet. Die schnell kontrahierenden Muskelfasern werden auch als weiße Muskelfasern bezeichnet, da sie einen geringeren Anteil an Myoglobin enthalten.

Ein hoher Anteil an roten Muskelfasern ist besonders für Spitzenleistungen im Ausdauersport wichtig, bei denen Kohlenhydrate und Fett unter Beteiligung von Sauerstoff als Energielieferanten verbrannt werden. Diese so genannte aerobe Energiegewinnung überwiegt zum Beispiel bei Langstreckenläufen, Radtouren, Langstreckenschwimmen oder im Triathlon. Menschen, die über einen hohen Anteil an weißen Muskelfasern verfügen, sind hingegen für Spitzenleistungen im Sport, bei denen es auf explosive Bewegungen ankommt, prädestiniert. Das ist zum Beispiel im 100-m-Sprint, im Gewichtheben oder im 50-m-Schwimmen der Fall.

Die prozentuale Verteilung der roten und weißen Muskelfasern im Körper ist genetisch bedingt und hält sich üblicherweise die Waage. Allerdings gibt es Menschen, die von Natur aus mit einem hohen Anteil an roten oder weißen Muskelfasern ausgestattet sind und dementsprechend besonders gute Leistungen im Ausdauer- oder Kraftbereich erzielen können.

Für beste Ergebnisse im Bodybuilding ist es ein unschätzbarer Vorteil, wenn Sie mit einem prozentual hohen Anteil an weißen Muskelfasern geboren sind. Die weißen Muskelfasern verfügen nämlich über ein höheres Wachstumspotenzial als die roten Muskelfasern. Das ist für den Aufbau von massiven, kompakten Muskeln natürlich Gold wert. Interessanterweise kann es innerhalb der einzelnen Muskelgruppen des Körpers zu einem unterschiedlich hohen Anteil an weißen und roten Muskelfasern kommen. So können zum Beispiel die Oberschenkel-, Rücken-, Bauch- und Wadenmuskeln aus einem höheren Prozentsatz an ausdauernden, roten Fasern bestehen, während sich die Brust- und Bizepsmuskeln aus einem höheren Anteil aus weißen Muskelfasern zusammensetzen können. Diese individuell unterschiedliche Muskelfaserverteilung sollte bei der Gestaltung des Trainings möglichst berücksichtigt werden.

Fazit: Der prozentuale Anteil an roten und weißen Muskelfasern ist genetisch festgelegt. Um die für Sie persönlich beste Trainingsstrategie herauszufinden, experimentieren Sie am besten mit unterschiedlich hohen Reizintensitäten (Schwere des Gewichts) und einer dementsprechend variierenden Reizdauer (Wiederholungen pro Satz), beobachten Ihre körperlichen Reaktionen bzw. Ihre Fortschritte im Muskelaufbau und setzen die gemachten Erkenntnisse in die Trainingspraxis um.

1

Grundlagen

TRAININGSINTENSITÄT – WICHTIGER ECKPFEILER FÜR ERFOLGREICHES BODYBUILDING

Sehr schwere, schwere und mittelschwere Gewichte für optimalen Muskelaufbau

Weiße Muskelfasern besitzen ein höheres Potenzial zur Faserverdickung (Hypertrophie) als rote Muskelfasern. Obwohl es für den Aufbau von massiver, kompakter und dichter Muskulatur entscheidend darauf ankommt, mit schweren Gewichten zu trainieren, sollten Sie in der Regel nicht so viel Gewicht auf die Hantel legen, dass Ihnen nicht mindestens 5 Wiederholungen pro Satz möglich sind. Superschwere Gewichte, die für 2 bis 4 Wiederholungen pro Satz bewegt werden, führen zu keinen optimalen Ergebnisse im Muskelaufbau, da die Belastungsdauer insgesamt zu gering ist. Allerdings profitieren Sie anderweitig davon, gelegentlich Sätze mit 2 bis 4 Wiederholungen im Training zu machen. Durch sehr schwere Gewichte verbessert sich die so genannte intramuskuläre Koordination, das heißt, das Zusammenspiel von Nerven und Muskeln wird optimiert.

Dadurch sind Sie in der Lage, innerhalb der für das Muskelwachstum so wichtigen schweren Sätze mit 5 bis 8 Wiederholungen ordentlich Gewicht aufzulegen.

Die Grundlage für optimalen Muskelaufbau ist das Training mit schweren Gewichten. Innerhalb einer Trainingseinheit sollten für eine Muskelgruppe unbedingt eine bis drei Übungen auf Ihrem Programm stehen, die mit wirklich schwerem Gewicht absolviert werden und bei denen Sie für die Bewältigung von 5 bis 8 Wiederholungen pro Satz an Ihre körperliche und geistige Leistungsgrenze stoßen. Schweres Training wird Ihnen alles abverlangen. Das tiefe Eindringen in die Schmerzzone werden Sie nur dann ertragen können, wenn Ihre Motivation, das Beste aus Ihren Möglichkeiten als Bodybuilder zu machen, sehr hoch ist.

Ergänzend zu den schweren Sätzen mit 5 bis 8 Wiederholungen empfiehlt es sich, innerhalb einer Trainingseinheit auch Übungen für jede Muskelgruppe zu machen, die mit mittelschweren Gewichten und höheren Wiederholungszahlen pro Satz (bis zu 20) trainiert werden. Durch höhere Wiederholungszahlen pro Satz werden die roten Muskelfasern sehr gut zum Wachstum angeregt. Diese Kombination aus Sätzen mit schweren Gewichten und niedrigen Wiederholungszahlen und mittelschweren Gewichten und höheren Wiederholungszahlen resultiert in ausgezeichneten Trainingsreizen sowohl für die weißen als auch für die roten Muskelfasern. Damit erreichen Sie insgesamt beste Ergebnisse im Muskelaufbau.

Reizintensität (100% = 1 Maximalwiederholung)	Reizdauer (Wiederholungen pro Satz)	Trainingswirkung
leicht 40 – 60%	15 – 25	Kraftausdauer
mittel 60 – 80%	8 – 15	Muskelfaserverdickung (Hypertrophie)
submaximal 80 – 85%	6 – 8	Hypertrophie Intramuskuläre Koordination
schwer 90 – 95%	2 – 4	Intramuskuläre Koordination Maximalkraft
maximal 95 – 100%	1 – 2	Intramuskuläre Koordination Maximalkraft

Fazit: Die Basis für den Aufbau von kompakten, massiven Muskeln bildet das Training mit schweren Gewichten und Wiederholungszahlen zwischen 5 und 8 pro Satz. Ergänzend hierzu sollten auch Sätze mit bis zu 20 Wiederholungen auf dem Programm stehen, um eine optimale Wachstumsstimulation sowohl der weißen als auch der roten Muskelfasern zu erreichen. Für die Ausschöpfung des eigenen, genetischen Potenzials im Muskelaufbau ist es wichtig, die individuellen körperlichen Reaktionen auf unterschiedliche Gewichtsbelastungen und Wiederholungszahlen im Training zu erkennen und dementsprechend zu dosieren.

Aufwärmen nicht vergessen!

Schweres Training stellt hohe Anforderungen an die Belastbarkeit Ihres Körpers. Während einer intensiven Trainingseinheit mit den Gewichten müssen Ihre Muskeln, Sehnen, Bänder und Gelenke einiges verkraften. Um bestmöglich vor Verletzungen geschützt zu sein, sollten Sie neben einer korrekten Übungstechnik auch unbedingt etwas Zeit einplanen, um Ihren Organismus auf das harte Training vorzubereiten. Durch ein gut dosiertes und inhaltlich klug zusammengesetzes Aufwärmprogramm sinkt die Verletzungsgefahr im Training, und die körperliche und geistige Leistungsfähigkeit wird optimiert.

Um das Beste aus dem Aufwärmen zu ziehen, ist es wichtig, so viel wie nötig und so wenig wie möglich zu machen. Man kann es mit dem Aufwärmen auch übertreiben und so die Leistung für das eigentliche Training reduzieren. Ein zeitlich empfehlenswerter Zeitraum für das Aufwärmen liegt bei 10 bis maximal 15 Minuten.

Richtiges Aufwärmen setzt sich grundsätzlich aus 4 Schritten zusammen:

Schritt 1: *Die psychische Einstellung auf das Training*

Nur wenn Ihr Kopf dazu bereit ist, wirklich schweres Eisen zu bewegen, werden Sie mit der erforderlichen Intensität zum Muskelaufbau trainieren können, die Sie der Verwirklichung Ihrer körperlichen Zielsetzung einen Schritt näher kommen lässt. Es ist wichtig, dass Sie ganz bei der Sache sind, wenn Sie Ihren Körper im Studio mit Lang- und Kurzhanteln und an Maschinen modellieren. Sobald Sie das Studio betreten, sollten Sie geistig auf das Training eingestellt sein und es kaum erwarten können, an das Eisen zu gehen. Um in die richtige Stimmung für intensive Trainingseinheiten zu kommen, ist es eine gute Strategie, sich Ihre persönlichen Ziele ins Gedächtnis zu rufen. Was ist die Triebfeder dafür, dass Sie regelmäßig Zeit finden, Ihren Körper mit Gewichten zu trainieren und Ausdauertraining zu machen? Wenn Sie ein für sich selbst erstrebenswertes Ziel definiert haben, dann werden Sie gerne dazu bereit sein, den Preis in Form von Schweiß und Schmerz zu bezahlen, um dieses Ziel zu erreichen. Neben der Bewusstmachung Ihrer Ziele ist es für die optimale mentale Vorbereitung des Trainings auch sinnvoll, sich vorzustellen, wie sich die Gewichte in Ihren Händen anfühlen und wie Sie Ihre bisherigen Bestleistungen im Training übertreffen werden. Der Geist lenkt den Körper, deshalb ist die psychische Einstellung auf das Training ein wichtiger Faktor innerhalb Ihres Aufwärmprogrammes. Sie können bereits auf dem Weg ins Studio mit diesem ersten Teil des Warm-ups beginnen oder kombinieren Sie die psychische Einstellung auf das Training mit dem zweiten Schritt des Aufwärmens, dem allgemeinen Aufwärmen.

Schritt 2: *Das allgemeine Aufwärmen*

Das allgemeine Aufwärmen besteht aus einer Aktivität, die mindestens $1/6$ der Gesamtkörpermuskulatur belastet, zum Beispiel Radfahren auf dem Ergometer, Laufen auf dem Laufband oder Treppensteigen auf dem Stepper. Der empfehlenswerte Zeitraum für diesen zweiten Schritt innerhalb des Aufwärmens liegt zwischen 5 und 10 Minuten. Am besten absolvieren Sie das allgemeine Aufwärmen mit niedriger bis mittlerer Intensität, damit keine Kraft für das nachfolgende Training verloren geht. Durch das allgemeine Aufwärmen steigt Ihre Herzfrequenz, die Atmung vertieft und die Blutfließgeschwindigkeit erhöht sich. Die Muskel- und Körperkerntemperatur steigt, die Muskeldurchblutung und die Versorgung mit Sauerstoff und Nährstoffen wird verbessert. Last, but not least, resultiert die vermehrte Bildung der Knorpel ernährenden Gelenkflüssigkeit in einem erhöhten Verletzungsschutz für die Gelenke.

Schritt 3 und Schritt 4: *Das spezielle Aufwärmen und das Dehnen*

Diese beiden Schritte innerhalb des Aufwärmprogramms sollten im Idealfall miteinander kombiniert werden. Spezielles Aufwärmen bedeutet, dass Sie einen oder zwei sehr leichte Sätze der nachfolgend trainierten Übung für eine Muskelgruppe machen. Wählen Sie für diese Aufwärmsätze ein Gewicht, das bei etwa 50 Prozent Ihres eigentlichen Trainingsgewichtes liegt, und machen Sie zwischen 10 und 15 Wiederholungen pro Satz. Nachdem Sie den ersten Satz der entsprechenden Übung absolviert haben, dehnen Sie die Zielmuskulatur vorsichtig für 30 bis 45 Sekunden (sehen Sie bitte hierzu die Seiten 250 bis 270). Dann machen Sie den zweiten Warm-up-Satz, wieder gefolgt von einer Dehnungsübung für die Muskulatur. Eine gute Idee ist es dabei, den ersten Aufwärmsatz mit sehr geringer Bewegungsgeschwindigkeit zu machen, um in erster Linie Muskeln, Gelenke und Sehnen aufzuwärmen. Für den zweiten Aufwärmsatz empfiehlt sich eine hohe Bewegungsgeschwindigkeit, um gezielt das Nerv-Muskel-Zusammenspiel zu verbessern.

Beispiel: *Schrägbankdrücken mit der Langhantel (siehe Seite 106):*
Warm-up:

Ein Satz – 45 kg/10 langsame Wiederholungen
Ein Satz – 45 kg/10 schnelle Wiederholungen

Trainingssätze:

1. Satz – 90 kg/10 WH
2. Satz – 95 kg/8 WH
3. Satz 100kg/6 WH

Die Trainingssätze werden in diesem Beispiel unter der Anwendung der abgestumpften Pyramide (siehe Seite 29) absolviert.

1

Maßnahme	Methodik	Psyche	Herz/Kreislauf	Muskulatur	Gelenke Bänder, Sehnen
1. Psychische Einstellung auf das Training	• Bewusstmachung der eignen Ziele • Glaube an sich selbst • Vorstellung der nachfolgend trainierten Übungen im Geiste ca. 5–15 Minuten, z.B. auf dem Weg zum Training	• Befreiung von Ablenkungen • Einstimmung auf das Training			
2. Allgemeines Aufwärmen	• Belastung von mindestens 1/6 der Gesamtkörpermuskulatur, z.B. Radfahren o. Jogging ca. 5–10 Minuten leichte Intensität (55–60 % der max. Herzfrequenz)		• Anstieg d. Herzfrequenz • Vertiefung d. Atmung • Erhöhung d. Blutdrucks • Erhöhung d. Blutfließgeschwindigkeit	• Anstieg d. Muskel- und Körperkerntemperatur • Verbesserte Versorgung mit Sauerstoff und Nährstoffen • Intensivierung des Stoffwechsels • Steigerung der Muskeldurchblutung	• Vermehrte Bildung der knorpelernährenden Gelenkflüssigkeit • Bessere Abpufferung v. einwirkenden Kräften
3. Dehnung	• Passiv-statisches Dehnen der nachfolgend trainierten Muskulatur ca. 5 Minuten				
4. Spezielles Aufwärmen	• 1–2 leichte Sätze des anschließenden Bewegungsablaufs mit ca. 50 % des Maximalgewichts für 1 WH und 10–15 WH/Satz			• Erhöhte Kontraktionsgeschwindigkeit • Vorbereitung der Nervenbahnen auf schnelle Reaktion • Verbessertes Nerv-Muskel-Zusammenspiel • Erhöhung des muskulären	• Verringerung d. Verletzungsgefahr

Maßnahmen, Methodik und Wirkungen des Aufwärmens

Fazit: Ein gut dosiertes, klug zusammengesetztes Aufwärmprogramm dient zur geistigen und körperlichen Vorbereitung auf das Training und schützt Ihren Körper bestmöglich vor Verletzungen. Deshalb ist das Aufwärmen regelmäßiger Bestandteil jedes optimierten Trainingsprogramms.

TRAININGSHÄUFIGKEIT – WIE OFT TRAINIEREN FÜR BESTMÖGLICHE ERGEBNISSE?

Superkompensation – Grundlage jedes erfolgreichen Trainingsprogrammes

Wenn Sie bereits aktiver Bodybuilder sind, dann kennen Sie das Hochgefühl, welches sich nach einem harten Training einstellt, aus eigener Erfahrung. Unter der Dusche fühlen sich die Muskeln voll und prall an. In der Gewissheit, im eben abgeschlossenen Training Ihr Bestes gegeben zu haben, fühlen Sie sich körperlich und geistig einfach großartig. Das Training war sehr intensiv, und Sie spüren, dass Sie durch den körperlichen und geistigen Einsatz Ihren Bodybuilding-Zielen wieder einen Schritt näher gekommen sind. Jetzt heißt es, den Muskeln genügend Zeit und Ruhe zur Erholung zu geben, damit diese mit Wachstum auf die in den vorausgegangenen 60 bis 90 Minuten bewegten schweren Gewichte reagieren können.

Denn eines ist Naturgesetz:
Muskeln wachsen niemals während der Belastung, sondern immer in der anschließenden Ruhephase nach dem Training!

Das bedeutet, der zeitliche Wechsel zwischen Training und Erholung muss so terminiert werden, dass es auch tatsächlich zur Muskelfaserverdickung (Hypertrophie) kommen kann. Genau diese Thematik beschreibt eines der grundlegendsten Trainingsprinzipien im Bodybuilding, das Prinzip der Superkompensation (überschießende Wiederherstellung).

Belastung

Während der Belastung, also während des Trainings, verbraucht Ihr Körper Energieträger, zum Beispiel in Form von Kohlenhydraten und Fett. Außerdem verliert Ihr Or-

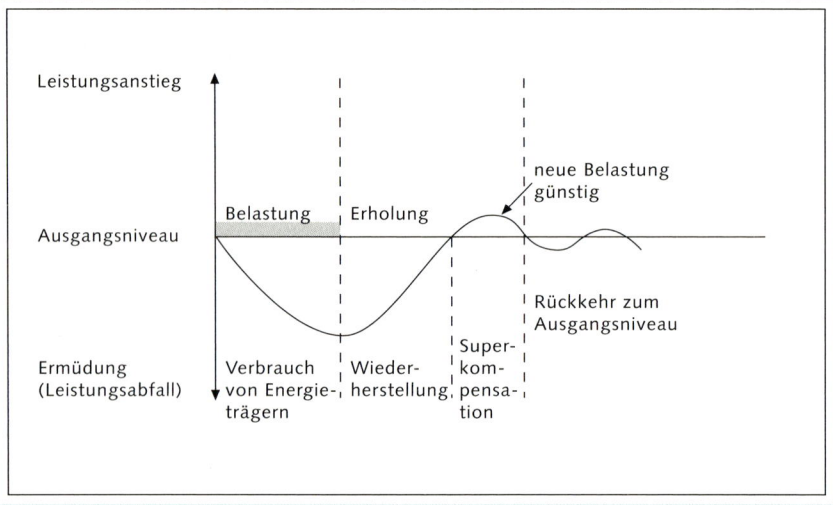

ganismus in einem harten Training auch reichlich Wasser, Vitamine und Mineralstoffe. Durch sehr intensives Gewichtstraining kommt es zu feinsten Einrissen innerhalb der Muskelfasern, den so genannten Mikrotraumen. Dadurch macht sich Muskelkater nach dem Training bemerkbar. Ihr passiver Bewegungsapparat, also Sehnen, Bänder, Gelenke und Knochen, sind durch wahrhaft muskelaufbauende Trainingseinheiten mit schweren Gewichten ebenfalls einer hohen Belastung ausgesetzt. Kurz gesagt, Sie verbrauchen im Training zunächst Substanz, die in der sich anschließenden Phase der Erholung durch Ruhe und Nahrungsaufnahme wieder ersetzt werden muss.

Erholung

An das Training schließt sich zunächst die Phase der Erholung an, in der es zu einem Umschalten des Organismus vom Abbau (Training) zum Aufbau (Erholung) kommt. Ihr Körper ist als erstes damit beschäftigt, den Zustand vor dem Training wieder herzustellen. Um diesen Prozess der Wiederherstellung optimal zu bewältigen, braucht es neben den entsprechenden Nährstoffen in etwa 24 bis 36 Stunden Zeit.

Für optimale und schnellstmögliche Erholung sollten Sie sowohl passive als auch aktive Maßnahmen vorsehen. Geben Sie Ihrem Körper nach harten Trainingseinheiten genügend Zeit, wieder auf Normalmaß herunterzufahren. Dabei ist das 10- bis

15-minütige Cool-down die erste aktive Erholungsmaßnahme direkt nach dem Training und setzt sich zum Beispiel aus lockerem Ausradeln auf dem Radergometer und einigen Dehnübungen für die im vorangegangenen Training belasteten Muskelgruppen zusammen. So beruhigt sich Ihr Herz-Kreislauf-System, und der Muskelstoffwechsel, die Beweglichkeit der Muskulatur wird verbessert und die geistige Entspannung eingeleitet. Aus der Praxis kenne ich viele Athleten, die dem Cool-down nach dem Training keine Beachtung schenken. Das ist schade, denn durch diese aktive Überleitung von Belastung zu Entspannung profitieren Körper und Geist, und die Erholung nach einem intensivem Training wird beschleunigt.

Nach dem Cool-down ist es Zeit, unter die Dusche zu gehen. Vorher sollten Sie aber Ihren Muskeln bereits eine erste Portion an hochwertigem, schnell verwertbarem Eiweiß und rasch in das Blut eintretenden Kohlenhydraten zuführen.

Tipp: Trinken Sie einen Power-Shake direkt nach dem Training!

Nach einem hartem Training schreien Ihre Muskeln förmlich nach Energienachschub und Baumaterial. Versuchen Sie es einmal mit dem folgenden Shake, den Sie am besten direkt nach dem Training, spätestes aber nach dem Duschen zu sich nehmen:
0, 3 bis 0,4 Liter kohlensäurefreies Wasser
30 bis 50 g (3 bis 5 Esslöffel) Whey-Protein (Molkeneiweiß)
5 g Creatin (1 Teelöffel)
5g Glutamin (1 Teelöffel)
1 Banane

Dieser Shake versorgt Ihre Muskeln mit hochwertigsten Nährstoffen, die als Ersatz für die im Training verbrauchte Energie und für das Muskelwachstum so dringend benötigt werden.

Tipp: Essen Sie innerhalb einer Stunde nach dem Training

Innerhalb einer Stunde nach Abschluss des Trainings sollte dann eine Hauptmahlzeit auf Ihrem Speiseplan stehen, die eine große Portion Eiweiß, eine mittlere Portion Kohlenhydrate und eine geringe Menge Fett enthält.

Eine ideale «Nach-dem-Training-Mahlzeit» könnte, je nach Tageszeit des Trainings, zum Beispiel so aussehen:

Beispiel 1: Training frühmorgens vor dem Frühstück
Haferwaffeln
5−7 Esslöffel feine Haferflocken
4−5 Eiklar, 1 Eigelb
1−2 Esslöffel Sonnenblumenkerne
kleine Hand voll Rosinen

Alle Zutaten miteinander vermischen und portionsweise in einem Waffeleisen oder einer Pfanne zubereiten. Dazu frisches Obst nach Ihrem persönlichen Geschmack, zum Beispiel Apfel, Banane, Weintrauben, Ananas.

Beispiel 2: Training Vormittag oder Frühabend
300−400 g Hähnchenbrust, Fleisch oder Fisch
Hand voll Vollkornnudeln oder Vollkornreis (Portionsmenge vor dem Kochen)
Gemüse, als Rohkostsalat oder gedünstet
1−2 Esslöffel Olivenöl
1−2 Esslöffel Balsamico-Essig

Wenn es schnell gehen soll oder für den Fall, dass Sie keine Gelegenheit zum Kochen haben, bietet sich beispielhafte Alternative zu der oben beschriebenen Mahlzeit an:
1 Dose Thunfisch in Wasser (Wasser bitte abgießen)
2−3 Scheiben Vollkornbrot
1 Portion rohes Gemüse (zum Beispiel Gurke, Paprika, Tomate)
1−2 Esslöffel Olivenöl

Wie Sie den Zeitraum der Erholung nach dem Training weiter gestalten, hängt in erster Linie von Ihrem persönlichen Tages- und Trainingsrhythmus ab.

Falls Sie es zeitlich und organisatorisch einrichten können, wäre es optimal, wenn Sie sich nach dem Training für ca. 20 Minuten in einem ruhigen Raum auf den Rücken legen können. Diese Art der passiven Entspannung entlastet Ihre Muskeln, Sehnen, Bänder, Gelenke und Bandscheiben. Schließen Sie die Augen, atmen Sie ruhig ein und aus und stellen Sie sich im Geiste vor, wie Sie Ihre Bodybuilding-Ziele erreichen werden. Dies ist eine sehr empfehlenswerte Maßnahme als Teil eines optimierten Erholungspaketes nach dem Training.

Schlaf

Die große Bedeutung des Schlafs für die Gesundheit des Menschen erkannte bereits der deutsche Philosoph Arthur Schopenhauer (1788–1860), der sagte: «Der Schlaf ist für den ganzen Menschen, was das Aufziehen für die Uhr ist.»

Ohne Zweifel gehört Schlafen zu den besten passiven Erholungsmaßnahmen. Ich kenne nicht wenige Sportskameraden, die auf die Frage nach Ihren Hobbys auch Schlafen nennen, und gebe gerne zu, dass ich mich da selbst anschließe. Als hart trainierender Bodybuilder ist es absolut wichtig, ausreichend und gut zu schlafen.

Sicherlich kennen Sie auch das phantastische Gefühl, wenn Sie nach einer Nacht, in der Sie gut geschlafen haben, am Morgen aufwachen und sprichwörtlich Bäume ausreißen könnten.

Positive Auswirkungen des Schlafs auf Körper und Geist:
→ Die Wirbelsäule, Gelenke und Knochen werden entlastet
→ Die Muskelspannung sinkt
→ Das Herz schlägt langsamer
→ Der Blutdruck fällt
→ Die Atmung verlangsamt sich
→ Die Proteinsynthese ist erhöht, das heißt, Ihre Muskeln wachsen (natürlich nur dann, wenn Sie vorher gut trainiert haben).
→ Die Hypophyse (Hirnanhangsdrüse) schüttet in erhöhtem Maße Wachstumshormon (STH-Somatotropes Hormon) aus
→ Die seelische Erholung wird gefördert, Träume dienen zur Verarbeitung von Ereignissen des Tages.

Guter Schlaf ist ein idealer Zustand für die Erholung des Körpers und das Erreichen von Muskelwachstum. Das Schlafbedürfnis zwischen den Menschen ist unterschiedlich. Der eine braucht vielleicht nur 5 oder 6 Stunden Schlaf, um täglich voll belastbar zu sein, der andere ist unter 8 oder 9 Stunden Schlaf pro Nacht gar nicht ansprechbar. Wie viel Schlaf Sie persönlich benötigen, um ihre täglichen Aufgaben konzentriert und wachsam zu erfüllen und im Training optimale Leistung zu bringen, finden Sie am besten durch Experimentieren mit verschieden langen Schlafphasen heraus.

Tipp: Versuchen Sie an Trainingstagen eine Stunde Extra Schlaf zu bekommen.

Falls Sie die Möglichkeit dazu haben, zusätzlich zur Nachtruhe noch einen kleinen Mittagsschlaf einzulegen, so ist das perfekt. Das Wachstumshormon wird nämlich nicht nur während der Tiefschlafphase in den ersten Schlafstunden, sondern bereits vermehrt beim Einschlafvorgang in die Blutbahn abgegeben:

«Dieses Hormon wird während des Schlafes ausgeschüttet. Das ist eine Sache, die alle Bodybuilder und Sumo-Ringer zu schätzen wissen. Diejenigen, die es mit ihrem Sport ernst meinen, machen jeden Tag ihre Nickerchen mit religiösem Eifer. Sie sollten sie auch unbedingt machen, wenn Sie wirklich Ihr ganzes Wachstumspotenzial entfalten wollen.» (Degen, 1997, Seite 57)

Für die meisten Menschen ist es aus beruflichen Gründen nicht möglich, mittags eine 30- bis 60-minütige Siesta einzulegen. Aber falls Sie es einrichten können, gönnen Sie sich unbedingt diese tägliche Extra-Portion an erfrischendem und muskelaufbauendem Schlaf. Ihr Körper wird es Ihnen danken!

Aerobe Aktivität

Das Ausdauertraining, zum Beispiel in Form von Laufen, Radfahren oder Treppensteigen, ist wichtig für optimalen Erfolg im Bodybuilding (siehe auch die Seiten 34 bis 36). Aber auch als aktive Erholungsmaßnahme können und sollten aerobe Aktivitäten sehr gut in den Trainingsplan integriert werden. Durch die erhöhte Sauerstoffaufnahme während des Ausdauertrainings werden Stoffwechselprodukte, die aufgrund des intensiven Trainings mit Gewichten erhöht im Organismus anfallen (zum Beispiel Laktat), schneller abgebaut, und Sie sind früher bereit, wieder mit vollem Einsatz am Eisen zu trainieren. Dabei ist es wichtig, das Ausdauertraining mit niedriger bis mittlerer Intensität zu absolvieren. Hohe Belastungen im Ausdauerbereich führen zu einer erhöhten Laktatbildung, und das ist für eine schnelle Regeneration nach dem Training natürlich zu vermeiden.

Wachstum

Nach dem Training und der sich anschließenden Phase der Erholung beginnt der für das Muskelwachstum entscheidende Zeitraum der Superkompensation. Die Organsysteme des Körpers, zum Beispiel die Muskulatur, passen sich mit einer über das Ausgangsniveau «überschießenden Wiederherstellung» an den Trainingsreiz an. Das heißt, Sie bauen Muskelmasse auf, gewinnen an Körperkraft, Ihre Sehnen und Gelenke werden belastbarer. Für beste Fortschritte im Muskelaufbau ist es optimal, wenn Sie möglichst genau wieder auf dem Höhepunkt der Superkompensation trainieren. Daraus ergibt sich die entscheidende Frage: «*Wie lang soll der Zeitraum der Erholung nach einem Training sein, bis der Höhepunkt der Superkompensation erreicht ist und an dem ein erneutes Training zu optimalen Ergebnissen im Muskelaufbau führt?*»

Die Beantwortung dieser Frage kann nur anhand zeitlicher Richtlinien erfolgen. Grundsätzlich sollte eine spezielle Muskelgruppe nicht öfter als dreimal pro Woche trainiert werden. Eine derartige Trainingsfrequenz stellt aber in jedem Fall das absolute Maximum dar und ist für einen Großteil der Athleten bereits zu viel.

Die Erfahrung aus der Praxis zeigt, dass die meisten Bodybuilder am besten damit fahren, wenn sie einen Muskel während der Aufbauphase alle 5 bis 7 Tage und während der Definitionsphase alle 3 bis 5 Tage gezielt trainieren. Hierbei darf nicht vergessen werden, dass es im Training häufig Überschneidungen zwischen den einzelnen Muskelgruppen gibt. So wird zum Beispiel während des Brusttrainings durch Druckübungen wie beispielsweise Bankdrücken mit der Langhantel (siehe Seite 98) auch die vordere Schulter- und die Trizepsmuskulatur belastet. Beim Rückentraining kommt es durch das Training von Zugübungen, wie zum Beispiel Klimmzügen mit breitem Griff (siehe Seite 130), auch zu einem Training der Bizepsmuskulatur.

    Eine weitere gute Richtlinie ist Ihr Körpergefühl. Wenn Sie noch Muskelkater in der entsprechenden Körperpartie verspüren, ist Ihr Organismus dabei, die durch intensives Training hervorgerufenen feinen Einrisse in den Muskelfasern zu «reparieren». Sie befinden sich dann noch mitten in der Erholungsphase. Aus diesem Grunde wäre ein erneutes Training für eine Muskelgruppe, in der Sie noch Muskelkater verspüren, alles andere als förderlich für den Aufbau von Muskelmasse und Kraft.

Da wirkliche Spitzenleistungen im Bodybuilding nur mit nahezu täglichem Training möglich sind, bietet sich die Organisation des Trainings nach dem Split-Programm an. Das heißt, es werden einzelne Muskelgruppen an verschiedenen, nicht aufeinander folgenden Tagen in der Woche gezielt trainiert. Bitte sehen Sie hierfür auch die beispielhaften Trainingsprogramme auf den Seiten 272 bis 303.

Bei der Trainingsplanung ebenfalls zu berücksichtigen ist die unterschiedlich schnelle Anpassung der verschiedenen Organsysteme an das Training. Insbesondere der Aufbau bzw. die Kräftigung der Gelenke, der Sehnen und der Bänder benötigt einen längeren Zeitraum als das Muskelwachstum. Deshalb ist neben korrekter Übungstechnik auch eine schrittweise Erhöhung der Trainingsintensität wichtig, um Überlastungsschäden zu vermeiden und verletzungsfrei und erfolgreich bis ins hohe Alter Bodybuilding betreiben zu können.

Fazit: Das Prinzip der Superkompensation ist die Grundlage jedes erfolgreichen Trainingsprogramms. Wenn Sie in einem für sich persönlich optimalen Wechsel zwischen Be- und Entlastung trainieren, dann werden Sie großartige Ergebnisse im Muskelaufbau erzielen.

TRAININGSMITTEL – FREIE GEWICHTE UND MASCHINEN!

Was ist effektiver für den Muskelaufbau, das Training mit freien Gewichten, also mit Lang- und Kurzhanteln, oder das Training an Maschinen, wie zum Beispiel der Multipresse, oder an Seilzügen? Die Antwort auf dieses Frage heißt aus meiner Sicht nicht «entweder oder» sondern «und». Für optimale Ergebnisse im Bodybuilding kommt es auf die richtige Mischung aus Übungen mit freien Gewichten und Maschinenübungen an.

Schweres Training mit Lang- und Kurzhanteln bildet ohne Zweifel die Basis jedes erfolgreichen Muskelaufbauprogramms und daher den Schwerpunkt bei der Übungsauswahl, sowohl in der Aufbauphase als auch in der Definitionsphase. Zwar sollte in der Definitionsphase der Anteil an Übungen die an Maschinen oder Seilzügen trainiert werden, leicht erhöht sein, in jedem Fall aber empfiehlt es sich auch in der Definitionsphase, weiterhin schweres Eisen zu bewegen, um Ihre hart erkämpfte Muskelmasse zu erhalten und im Idealfall noch weiter aufzubauen. Um das Verhältnis von freien Gewichten zu Maschinen in Prozenten auszudrücken, kann während der Aufbauphase von einer Gewichtung von ca. 80 zu 20 und in der Definitionsphase von etwa 60 zu 40 ausgegangen werden.

Der Hauptgrund für die Bevorzugung von Lang- und Kurzhanteln im Training ist die erhöhte Anforderung an die so genannte intermuskuläre Koordination während der Übungsausführung. Darunter wird das Zusammenspiel einzelner Muskelgruppen

verstanden, die während einer Übung eingesetzt werden, um die Bewegung aus-
führen zu können.

Denken wir beispielsweise an das Schrägbankdrücken mit der Langhantel
(siehe Seite 106). Um diese Übung zu trainieren, muss neben der hauptsächlich belasteten Muskulatur des oberen Brustbereichs auch die vordere Schulter- und Trizepsmuskulatur angespannt werden. Erst dieses Zusammenspiel aus Brust-, Schul-
ter- und Trizepsmuskulatur hält die Bewegung sauber in der Bahn. Das Training
derselben Übung an der Multipresse (siehe Seite 110) resultiert aufgrund des durch
die Maschine vorgegebenen Bewegungsablaufs zwar in einer isolierteren Belastung
der oberen Brustmuskeln, spricht aber nicht in gleich hohem Maß die an der Bewegung sekundär beteiligten vorderen Schulter- und Trizepsmuskeln an wie bei der
Übungsausführung mit der Langhantel. Das bedeutet, dass neben der Höhe des
verwendeten Trainingsgewichtes (siehe Seite 15) auch die Wahl der Trainingsmittel
eine Rolle bei der Anzahl der insgesamt aktivierten Muskelfasern spielt.

Freie Gewichte	Maschinen
Beanspruchung der intermuskulären Koordination	Geringere Beanspruchung der intermuskulären Koordination
Aktivierung einer größeren Zahl von Muskelfasern	Gezieltere Belastung einer Muskelgruppe
Grundlage für das Kraft- und Massetraining	Ergänzung zu den Grundübungen mit freien Gewichten

In der Trainingspraxis wird häufig so vorgegangen, dass zu Beginn einer Trainingseinheit Übungen mit Lang- und Kurzhanteln und schweren Gewichten auf dem Programm stehen (zwischen 5 und 8 Wiederholungen pro Satz) und anschließend
Übungen an Maschinen mit mittelschweren Gewichten und höheren Wiederholungszahlen (bis zu 20 pro Satz) gemacht werden, um sowohl die weißen, schnell
kontrahierenden Muskelfasern als auch die roten, langsam kontrahierenden Muskelfasern zu belasten und zum Dickenwachstum zu stimulieren.

Fazit: Das Training mit freien Gewichten bildet das Fundament jedes erfolgreichen Bodybuilding-Programms. Übungen an Maschinen dienen sehr gut der Ergänzung des Trainings mit Lang- und Kurzhanteln.

TRAININGSMETHODEN – SO STIMULIEREN SIE IHRE MUSKELN ZUM WACHSTUM UND BAUEN KÖRPERFETT AB

Im Bodybuilding gibt es eine Vielzahl an verschiedenen Trainingsmethoden für den Muskelaufbau. Die Seiten 28 bis 34 beschreiben eine Auswahl von grundlegenden und intensitätssteigernden Trainingsmethoden. Für fortgeschrittene Athleten mit mindestens 6-monatiger Trainingserfahrung empfiehlt es sich, neben dem Einsatz von grundlegenden Methoden auch intensitätssteigernde Methoden im Training einzusetzen. Beginner im Bodybuilding sollten die ersten 6 Monate ausschließlich mit der Überlastungsmethode und dem Pyramidentraining arbeiten, um ihren Körper behutsam und schrittweise an das Gewichtstraining heranzuführen.

Grundlegende Trainingsmethoden

Überlastungsmethode

Die Überlastungsmethode ist eine der beiden grundlegenden Trainingsmethoden im Bodybuilding und besagt, dass Muskeln nur dann mit Wachstum reagieren, wenn Sie steigenden Belastungen im Training ausgesetzt sind. Die Intensivierung des Trainings wird bei der Überlastungsmethode entweder durch eine Erhöhung der Trainingsgewichte für eine bestimmte Anzahl an Wiederholungen pro Satz oder durch die Erhöhung der Wiederholungen pro Satz mit einem bestimmten Gewicht erreicht. Beispiel: Sie schaffen heute im Bankdrücken 6 Wiederholungen mit 100 kg, und in zwei Monaten bewältigen Sie 6 mit 110 kg oder schaffen 10 mit 100 kg.

Pyramidentraining

Die zweite der beiden grundlegenden Trainingsmethoden im Bodybuilding ist das Pyramidentraining, das sich im Bodybuilding durchgesetzt hat. Es gibt zwei hauptsächliche Anwendungsformen des Pyramidentrainings: die abgestumpfte Pyramide und die umgekehrte, abgestumpfte Pyramide.

1. Abgestumpfte Pyramide: Das Trainingsgewicht wird in jedem Satz erhöht bei gleichzeitiger Reduzierung der Wiederholungszahlen pro Satz.

Beispiel: Bankdrücken mit der Langhantel (siehe Seite 98)

Warm-up: 1 bis 2 leichte Sätze zu je 10 W

1. Satz: 60 kg – 12 bis 15 WH
2. Satz: 70 kg – 10 bis 12 WH
3. Satz: 80 kg – 6 bis 8 WH
4. Satz: 85 kg – 4 bis 6 WH

Abgestumpfte Pyramide

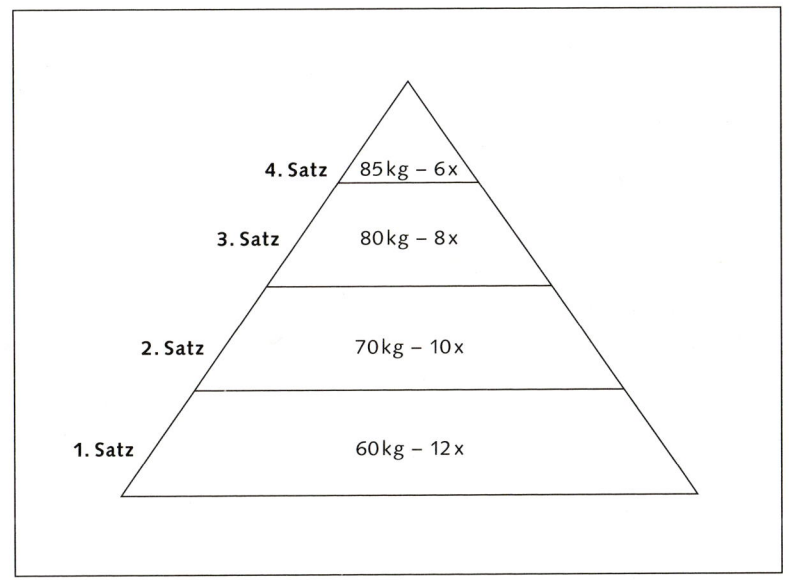

2. Umgekehrte, abgestumpfte Pyramide: Nach dem Aufwärmen beginnen Sie mit dem schwerstmöglichen Gewicht und reduzieren in den anschließenden Sätzen die Gewichtsblastung bei gleichzeitiger Erhöhung der Wiederholungszahlen.

Beispiel: *Bankdrücken mit der Langhantel*

Warm-up: 2 leichte Sätze zu je 10 WH

1. Satz: 95 kg – 4 bis 6 WH
2. Satz: 85 kg – 6 bis 8 WH
3. Satz: 75 kg – 8 bis 10 WH
4. Satz: 65 kg – 10 – 12 WH

Umgekehrte abgestumpfte Pyramide

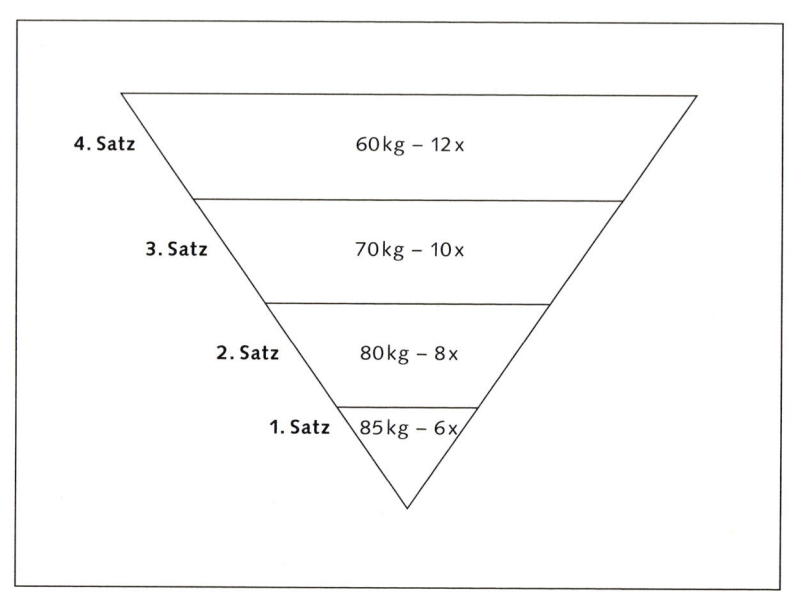

Ganz wichtig für ein verletzungsfreies Training ist in jedem Fall das Aufwärmen vor Beginn des ersten Satzes im Pyramidentraining (siehe bitte auch die Seiten 15 bis 19)

Tipp: Wenn Sie besonders intensive Wachstumsreize für Ihre Muskulatur durch die Anwendung des Pyramidentrainings setzen möchten, empfiehlt sich das Training nach der umgekehrten abgestumpften Pyramide. Sie sind zu Beginn des Trainings geistig und körperlich am frischesten und können daher mit der umgekehrten abgestumpften Pyramide höhere Gewichte oder mehr WH pro Satz bewältigen, als dies beim Training mit der abgestumpften Pyramide möglich ist.

Intensitätssteigernde Trainingsmethoden

Intensivwiederholungen

Für das Training von Intensivwiederholungen benötigen Sie die Hilfe eines Trainingspartners. Nachdem Sie in einem Satz eine bestimmte Anzahl von Wiederholungen aus eigener Kraft absolviert haben und eine weitere Wiederholung alleine nicht mehr möglich ist, schließen Sie mit Hilfe Ihres Partners noch zwischen einer und drei Intensivwiederholungen an.

Beispiel: Schrägbankdrücken mit der Langhantel (siehe Seite 106)
Sie haben 7 schwere Wiederholungen aus eigener Kraft bewältigt. Sie kennen Ihren Körper und spüren, das die 8. Wiederholung aus eigener Kraft nicht mehr möglich ist. Jetzt schlägt die Stunde Ihres Partners, der Ihnen in der Aufwärtsbewegung gerade so viel Unterstützung gibt, dass Sie die 8 Wiederholungen schaffen und eventuell sogar eine 9. und 10. anschließen.

Tipp: Damit Sie den bestmöglichen Nutzen aus der Anwendung von Intensivwiederholungen ziehen können, brauchen Sie einen Partner, mit dem Sie gut harmonieren. Er sollte Ihnen bei der Durchführung dieser Methode weder zu viel helfen und dadurch die Trainingsintensität reduzieren, noch sollte er Sie zu wenig unterstützen und dadurch riskieren, dass Sie die Bewegung nicht mehr abschließen können.

Abnehmende Sätze

Das Training von abnehmenden Sätzen ist eine Variation der abgestumpften umgekehrten Pyramide. Auch bei abnehmenden Sätzen wird, ebenfalls wie bei der abgestumpften umgekehrten Pyramide, im ersten Satz mit dem schwersten Gewicht begonnen und für die Folgesätze das Gewicht reduziert. Der Unterschied zwischen abnehmenden Sätzen und der umgekehrten Pyramide liegt darin, dass die Gewichtsreduktion innerhalb der abnehmenden Sätze mit keinen beziehungsweise nur minimierten Pausen vollzogen wird. Ein abnehmender Satz setzt sich aus einer unterschiedlichen Anzahl von Einzelsätzen zusammen, üblicherweise liegt diese Satzzahl innerhalb eines abnehmenden Satzes zwischen 3 und 5 Sätzen, die ohne Pause hintereinander trainiert werden. Ihre Muskeln werden brennen und durch den Einsatz dieser Schockmethode mit neuem Wachstum reagieren!

Tipp: Am besten, Sie trainieren abnehmende Sätze mit Hilfe eines Partners, der für Sie die einzelnen Stufen der Gewichtsreduktion übernimmt und im Falle des Muskelversagens hilfreich eingreifen kann. Falls Sie sich für das Training von abnehmenden Sätzen ohne Partnerhilfe entscheiden, empfehlen sich aus Sicherheitsgründen in erster Linie Übungen, bei denen Sie für den Fall des Muskelversagens die Bewegung ohne Gefährdung beenden können, zum Beispiel Langhantel-Curl im Stehen (siehe Seite 206) oder Beinstrecken (siehe Seite 86)

Supersätze

Im Supersatztraining werden zwei Übungen miteinander kombiniert. Das heißt, Sie machen einen Satz der ersten Übung und schließen dann, möglichst ohne Pause, einen Satz der zweiten Übung an. Nach Abschluss des Satzes der zweiten Übung folgt eine Pause zwischen 60 und 90 Sekunden und dann der zweite Satz der ersten Übung. Wiederholen Sie diese Vorgehensweise, bis Sie drei oder vier Supersätze, also insgesamt 6 bis 8 Sätze, trainiert haben. Supersätze sind aufgrund des schnellen Trainingstempos, hervorgerufen durch die minimierten Pausen zwischen den Sätzen, eine sehr gute Methode zur Intensitätssteigerung im Training.

Tipp: Supersätze können für zwei unterschiedliche Muskelgruppen trainiert werden, wie zum Beispiel im Brust- und Rückentraining durch eine Kombination von z. B. Bankdrücken mit der Langhantel (siehe Seite 98) und Klimmzüge mit breitem Griff siehe Seite 120) oder für das Training einer Muskelgruppe eingesetzt werden. Das Training von Supersätzen für eine Muskelgruppe wird auch als «Vorermüdungsprinzip» bezeichnet, zum Beispiel im Brusttraining durch eine Kombination aus Fliegender Bewegung auf der Flachbank (Seite 118) mit Schrägbankdrücken mit der Langhantel (Seite 106).

Tri-Sets

Beim Training von Tri-Sets kombinieren Sie drei Übungen miteinander. Das heißt, Sie machen einen Satz von jeder Übung, bevor Sie pausieren und dann mit dem zweiten und eventuell dritten Zyklus fortfahren. Tri-Sets werden besonders gerne und effektiv im Training der Bauchmuskulatur eingesetzt, zum Beispiel eine Kombination aus den Übungen Beinheben hängend (siehe Seite 172), Beinheben liegend auf der Bank (siehe Seite 170) und Crunch auf dem Boden (siehe Seite 162).

Teilwiederholungen

Teilwiederholungen sind eine weitere ausgezeichnete Trainingsmethode zur Intensitätssteigerung. Teilwiederholungen schließen sich ebenfalls wie Intensivwiederholungen an das Training von einer bestimmten Anzahl an vollständig ausgeführten Wiederholungen aus eigener Kraft in einem Satz an, können aber im Gegensatz zu Intensivwiederholungen auch ohne Partnerhilfe trainiert werden.

Beispiel: Scott-Curl mit der Langhantel (siehe Seite 208)
Sie haben 6 schwere Wiederholungen im Scott-Curl geschafft und fühlen, dass keine weitere Wiederholung über den vollen Bewegungsspielraum mehr möglich ist. Aber anstatt den Satz zu beenden, senken Sie das Gewicht nicht mehr bis zur vollen Streckung der Arme nach unten ab, sondern stoppen auf halben Wege und beugen die Arme dann wieder bis in die Ausgangsposition an. Zwei bis vier Teilwiederholungen zum Abschluss eines Satzes werden Ihre Muskeln zum Brennen bringen und sehr intensive Wachstumsreize in Ihren Oberarmen erzeugen.

Höchstkontraktion

Wenn Sie mit Höchstkontraktionen trainieren, dann halten Sie die Bewegung innerhalb einer Übung am Punkt der höchsten Spannung für etwa 2 bis 3 Sekunden an.

Beispiel: Beim Training von Kabelziehen kniend über Kreuz (siehe Seite 126) stoppen Sie in der Position, in der sich Ihre Hände vor Ihren Knien berühren, und spannen die Brustmuskeln so stark wie möglich an, bevor Sie die Arme wieder in die Ausgangsposition zurückbewegen und die nächste Wiederholung anschließen.

Tipp: Die besten Ergebnisse bei der Anwendung von Höchstkontraktionen erzielen Sie, wenn Sie innerhalb eines Satzes zunächst eine bestimmte Anzahl von Wiederholungen ohne Haltepunkt trainieren und die Anwendung von Höchstkontraktionen auf die letzten 3 bis 5 Wiederholungen im Satz beschränken. Wenn Sie Höchstkontraktionen innerhalb eines Satzes von der ersten Wiederholung an einsetzen, muss das Trainingsgewicht im Vergleich zum Training eines Satzes, in dem Sie zunächst eine bestimmte Anzahl an Wiederholungen ohne Haltepunkt absolviert haben, reduziert werden.

Ausdauertraining im Bodybuilding

Ausdauertraining, zum Beispiel in Form von Laufen, Radfahren oder Treppensteigen, ist ein wichtiger Bestandteil im Bodybuildingtraining. Die Effekte sind besonders positiv.

→ *Beschleunigung der Regeneration durch schnelleren Laktatabbau (siehe Seite 24)*

→ *Optimierung des Fettstoffwechsels*

Regelmäßiges Ausdauertraining optimiert den Fettstoffwechsel. Die Kraftwerke der Zellen, die Mitochondrien, beginnen bei gut ausdauertrainierten Athleten während des aeroben Trainings früher mit der Fettverbrennung. So hilft Ausdauertraining hervorragend bei der Verbrennung von Fettdepots und der Erlangung einer scharf definierten Muskulatur als Ergebnis eines minimierten Körperfettgehaltes.

→ *Kräftigung des Herz-Kreislauf-Systems*

Ausdauertraining führt zu einer verbesserten Herzleistung. Wenn Sie gut ausdauertrainiert sind, nimmt Ihr Herz an Größe und Gewicht zu und kann mit einem Schlag mehr Blut durch den Körper pumpen. Das erhöhte Schlagvolumen macht die Herzarbeit ökonomischer, die Ruhepulsfrequenz sinkt.

→ *Stärkung des Immunsystems*

Ausdauertraining, besonders bei Wind und Wetter in der freien Natur absolviert, stärkt effektiv Ihr Immunsystem. So sind Sie besser vor Erkrankungen geschützt, die eine Unterbrechung Ihres Trainingsrhythmus zur Folge hätten.

→ Optimierung der Belastbarkeit im Gewichtstraining

Intensitätssteigernde Methoden, wie beispielsweise abnehmende Sätze (siehe Seite 31) oder Supersätze (siehe Seite 32) stellen hohe Anforderungen an den Organismus. Nur wenn Ihr Herz-Kreislauf-System gut trainiert ist, werden Sie bei der Anwendung dieser Trainingsmethoden bestehen können und wird die Atmung nicht zum limitierenden Faktor eines Satzes werden. Wenn Ihr Herz-Kreislauf-System nicht gut ausdauertrainiert ist, wird es im intensiven Gewichtstraining mit hoher Wahrscheinlichkeit so sein, dass Sie z. B. bei abnehmenden Sätzen nicht den Punkt der muskulären Erschöpfung erreichen, sondern das Training abbrechen müssen, weil Sie keine Luft mehr bekommen. Schon häufig habe ich während eines Satzes von Kniebeugen (siehe Seite 50) mit hohen Wiederholungszahlen gedacht, wie gut es ist, dass regelmäßige Waldläufe Bestandteil meines Trainings sind.

→ Psychische Erholung

Auch die Psyche profitiert in hohem Maße vom aeroben Training. Besonders erholsam sind Waldläufe, die frühmorgens vor dem Frühstück gemacht werden. So erreichen Sie nicht nur ein Höchstmaß an Fettverbrennung, sondern stimmen sich auch optimal auf den Tag ein. Wenn Sie die zeitliche und geographische Möglichkeit haben, die erwachende Natur wahrzunehmen und frische Waldluft zu atmen, sollten Sie sich das nicht entgehen lassen.

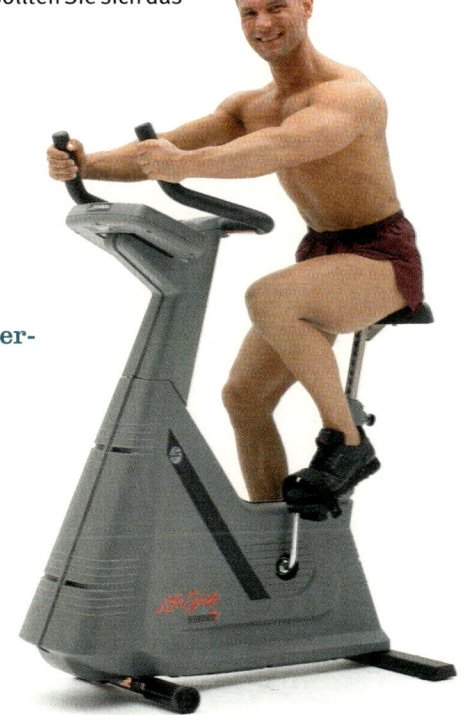

Fazit: Die beschriebenen positiven Auswirkungen des Ausdauertrainings zeigen den großen Stellenwert aerober Belastungsformen im Bodybuilding. Übertreiben sollten Sie es aber nicht mit dem Ausdauertraining. Betrachten Sie das Ausdauertraining immer nur als Ergänzung zum Muskelaufbautraining mit den Gewichten. Zu häufiges oder zu umfangreiches Ausdauertraining kann tatsächlich zu einem Verlust eines Teils Ihrer hart erarbeiteten Muskelmasse führen. Als emp-

Grundlagen

fehlenswerte Richtlinie für die Dosierung des aeroben Trainings dient je nach Körpertyp und Trainingsphase eine aerobe Trainingshäufigkeit zwischen 2- und 6-mal pro Woche zu je 20 bis 45 Minuten Dauer. Für genauere Angaben diesbezüglich sehen Sie bitte auch die beispielhaften Trainingspläne auf den Seiten 272 bis 303.

Ernährung

DIE ERNÄHRUNG FORMT DEN KÖRPER

Beim Einkaufen haben Sie die Möglichkeit, unter zahlreichen Angeboten an Lebensmitteln zu wählen. Für Ihren Erfolg im Bodybuilding ist es von größter Bedeutung, dass Sie bei der Auswahl Ihrer Speisen sorgfältig darauf achten, nur solchen Lebensmitteln einen festen Platz auf Ihrem Speiseplan einzuräumen, die zum Erreichen Ihrer persönlichen Zielsetzung förderlich sind. Ob Sie in erster Linie am Aufbau von massiven und kraftvollen Muskeln interessiert sind oder Ihr primäres Ziel ist, Ihren Körperfettanteil zu minimieren – die gezielte, Ihrem persönlichen Bedarf angepasste Ernährung spielt hierbei eine wesentliche Rolle.

Durch die Nahrung nehmen wir Baustoffe in Form von Eiweiß, Wasser und Mineralstoffen, Brennstoffe als Kohlenhydrate und Fett sowie Wirkstoffe, das heißt Vitamine, Mineralstoffe und Enzyme, zu uns. Ballaststoffe und sekundäre Pflanzenstoffe als so genannte bioaktive Substanzen erfüllen weitere wichtige gesundheitsschützende Funktionen in unserem Organismus.

Während der vielen Jahre, die ich im Bodybuilding aktiv bin, habe ich mit unterschiedlichsten Ernährungsweisen experimentiert und mit vielen Athleten über die Bedeutung der Ernährung für den Trainingserfolg gesprochen. Als Ergebnis dieser Selbstversuche und der Gespräche steht ohne Zweifel fest, dass die Auswahl, die Menge und der Zeitpunkt des Verzehrs von Lebensmitteln für erfolgreiches Bodybuilding mindestens ebenso wichtig ist wie hartes Training.

Lebensmittel

- **Genussmittel** → **Begleitstoffe** → **Farb-, Duft- und Geschmacksstoffe** → anregend
- **Nahrungsmittel (pflanzliche oder tierische)**
  - **Nährstoffe**
    - **Baustoffe** → **Eiweiß Wasser Mineralstoffe** → Aufbau und Erhalt der Körpersubstanz
    - **Brennstoffe** → **Kohlenhydrate Fette** → Energiegewinnung
    - **Wirkstoffe** → **Vitamine Mineralstoffe** → Regelung der Lebensfunktionen
  - **Bioaktive Substanzen**
    - **Ballaststoffe** → **z. B. Zellulose, Pektine** → Verdauungsregulierend Gesundheitsschutz
    - **Sekundäre Pflanzenstoffe** → **z. B. Polyphenole, Carotinoide** → Gesundheitsschutz

1

ERNÄHRUNG FÜR OPTIMALEN MASSE-
UND KRAFTAUFBAU

Die Aufbauphase nimmt in einem ganzjährigen Trainingszeitraum zwischen 8 und 9 Monate in Anspruch. Für eine optimal verlaufende Aufbauphase müssen Sie Ihrem Körper unbedingt die Menge an Kalorien zur Verfügung stellen, die dieser zur Energieversorgung im harten Training und zum Aufbau von neuer Muskelsubstanz benötigt. Das soll nun kein Freibrief für das wahllose Verschlingen riesiger Mengen aller Arten von Lebensmitteln sein. Auch für die Aufbauphase gilt, regelmäßig alle 2 bis maximal 3 Stunden zu essen und diszipliniert darauf zu achten, das Sie Ihren Organismus mit hochwertiger Nahrung versorgen. Sicherlich spricht in dieser Phase nichts gegen den gelegentlichen Genuß einer Tafel Schokolade, eines Stückes Kuchen oder einer Pizza, aber das sollte eher die Ausnahme als die Regel sein.

Nährstoffrelation Aufbauphase

Ektomorph	Mesomorph	Endomorph
Kohlenhydrate: 55–60 %	Kohlenhydrate: 50–55%	Kohlenhydrate: 45–50%
Eiweiß: 20–25%	Eiweiß: 20–25%	Eiweiß: 25–30%
Fett: 15–20	Fett: 20–25%	Fett: 25–30%

Kohlenhydrate

Für Ihre harten, schweren Trainingseinheiten im Studio benötigen Sie genügend Brennstoff. Der bevorzugte «Muskeltreibstoff» des Körpers sind Kohlenhydrate. Davon sollten Sie reichlich verzehren. Bevorzugen Sie die so genannten komplexen Kohlenhydrate, wie sie beispielsweise in Haferflocken, Gemüse, Vollkornreis, Vollkornnudeln oder Vollkornbrot enthalten sind. Diese Kohlenhydrate gelangen aufgrund ihrer chemischen Struktur langsam in das Blut und führen so zu einem geringeren Anstieg an Insulin, einem Hormon der Bauchspeicheldrüse. Insulin wird ausgeschüttet, wenn Kohlenhydrate gegessen werden, um den durch die Kohlenhydrate ausgelösten Anstieg des Blutzuckerspiegels wieder auf ein Normalmaß zu regulieren. Insulin besitzt aber auch leider die Eigenschaft, die Umwandlung von Glukose (Zucker) in Körperfett zu unterstützen.

Um auch In der Aufbauphase den Körperfettansatz unter Kontrolle zu halten, sollten Sie daher möglichst auf solche Kohlenhydrate verzichten, die zu einem sehr schnellen Anstieg des Blutzuckerspiegels führen, also einen niedrigen glykämischen Index haben. Bitte ersehen Sie einige Werte des glykämischen Index aus der folgenden Tabelle (S. 40/41):

Insgesamt empfiehlt sich für die Aufbauphase eine tägliche Kohlenhydrataufnahme zwischen 350 und 500 Gramm.

Eiweiß

Nur Eiweiß baut Muskeln auf! Deswegen müssen Sie unbedingt genügend von diesem muskelbildenden Nährstoff verzehren, damit Ihre Muskeln Baustoffe für das Wachstum bekommen. Besonders gut kann der Körper tierisches Eiweiß für den Muskelaufbau verwerten. Sehr empfehlenswerte Proteinlieferanten sind daher Fleisch, Eier, Geflügel, Fisch, Milch und Milchprodukte (zum Beispiel Quark und Käse). Zwar enthalten auch pflanzliche Lebensmittel wie zum Beispiel Reis oder Kartoffeln Eiweiß, aber in der Menge deutlich weniger und nicht so gut für den Muskelaufbau verwertbares Protein wie tierisches Eiweiß. Durch die geschickte Kombination von tierischem und pflanzlichem Eiweiß kann man allerdings eine ideale Verwertung des Eiweißes im Körper erreichen. So sind zum Beispiel Kartoffeln mit Quark oder Ei eine wahrhaft muskelbildende Speise. Als grundsätzliche Empfehlung für die Aufbauphase gilt, dass zwischen 1,5 und 2 Gramm Eiweiß pro Kilogramm Körpergewicht am Tag aufgenommen werden sollten.

Fett

Aufgrund des hohen Kohlenhydratverzehrs in der Aufbauphase kann der Fettanteil der Ernährung niedrig gehalten werden. Der Körper deckt seinen Energiebedarf bereits effektiv über die Kohlenhydratzufuhr, daher steht Fett diesbezüglich nicht an erster Stelle. Allerdings erfüllt Fett im Körper einige sehr wichtige Aufgaben, manche Fettsäuren sind sogar lebensnotwendig (essenzielle Fettsäuren).

Fett dient nicht nur als Energielieferant und ist Geschmacksträger, sondern ist auch wichtig für die Festigkeit der Zellhülle und einen reibungslosen Stoffwechsel. Besonders empfehlenswerte Fette sind zum Beispiel kaltgepresste Pflanzenöle, Nüsse bzw. Nussmus und Fettfische wie zum Beispiel Lachs oder Makrele. Zwischen 60 und 100 g Fettverzehr pro Tag stellt eine gute Richtlinie für die Aufbauphase dar.

DER ZUCKERINDEX: GI

Lebensmittel mit hohem GI	
BROT	
sehr weißes Brot (Hamburger)	95
Brezel	85
Roggenbrot	76
Weißbrot (Baguette)	70
Croissant	70
GETRÄNKE	
Bier	110
Sportlergetränk	78
Coca-Cola, Limonade	70
OBST, GEMÜSE, HÜLSENFRÜCHTE	
Getrocknete Datteln	103
Gekochte Karotten	85
Gekochte Saubohnen	80
Kürbis	75
Wassermelone	75
SÜSSES	
Traubenzucker	100
Fruchtgummi	80
Zucker (Saccharose)	70
Schokolade, Schokoriegel	70
Kekse	70
GETREIDE	
Schnellkochreis (Instant)	85
Puffreis	85
Cornflakes	85

Weißer Reis (Rundkorn)	72
Müsli mit Zuckerzusatz	70
Mais-Chips	70
BEILAGEN	
Bratkartoffeln	95
Pommes frites	75
Kartoffelpüree	70
Salzkartoffeln	70

Lebensmittel mit mittlerem GI	
BROT	
Weizenbrot (Vollkornmehl)	69
Mischbrot	65
OBST, GEMÜSE, HÜLSENFRÜCHTE	
Rosinen	65
Rote Beete	65
Ananas	65
Reife Bananen, Honigmelone	60
Aprikose	57
Mais, Popcorn	55
Kiwi, Mango, Papaya	55
SÜSSES	
Konfitüre	65
Honig	59
Sandgebäck	55
GETREIDE	
Couscous	65

Weißer Langkornreis	60	Andere frische Früchte	30–40
Weißer Grieß	55	Rohe Karotten	30
Brauner Reis	55	Trockenbohnen	30
		Braune/Gelbe Linsen	30
BEILAGEN		Kichererbsen	30
Pellkartoffeln	62	Grüne Bohnen	30
Weiße Spaghetti, weich gekocht	55	Grapefruit	25
		Kirsche	22
		Grüne Linsen	22

Lebensmittel mit niedrigem GI

		Soja, Erdnüsse	15
BROT		Pilze	15
Pumpernickel	51	Die meisten Gemüse	< 15
Vollkornschrot- oder Kleiebrot	50		
Roggenbrot (Sauerteig)	48	SÜSSES	
		Bitterschokolade (> 70 % Kakaoanteil)	22
GETRÄNKE		Fructose	20
Orangensaft	46		
Apfelsaft	40	GETREIDE	
Frischer Fruchtsaft ohne Zucker	40	Ballaststoff-Flakes (All brain)	51
Sojamilch	31	Parboiled Reis	48
Apfelsaftschorle	20	Haferflocken	40
Gemüsesäfte	15	Nudeln aus Hartweizengrieß (al dente)	40
		Vollkornteigwaren	40
OBST, GEMÜSE, HÜLSENFRÜCHTE		Vollkornmüsli ohne Zucker	40
Erbsen aus der Dose	50	Wildreis	35
Süßkartoffel	50	Quinoa	35
Trauben	45	Gerste	22
Pfirsich	42		
Rote Bohnen	40	SONSTIGES	
Pflaume	39	Milchprodukte	30
Apfel	38		
Birne	38		
Feigen	35		
Getrocknete Aprikosen	31		

Wasser – das Elixier des Lebens. Trinken Sie in der Aufbauphase zwischen 2,5 und 3 Liter täglich und halten Sie Ihren Organismus immer gut «bewässert». Damit tun Sie viel für einen einwandfrei ablaufenden Stoffwechsel und unterstützen Ihre inneren Organe, insbesondere die Nieren, in ihrer Tätigkeit. Auf die Flüssigkeitsaufnahme sind neben Wasser auch Tee, Kaffee, Fruchtsaft, Milch und Diätgetränke anzurechnen. Wasser sollte für den Bodybuilder immer an erster Stelle zur Deckung des Flüssigkeitsbedarfs stehen.

PRÄFERENZLISTE

Die folgende Präferenzliste zur Lebensmittelauswahl soll Ihnen als Leitfaden in der Aufbauphase dienen.

	regelmäßig	selten	nie
KOHLENHYDRATE	Haferflocken	Kuchen	Sahnetorte
	Vollkornbrot	Konfitüre, Honig	
	Gemüse, frisch	Tiefkühl- und Dosengemüse	
	Vollkornreis	geschälter Reis	
	Kartoffeln, frisch	Vorgekochte Kartoffeln	Pommes frites
	Vollkornnudeln		
	Obst, frisch	Tiefkühl- und Dosenobst	
	Trockenfrüchte	Schokolade	
	Fruchtschnitten	Pudding	
		Weißbrot	
EIWEISS	Rindfleisch	Wurst	sehr fettes Fleisch
	Fisch	Fischkonserven	
	Geflügel, frisch	Räucherfisch	

	regelmäßig	selten	nie
EIWEISS	Geflügelaufschnitt		
	Eier		
	Quark		
	Milch		
	Käse		
FETT	kaltgepresste Öle	Sahne	Currywurst
	Nüsse	Pizza	Schmalz
	Butter	Margarine	
	Nussmus		
	Sonnenblumenkerne		
	Kürbiskerne		
GETRÄNKE	Wasser	Diät-Getränke (z. B. Diät-Cola)	zuckerhaltige Getränke
	Kaffee		
	Tee	Alkohol	
	Fruchtsäfte		
	Fruchtsaftschorlen		

Nahrungsergänzungen

Während der Aufbauphase empfiehlt es sich, die Ernährung mit Aminosäuren, Proteinpulver und Creatin zu ergänzen. Der beste Zeitpunkt für die Aufnahme von Proteinpulver oder Aminosäuren ist direkt nach dem Gewichtstraining, noch vor dem Duschen (siehe auch Seite 21). So bekommen die während des Trainings stark belasteten Muskeln einen ersten, so dringend benötigten Schub Protein für den Aufbau zugeführt. Creatin sollte zyklisch eingenommen werden, auf sechs Wochen der Einnahme sollten ein bis zwei Wochen Pause folgen. Wenn Sie sehr starke ektomorphe Anteile haben und quasi alles essen können, was und wie viel Sie möchten, und trotzdem nicht zunehmen, dann sind so genannte Weight-Gainer, also Kohlenhydrat-Eiweißpulver-Gemische, durchaus einen Versuch wert. Alle anderen Athleten sollten damit vorsichtig sein, da derartige Pulver oftmals auch zu Fettansatz, besonders in der Bauch- und Taillenregion, führen können.

Es gibt noch eine Vielzahl weiterer Nahrungsergänzungen, aber die genannten sind aus meiner Sicht die wichtigsten für den Bodybuilder in der Aufbauphase.

ERNÄHRUNG FÜR SCHARF DEFINIERTE MUSKELN

Die Definitionsphase nimmt in einem ganzjährigen Trainingszeitraum zwischen drei und vier Monate in Anspruch. Für eine optimal verlaufende Definitionsphase müssen Sie sehr diszipliniert essen. Alle 2,5 bis 3 Stunden sollten Sie eine Mahlzeit oder einen Snack zu sich nehmen. Bezüglich der Lebensmittelauswahl sind Süßigkeiten und Weißmehlprodukte tabu. Spricht in der Aufbauphase nichts gegen den gelegentlichen Verzehr von einem Stück Kuchen oder Pizza, dürfen Sie sich in der Definitionsphase keinen Ausrutscher mehr erlauben, wenn Sie optimale Ergebnisse erzielen, sprich Ihren Körperfettanteil auf ein absolutes Minimum reduzieren möchten.

Nährstoffrelation Definitionsphase

Ektomorph	Mesomorph	Endomorph
Kohlenhydrate: 30 – 40 %	Kohlenhydrate: 20 – 30 %	Kohlenhydrate: 10 – 20 %
Eiweiß: 25 – 35 %	Eiweiß: 35 – 45 %	Eiweiß: 45 – 55 %
Fett: 15 – 25 %	Fett: 20 – 25 %	Fett: 25 – 30 %

Kohlenhydrate

Die Kohlenhydrataufnahme sollte während der Definitionsphase auf 100 – 150 Gramm, für endomorphe Körpertypen (siehe Seite 11) sogar auf unter 100 Gramm pro Tag reduziert werden. Der Schlüssel für den Körperfettabbau liegt in erster Linie darin, den Insulinspiegel möglichst niedrig zu halten. Daher heißt die Devise für den Abbau von Körperfett: Kohlenhydrate reduzieren und, wenn überhaupt, ausschließlich komplexe, langkettige Kohlenhydrate verzehren. Bevorzugen Sie als Kohlenhydratlieferanten Gemüse und Haferflocken, gelegentlich auch eine Portion Vollkornnudeln. Außerdem sollten Sie den Löwenanteil der aufgenommenen Kohlenhydrate in der ersten Tageshälfte zu sich nehmen.

Eiweiß

Die Eiweißzufuhr sollte nun im Vergleich zur Aufbauphase deutlich erhöht werden. Jetzt empfiehlt sich ein Verzehr zwischen 3 und 4 Gramm Eiweiß pro Kilogramm Körpergewicht am Tag. Fleisch, Fisch, Geflügel, Eier und Quark (mager oder 20 % Fett i.Tr.) sind während der Definitionsphase die Eckpfeiler der Ernährung. Essen Sie reichlich davon, um vor einem Verlust von Muskelmasse in der Definitionsphase geschützt zu sein.

Fett

Auch für den Fettverzehr gilt ebenso wie für die Menge an aufgenommenem Eiweiß die Empfehlung, den Fettanteil an der Nahrung zu erhöhen. Das tun Sie bereits dann, wenn Sie mehr rotes Fleisch und Eier essen. Zusätzlich sollten Sie täglich eine oder zwei Hand voll Nüsse und zwei bis vier Esslöffel kaltgepresstes Pflanzenöl zu sich nehmen. Damit sind Sie bestens mit hochwertigen, ungesättigten Fettsäuren versorgt, die Ihr Körper braucht, um gesund und leistungsfähig zu bleiben.

Wasser

Trinken Sie zwischen 5 und 7,5 Liter Wasser pro Tag! Wasser ist nicht nur wichtig für die Gesunderhaltung Ihres Körpers, sondern auch Baustoff Ihrer Muskulatur. Immerhin bestehen rund 70 % Ihres Körpers aus Wasser. Spülen Sie Ihren Organismus immer gut durch; Ihre Organe, Muskeln und Ihre Haut werden es Ihnen danken. Die Gesichtszüge von Bodybuildern, die sich in der Definitionsphase befinden, wirken klar und frisch. Das ist zu einem großen Teil der Ernährung und hier insbesondere der hohen Wasseraufnahme zuzuschreiben. Neben Wasser kann noch Tee und Kaffee getrunken werden. Milch und Fruchtsäfte sollten aufgrund des hohen Zuckeranteils gemieden werden.

	regelmäßig	selten	nie
KOHLENHYDRATE	Haferflocken	Obst	Süßigkeiten
	Gemüse	Reis	Brot
		Reiswaffeln	
		Kartoffeln	
		Fertigmüsli	
		Nudeln	
EIWEISS	Rindfleisch	Geflügelaufschnitt	Wurst
	Hühnerfleisch	Käse (bis 40 % Fett)	Milch
	Putenfleisch		Fisch gesalzen
	Wild		Fruchtjoghurt
	Fisch		
	Eiklar		
	Magerquark		
FETT	Öle	Eigelb	
	Nüsse	Butter	
	Sonnenblumenkerne		
GETRÄNKE	Kaffee		Saft
	Tee		Cola
	Mineralwasser (natriumarm)		Limos
			Diätgetränke
			Alkohol

Präferenzliste zur Lebensmittelauswahl in der Definitionsphase

NAHRUNGSERGÄNZUNGEN

Als Nahrungsergänzungen empfehle ich Ihnen einen guten «Fatburner», wie zum Beispiel Carnitin, das sie 30 Minuten vor dem Training zu sich nehmen sollten. Die Einnahme von Aminosäuren oder Proteinpulver ist direkt nach dem Training ratsam, und Proteinpulver kann einen wertvollen Beitrag zur Deckung des Proteinbedarfs in der Definitionsphase leisten. Bevorzugen Sie bei der Wahl Ihres Proteinpulvers Ei- oder Molkenprotein, da Milcheiweiß in Form von Casein erfahrungsgemäß bei vielen Athleten zu einer Wasserspeicherung zwischen Haut und Muskulatur führen kann. Zur Absicherung gegen eventuelle Vitamin- und Mineralstoffmängel bieten sich Multivitamin-/Mineralstoffpräparate an, die Sie am besten nach dem Frühstück einnehmen.

Tipp: Für ausführliche Informationen über den theoretischen, ernährungswissenschaftlichen Hintergrund der Bedeutung und Wirkungsweise von Proteinen, Kohlenhydraten, Fett, Vitaminen, Mineralstoffen, Ballaststoffen, sekundären Pflanzenstoffen und Wasser in menschlichen Körper empfehle ich Ihnen auch die Bücher «Power Bodybuilding» und «Die Kraftküche».

Fazit: Die Ernährung nimmt für das Erreichen Ihrer persönlichen Zielsetzung im Muskelaufbau und Fettabbau einen mindestens ebenso hohen Stellenwert ein wie das Training. Die regelmäßige, körpertypgerechte und auf die jeweilige Trainingsphase zugeschnittene Ernährung ist für erfolgreiches Bodybuilding von größter Bedeutung.

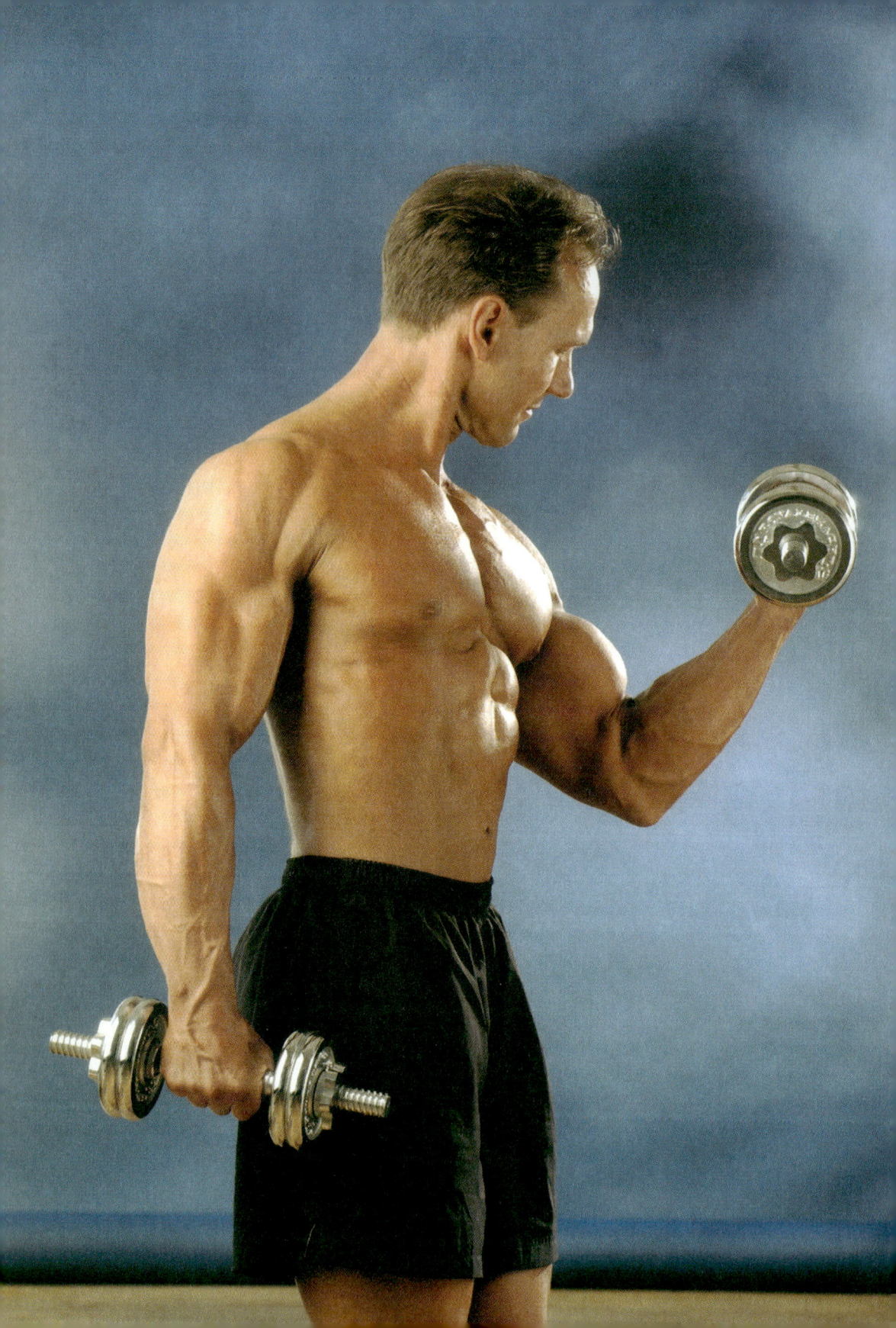

Die 100 besten Übungen

für den Muskelaufbau

Oberschenkelmuskulatur

KNIEBEUGEN MIT DER LANGHANTEL IM BREITEN STAND

Trainierte Muskulatur

Oberschenkel, Po, unterer Rücken, Adduktoren

Übungsbeschreibung

- Die Füße stehen weiter als schulterbreit auseinander, die Zehen zeigen leicht nach außen, die Hantel liegt angenehm auf dem Nacken.
- Senken Sie sich so weit in die Hocke ab, bis sich die Oberschenkel tiefer als parallel zum Boden befinden.
- Richten Sie sich vom tiefsten Punkt der Kniebeuge durch den kraftvollen Einsatz der Bein-, Gesäß- und unteren Rückenmuskulatur wieder auf.
- Beim Aufrichten ausatmen.

Tipps zur korrekten Technik

- Halten Sie die Füße immer flach auf dem Boden. Verlagern Sie das Körpergewicht auf die Fersen.
- Halten Sie den Rücken während der Bewegung möglichst gerade.
- Blicken Sie immer gerade nach vorne, niemals nach unten.
- Vermeiden Sie eine X- oder O-Stellung der Kniegelenke.

Ergänzende Übungshinweise

- Je tiefer Sie in die Hocke gehen, umso größer ist der Trainingseffekt für das Gesäß.
- Wenn Sie mit besonders schweren Gewichten trainieren, legen Sie die Hantel tief auf den hinteren Schultermuskeln und nicht auf dem Nacken ab.
- Halten Sie in der tiefsten Position der Kniebeuge den Atem kurz an und atmen Sie erst aus, wenn Sie über den schwersten Punkt hinweg sind.
- Bei sehr schweren Gewichten, die zwischen zwei und sechs Wiederholungen pro Satz erlauben, empfiehlt sich das Training mit einem Gewichthebergürtel, der dem unteren Rückenbereich zusätzliche Stabilität verleiht.

Empfohlenes Trainingsgewicht

Beginner: 20–30 kg
Fortgeschrittene: 80–120 kg
Weit Fortgeschrittene: 120–180 kg

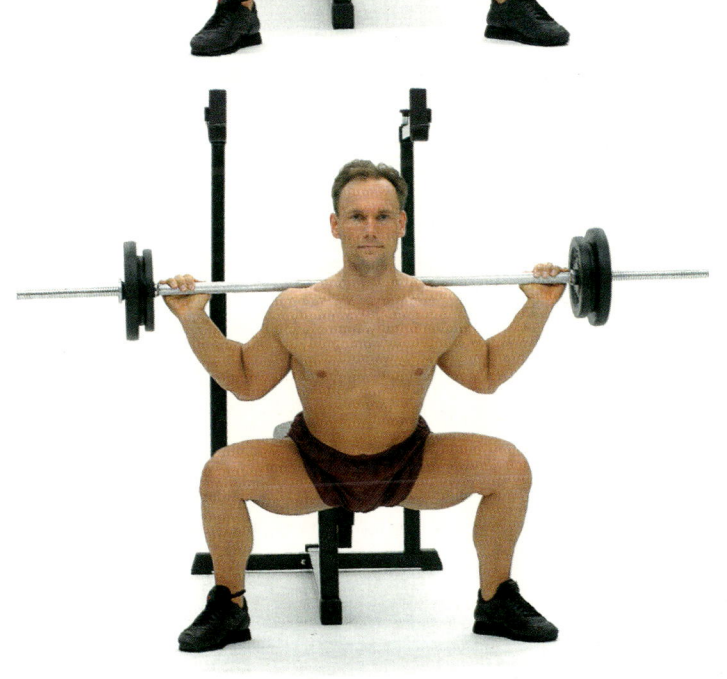

KNIEBEUGEN MIT DER LANGHANTEL IM ENGEN STAND

Trainierte Muskulatur
Oberschenkel, Po, unterer Rücken

Übungsbeschreibung
- Die Füße stehen etwa schulterbreit auseinander, die Zehen zeigen dabei leicht nach außen, die Hantel liegt angenehm auf dem Nacken.
- Senken Sie sich so weit in die Hocke ab, bis sich die Oberschenkel tiefer als parallel zum Boden befinden.
- Richten Sie sich vom tiefsten Punkt der Kniebeuge durch den kraftvollen Einsatz der Bein-, Gesäß- und unteren Rückenmuskulatur wieder auf.
- Beim Aufrichten ausatmen.

Tipps zur korrekten Technik
- Halten Sie die Füße immer flach auf dem Boden. Verlagern Sie das Körpergewicht auf die Fersen. Geht das nicht, versuchen Sie es mit einem sehr breiten Stand (siehe S. 50), dann fällt es leichter, die Füße flach auf dem Boden zu halten.
- Halten Sie den Rücken während der Bewegung möglichst gerade.
- Blicken Sie immer gerade nach vorne, niemals nach unten.
- Vermeiden Sie eine X- oder O-Stellung der Kniegelenke.

Ergänzende Übungshinweise
- Je tiefer Sie in die Hocke gehen, umso größer ist der Trainingseffekt.
- Wenn Sie in erster Linie daran interessiert sind, Kniebeugen mit sehr schweren Gewichten zu trainieren, dann platzieren Sie die Hantel eher tiefer auf den hinteren Schultermuskeln als hoch im Nacken.
- Halten Sie in der tiefsten Position der Kniebeuge den Atem kurz an und atmen Sie erst aus, wenn Sie über den schwersten Punkt hinweg sind.
- Bei schweren Gewichten, die zwischen vier und sechs Wiederholungen pro Satz erlauben, empfiehlt sich das Tragen eines Gewichthebergürtels.

Empfohlenes Trainingsgewicht
Beginner: 20–30 kg
Fortgeschrittene: 80–120 kg
Weit Fortgeschrittene: 120–160 kg

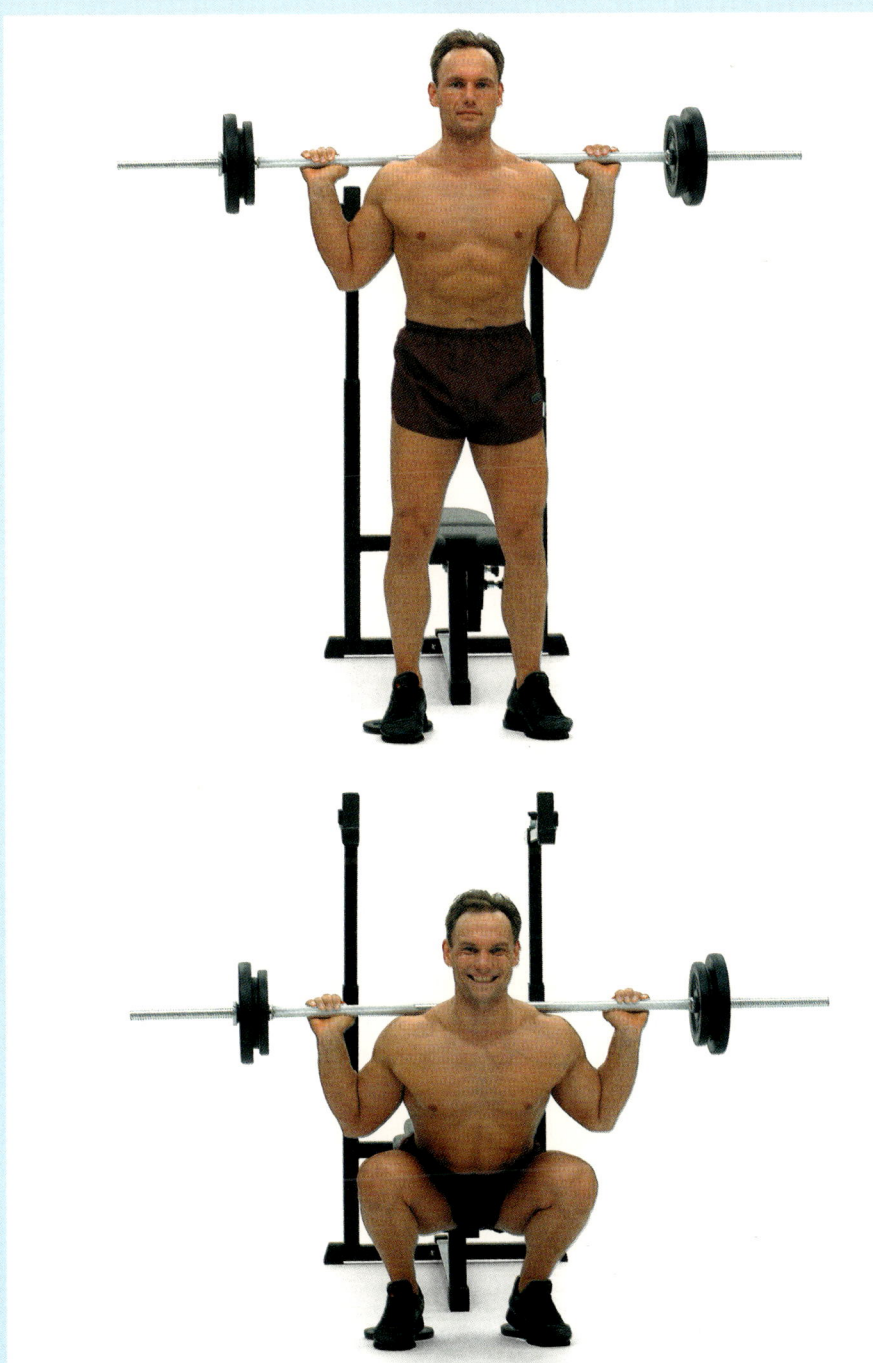

Trainierte Muskulatur

Oberschenkel, Po, unterer Rücken, Adduktoren

Übungsbeschreibung

- Die Füße stehen weiter als schulterbreit auseinander, die Zehen zeigen leicht nach außen, die Stange liegt angenehm auf dem Nacken.
- Senken Sie sich so weit in die Hocke ab, bis sich die Oberschenkel tiefer als parallel zum Boden befinden.
- Richten Sie sich vom tiefsten Punkt der Bewegung durch den kraftvollen Einsatz der Bein-, Gesäß- und unteren Rückenmuskulatur wieder auf.
- Beim Aufrichten ausatmen.

Tipps zur korrekten Technik

- Halten Sie die Füße immer flach auf dem Boden. Verlagern Sie das Körpergewicht auf die Fersen.
- Halten Sie den Rücken während der Bewegung möglichst gerade.
- Blicken Sie immer gerade nach vorne, niemals nach unten.
- Vermeiden Sie eine X- oder O-Stellung der Kniegelenke.

Ergänzende Übungshinweise

- Je tiefer Sie in die Hocke gehen, umso größer ist der Trainingseffekt.
- Durch die geführte Bewegung in der Multipresse ist es leichter, den Rücken während der Bewegung gerade zu halten, als bei Kniebeugen mit der Langhantel (siehe Seite 50 und Seite 52).
- Halten Sie in der tiefsten Position der Kniebeuge den Atem kurz an und atmen Sie erst aus, wenn Sie über den schwersten Punkt hinweg sind.
- Bei sehr schweren Gewichten, die Ihnen zwei bis sechs Wiederholungen pro Satz erlauben, empfiehlt sich das Training mit einem Gewichthebergürtel.

Empfohlenes Trainingsgewicht

Beginner: 20–30 kg
Fortgeschrittene: 80–120 kg
Weit Fortgeschrittene: 120–180 kg

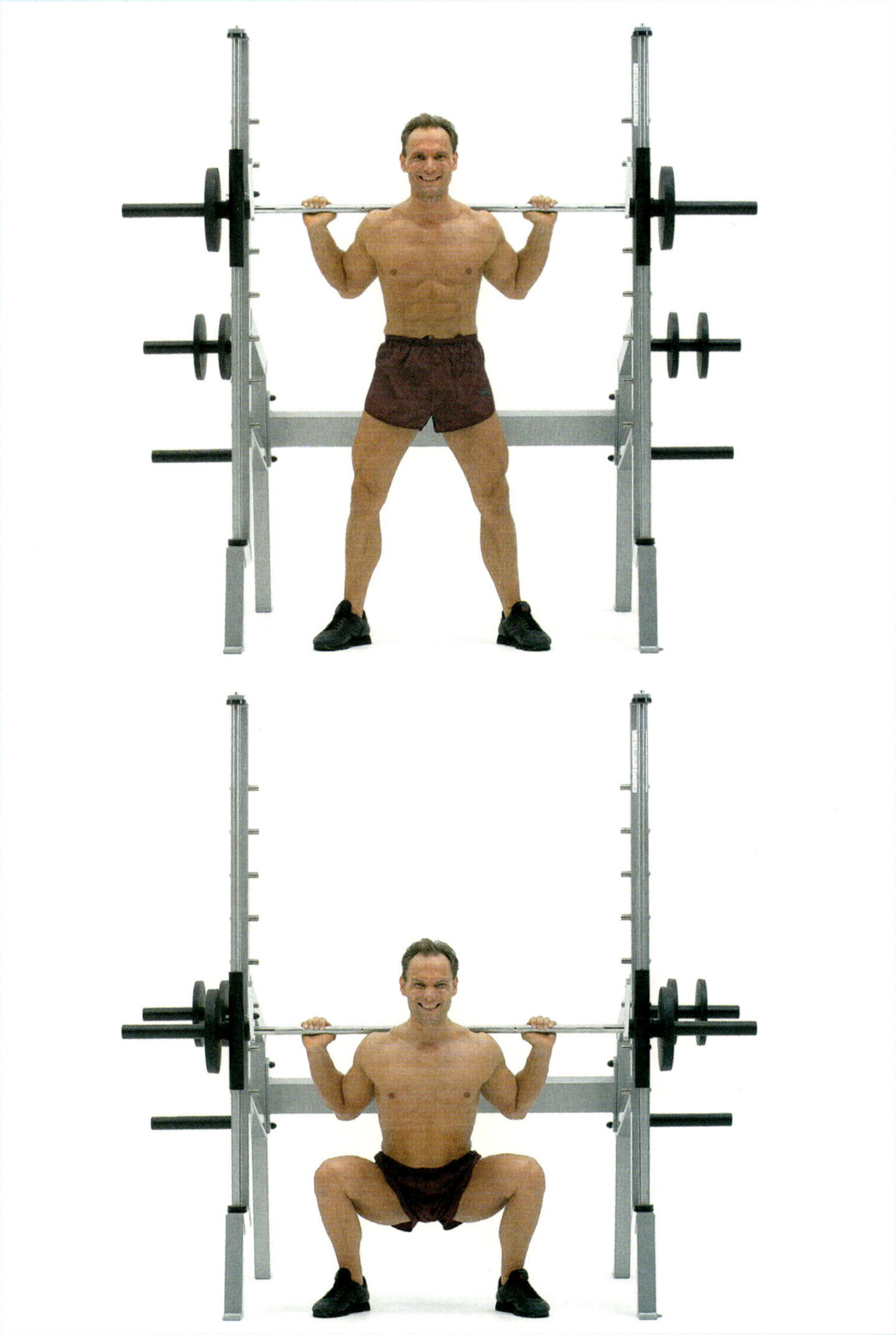

Trainierte Muskulatur

Oberschenkel, Po, unterer Rücken

Übungsbeschreibung

- Die Füße stehen etwa schulterbreit auseinander, die Zehen zeigen dabei leicht nach außen, die Stange des Gewichtsschlittens liegt angenehm auf dem Nacken.
- Senken Sie sich so weit in die Hocke ab, bis sich die Oberschenkel tiefer als parallel zum Boden befinden.
- Richten Sie sich vom tiefsten Punkt der Kniebeuge durch den kraftvollen Einsatz der Bein-, Gesäß- und unteren Rückenmuskulatur wieder auf.
- Beim Aufrichten ausatmen.

Tipps zur korrekten Technik

- Halten Sie die Füße immer flach auf dem Boden. Verlagern Sie das Körpergewicht auf die Fersen. Geht das nicht, dann versuchen Sie es mit einem breitem Stand (siehe Seite 54), dann fällt es leichter, die Füße flach auf dem Boden zu halten.
- Halten Sie den Rücken während der Bewegung immer gerade.
- Blicken Sie stets gerade nach vorne, nicht nach unten.
- Vermeiden Sie eine X- oder O-Stellung der Kniegelenke.

Ergänzende Übungshinweise

- Je tiefer Sie in die Hocke gehen, umso größer ist der Trainingseffekt.
- Durch die geführte Bewegung in der Multipresse ist es leichter, den Rücken während der Bewegung gerade zu halten als bei Kniebeugen mit der Langhantel (siehe Seite 52).
- Halten Sie in der tiefsten Position der Kniebeuge den Atem kurz an und atmen Sie erst aus, wenn Sie über den schwersten Punkt hinweg sind.

Empfohlenes Trainingsgewicht

Beginner: 20–30 kg
Fortgeschrittene: 80–120 kg
Weit Fortgeschrittene: 120–180 kg

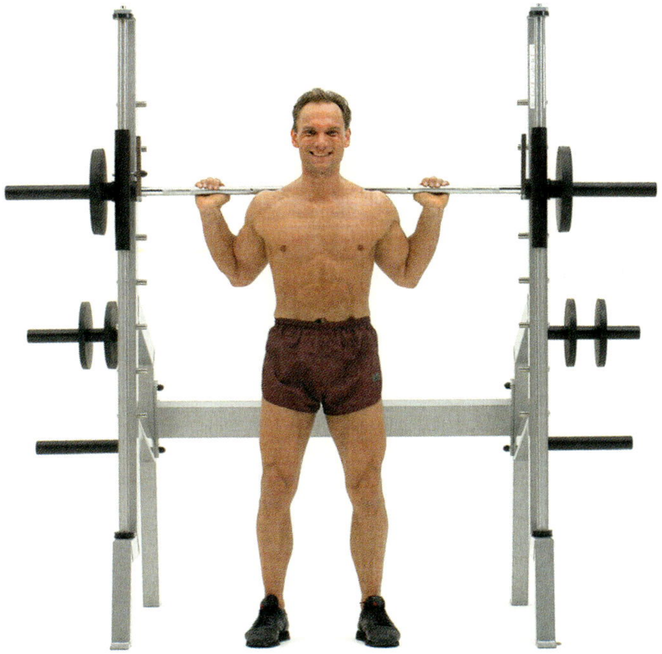

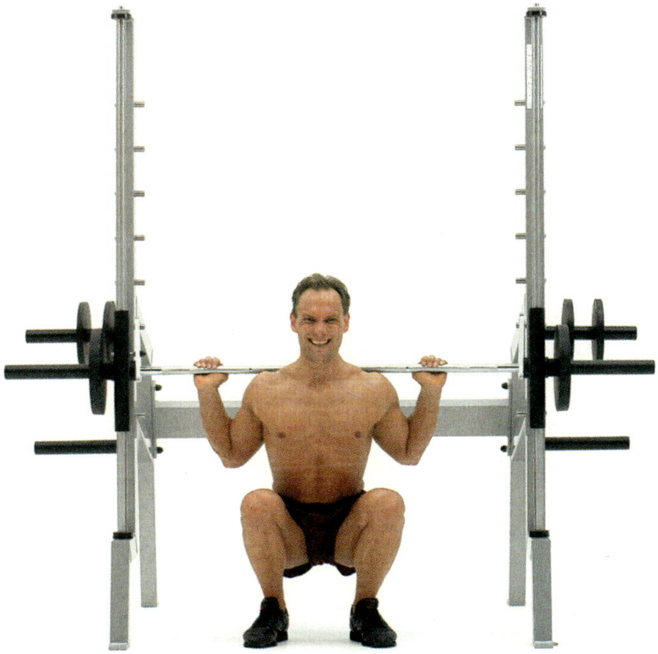

FRONTKNIEBEUGEN MIT DER LANGHANTEL IM BREITEN STAND

Trainierte Muskulatur

Vordere Oberschenkel, Po, Adduktoren

Übungsbeschreibung

- Die Füße stehen weiter als schulterbreit auseinander, die Zehen zeigen leicht nach außen.
- Die Hantel liegt auf den vorderen Schultermuskeln auf, die Hände sind über Kreuz und fassen die Hantelstange.
- Senken Sie sich so weit in die Hocke ab, bis sich die Oberschenkel tiefer als parallel zum Boden befinden.
- Richten Sie sich vom tiefsten Punkt der Bewegung durch den kraftvollen Einsatz Ihrer vorderen Oberschenkel- und Gesäßmuskulatur wieder auf.
- Beim Aufrichten ausatmen.

Tipps zur korrekten Technik

- Halten Sie die Füße immer flach auf dem Boden. Verlagern Sie das Körpergewicht auf die Fersen.
- Halten Sie den Rücken während der Bewegung möglichst gerade.
- Blicken Sie immer gerade nach vorne, nicht nach unten.
- Vermeiden Sie eine X- oder O-Stellung der Kniegelenke.

Ergänzende Übungshinweise

- Je tiefer Sie in die Hocke gehen, umso besser ist der Trainingseffekt.
- Halten Sie die Ellenbogen während der Bewegung stets nach oben gerichtet, um ein Abrollen der Hantel nach vorne zu vermeiden.
- Halten Sie am tiefsten Punkt der Kniebeuge den Atem kurz an und atmen Sie erst aus, wenn Sie über den schwersten Punkt hinweg sind.

Empfohlenes Trainingsgewicht

Beginner: nicht empfehlenswert
Fortgeschrittene: 60–90 kg
Weit Fortgeschrittene: 90–120 kg

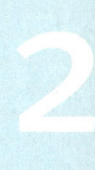

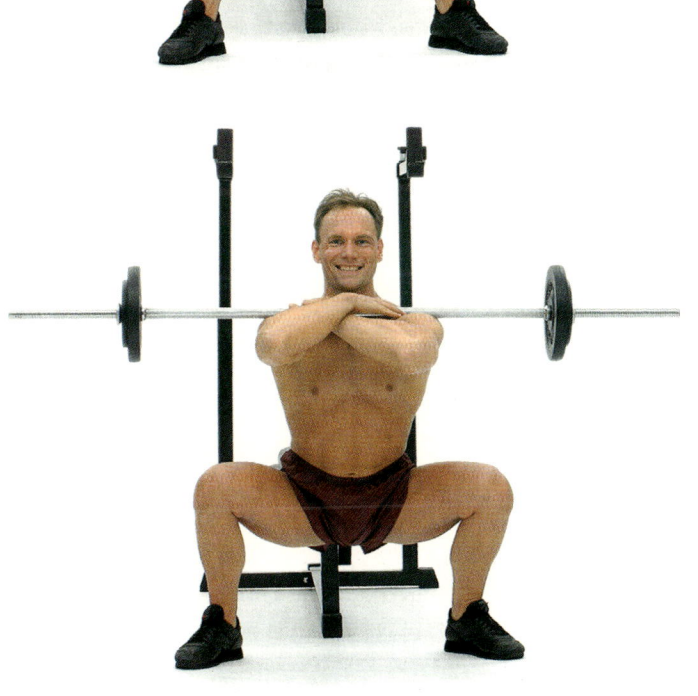

FRONTKNIEBEUGEN MIT DER LANGHANTEL IM ENGEN STAND

Trainierte Muskulatur

Vordere Oberschenkel, Gesäß

Übungsbeschreibung

- Die Füße stehen etwa schulterbreit auseinander, die Zehen zeigen leicht nach außen.
- Die Hantel liegt auf den vorderen Schultermuskeln auf, die Hände sind über Kreuz und greifen die Hantelstange.
- Senken Sie sich so weit in die Hocke ab, bis sich die Oberschenkel tiefer als parallel zum Boden befinden.
- Richten Sie sich vom tiefsten Punkt der Bewegung durch den kraftvollen Einsatz der vorderen Oberschenkel- und Gesäßmuskulatur wieder auf.

Tipps zur korrekten Technik

- Halten Sie die Füße immer flach auf dem Boden.
- Verlagern Sie das Körpergewicht auf die Fersen.
- Halten Sie den Rücken während der Bewegung möglichst gerade.
- Blicken Sie immer gerade nach vorne, nicht nach unten.
- Vermeiden Sie eine X- oder O-Stellung der Kniegelenke.

Ergänzende Übungshinweise

- Falls Sie Schwierigkeiten haben sollten, die Füße flach auf dem Boden zu halten, stellen Sie die Füße etwas weiter auseinander.
- Je tiefer Sie in die Hocke gehen, umso besser ist der Trainingseffekt.
- Halten Sie die Ellenbogen während der Bewegung stets nach oben gerichtet, um ein Abrollen der Hantel nach vorne zu vermeiden.
- Halten Sie am tiefsten Punkt der Kniebeuge den Atem kurz an und atmen Sie erst wieder aus, wenn Sie über den schwersten Punkt hinweg sind.

Empfohlenes Trainingsgewicht

Beginner: nicht empfehlenswert
Fortgeschrittene: 60–90 kg
Weit Fortgeschrittene: 90–120 kg

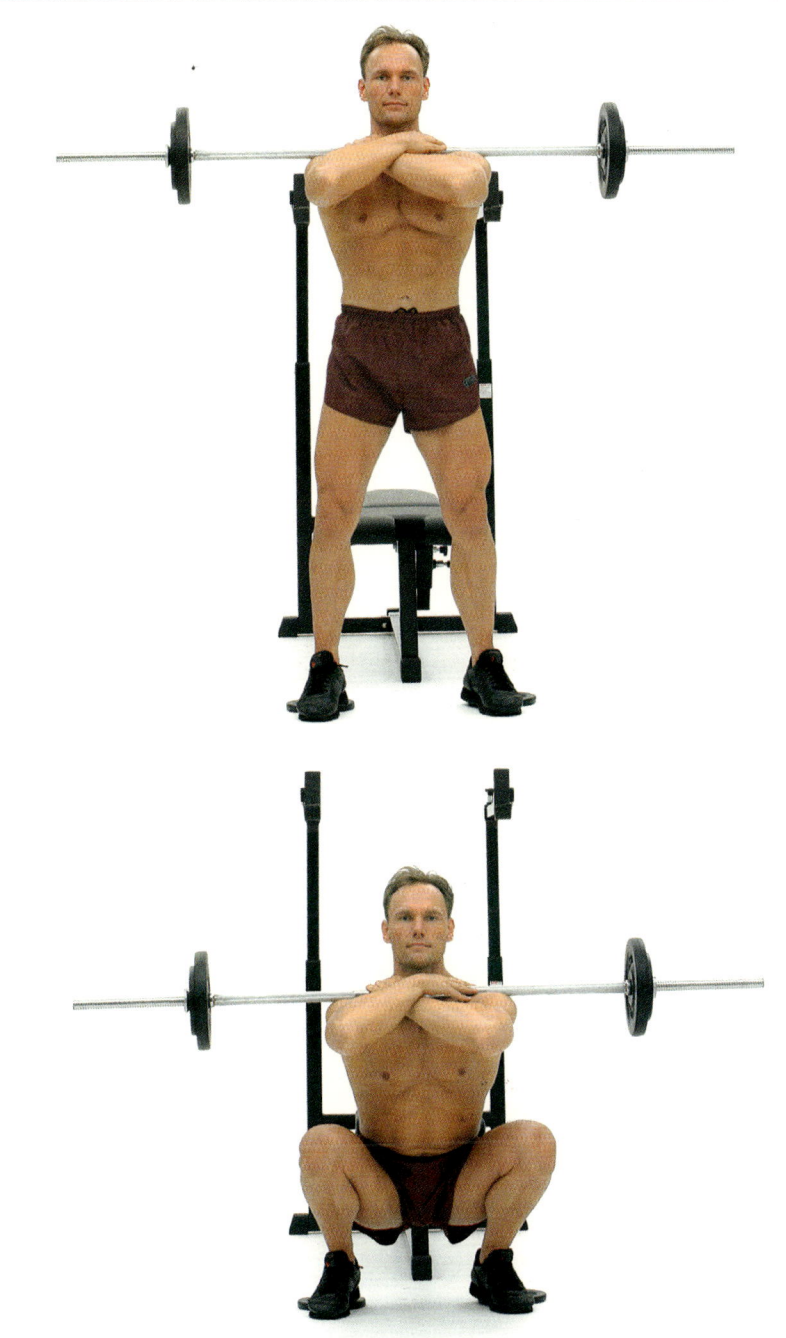

FRONTKNIEBEUGEN AN DER MULTIPRESSE IM BREITEN STAND

Trainierte Muskulatur

Vordere Oberschenkel, Po, Adduktoren

Übungsbeschreibung

- Die Füße stehen weiter als schulterbreit auseinander, die Zehen zeigen leicht nach außen.
- Die Stange des Gewichtsschlittens liegt auf der vorderen Schultermuskulatur auf, die Hände sind über Kreuz und fassen die Stange.
- Senken Sie sich so weit in die Hocke ab, bis sich die Oberschenkel tiefer als parallel zum Boden befinden.
- Richten Sie sich vom tiefsten Punkt der Bewegung durch den kraftvollen Einsatz Ihrer vorderen Oberschenkel- und Gesäßmuskulatur wieder auf.
- Beim Aufrichten ausatmen.

Tipps zur korrekten Technik

- Halten Sie die Füße immer flach auf dem Boden. Verlagern Sie das Körpergewicht auf die Fersen.
- Halten Sie den Rücken während der Bewegung möglichst gerade.
- Blicken Sie immer gerade nach vorne, nicht nach unten.
- Vermeiden Sie eine X- oder O-Stellung der Kniegelenke.

Ergänzende Übungshinweise

- Je tiefer Sie in die Hocke gehen, umso besser ist der Trainingseffekt.
- Das Ausbalancieren des Gewichtes wie bei Frontkniebeugen mit der Langhantel (siehe Seiten 58 und 60) entfällt aufgrund der geführten Bewegung in der Multipresse.
- Halten Sie am tiefsten Punkt der Bewegung den Atem kurz an und atmen Sie erst wieder aus, wenn Sie über den schwersten Punkt hinweg sind.

Empfohlenes Trainingsgewicht

Beginner: nicht empfehlenswert
Fortgeschrittene: 60–90 kg
Weit Fortgeschrittene: 90–120 kg

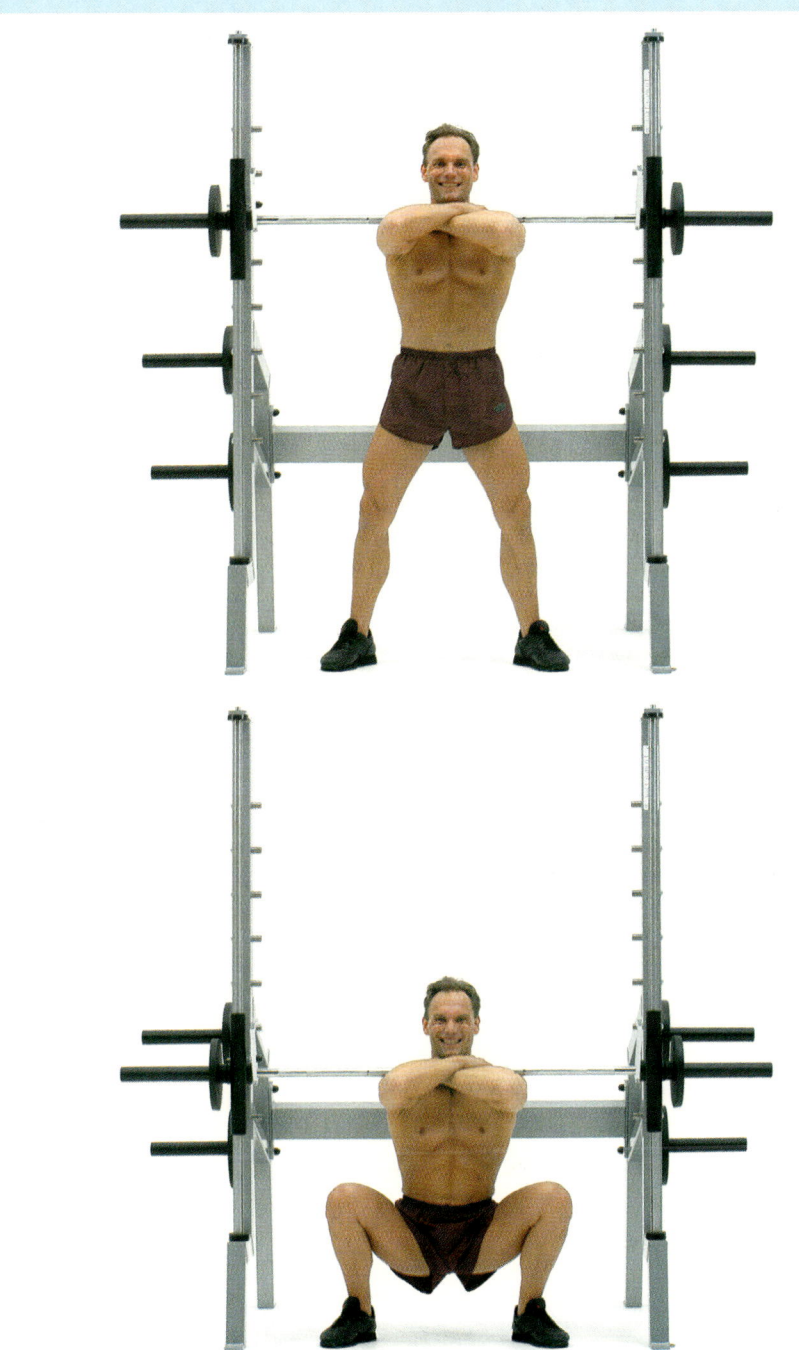

FRONTKNIEBEUGEN AN DER MULTIPRESSE IM ENGEN STAND

Trainierte Muskulatur
Vordere Oberschenkel, Po

Übungsbeschreibung
- Die Füße stehen etwa schulterbreit auseinander, die Zehen leicht nach außen.
- Die Stange des Gewichtsschlittens liegt auf den vorderen Schultermuskeln auf, die Hände sind über Kreuz und greifen die Stange.
- Senken Sie sich so weit in die Hocke ab, bis sich die Oberschenkel tiefer als parallel zum Boden befinden.
- Richten Sie sich vom tiefsten Punkt der Bewegung durch den kraftvollen Einsatz Ihrer vorderen Oberschenkel- und Gesäßmuskulatur wieder auf.
- Beim Aufrichten ausatmen.

Tipps zur korrekten Technik
- Halten Sie die Füße immer flach auf dem Boden. Sollte das nicht möglich sein, stellen Sie die Füße weiter nach vorne oder wählen Sie einen breiteren Stand (siehe Seite 62).
- Verlagern Sie das Körpergewicht auf die Fersen.
- Halten Sie den Rücken während der Bewegung möglichst gerade.
- Blicken Sie immer gerade nach vorne, nicht nach unten.
- Vermeiden Sie eine X- oder O-Stellung der Kniegelenke.

Ergänzende Übungshinweise
- Je tiefer Sie in die Hocke gehen, umso besser ist der Trainingseffekt.
- Aufgrund der geführten Bewegung in der Multipresse entfällt das Ausbalancieren des Gewichtes wie bei der Übungsversion mit der Freihantel (siehe Seite 60).
- Halten Sie am tiefsten Punkt der Kniebeuge den Atem kurz an und atmen Sie erst wieder aus, wenn Sie über den schwersten Punkt hinweg sind.

Empfohlenes Trainingsgewicht
Beginner: nicht empfehlenswert
Fortgeschrittene: 60–90 kg
Weit Fortgeschrittene: 90–120 kg

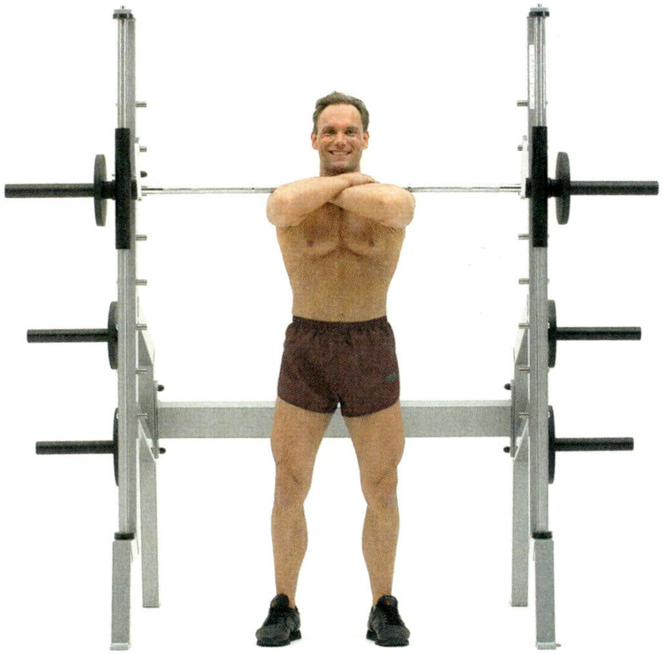

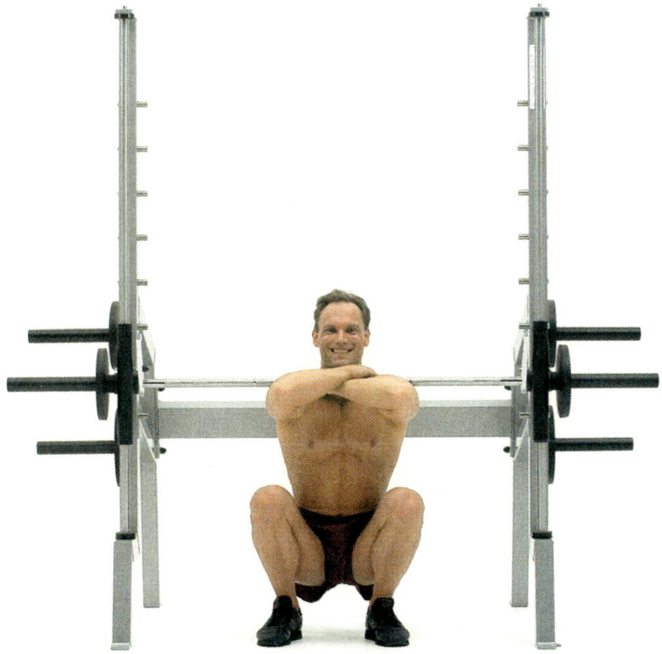

HACKENSCHMIDT-KNIEBEUGE IM BREITEN STAND

Trainierte Muskulatur

Vordere Oberschenkel, Po, Adduktoren

Übungsbeschreibung

- Stellen Sie sich auf die am Gerät angebrachte Plattform; die Füße stehen etwas weiter als schulterbeit auseinander, die Zehen zeigen leicht nach außen.
- Die Schulterpolster liegen auf dem Schultergürtel auf.
- Die Hände greifen die dafür vorgesehenen Griffe, die sich etwas oberhalb der Schultern befinden.
- Der Rücken hat vollständig Kontakt mit der Rückenlehne.
- Senken Sie sich so weit in die Hocke ab, bis sich die Oberschenkel tiefer als parallel zum Boden befinden.
- Richten Sie sich vom tiefsten Punkt der Bewegung durch den kraftvollen Einsatz der vorderen Oberschenkel-, Gesäß- und Adduktorenmuskulatur wieder auf.
- Beim Aufrichten ausatmen.

Tipps zur korrekten Technik

- Halten Sie die Füße immer flach auf der Plattform. Sollte das nicht gehen, stellen Sie die Füße etwas weiter nach vorne.
- Verlagern Sie das Körpergewicht auf die Fersen.
- Blicken Sie immer gerade nach vorne, nicht nach unten.
- Vermeiden Sie eine X- oder O-Stellung der Kniegelenke.

Ergänzende Übungshinweise

- Aufgrund der gestützten Position des Rückens entlasten Kniebeugen an der Hackenschmidt-Maschine ausgezeichnet den unteren Rückenbereich.
- Je tiefer Sie in die Hocke gehen, umso größer ist der Trainingseffekt.

Empfohlenes Trainingsgewicht

Beginner: 10–20 kg
Fortgeschrittene: 30–60 kg
Weit Fortgeschrittene: 60–100 kg

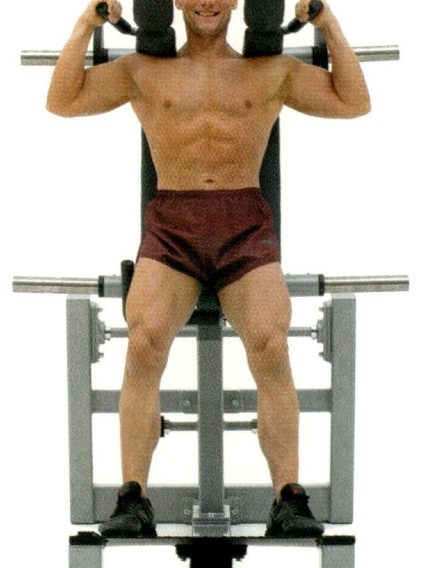

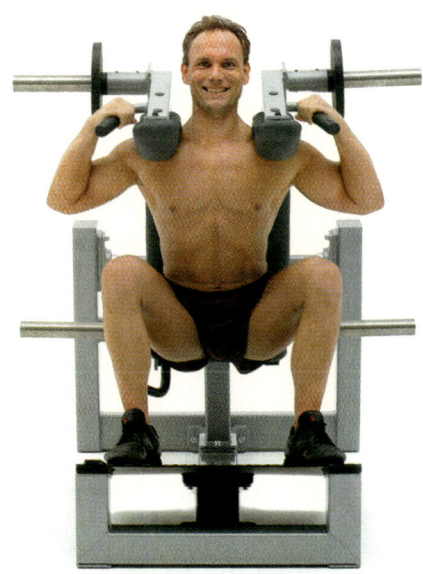

HACKENSCHMIDT-KNIEBEUGE IM ENGEN STAND

Trainierte Muskulatur

Vordere Oberschenkel, Gesäß

Übungsbeschreibung

- Stellen Sie sich auf die am Gerät angebrachte Plattform; die Füße stehen etwa schulterbreit auseinander, die Zehen zeigen leicht nach außen.
- Die Schulterpolster liegen auf dem Schultergürtel auf.
- Die Hände fassen die dafür vorgesehenen Griffe, die sich etwas oberhalb der Schultern befinden.
- Der Rücken hat vollständig Kontakt mit der Rückenlehne.
- Senken Sie sich so weit in die Hocke ab, bis sich die Oberschenkel tiefer als parallel zum Boden befinden.
- Richten Sie sich vom tiefsten Punkt der Bewegung durch den kraftvollen Einsatz der vorderen Oberschenkel- und der Gesäßmuskulatur wieder auf.
- Beim Aufrichten ausatmen.

Tipps zur korrekten Technik

- Halten Sie die Füße immer flach auf der Plattform. Sollte das nicht möglich sein, stellen Sie die Füße etwas weiter nach vorne.
- Verlagern Sie das Körpergewicht auf die Fersen.
- Blicken Sie immer gerade nach vorne, nicht nach unten.
- Vermeiden Sie eine X- oder O-Stellung der Kniegelenke.

Ergänzende Übungshinweise

- Aufgrund der gestützten Position des Rückens entlasten Kniebeugen an der Hackenschmidt-Maschine sehr gut den unteren Rückenbereich.
- Je tiefer Sie in die Hocke gehen, desto größer ist der Trainingseffekt.

Empfohlenes Trainingsgewicht

Beginner: 10–20 kg
Fortgeschrittene: 30–60 kg
Weit Fortgeschrittene: 60–100 kg

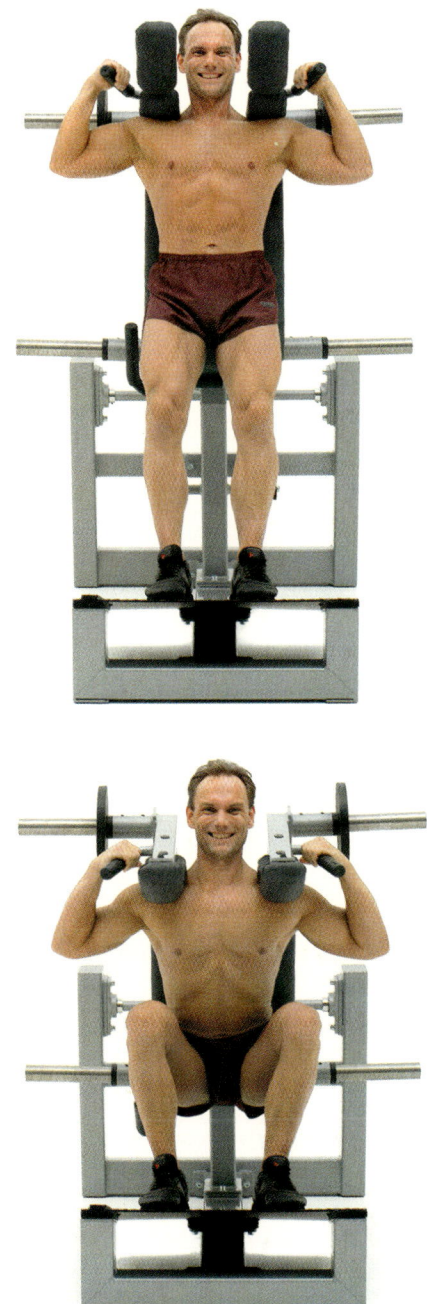

Sissy-Squat

Trainierte Muskulatur
Vordere Oberschenkel

Übungsbeschreibung
- Die Füße stehen zusammen, die Zehen zeigen gerade nach vorne.
- Sie halten mit der einen Hand eine Gewichtsscheibe auf Ihrem Brustkorb, mit der freien Hand halten Sie sich fest, zum Beispiel an einer Hantelablage.
- Senken Sie den Körper so weit nach unten, bis sich Ihre Schienbeine mindestens parallel zum Boden befinden, und schieben Sie dabei die Knie nach vorne.
- Richten Sie sich vom tiefsten Punkt der Bewegung durch den kraftvollen Einsatz der vorderen Oberschenkelmuskulatur wieder auf.
- Beim Aufrichten ausatmen.

Tipps zur korrekten Technik
- Verlagern Sie das Körpergewicht auf die Fußspitzen.
- Halten Sie den Rücken während der Bewegung möglichst gerade.
- Blicken Sie immer nach vorne, nicht nach unten.
- Halten Sie die Knie und die Füße während der Bewegung immer dicht zusammen.

Ergänzender Übungshinweis
- Sissy-Squats belasten sehr gezielt den vorderen Bereich der Beinmuskulatur und sollten eher mit Gewichten trainiert werden, die zwischen 10 und 15 Wiederholungen pro Satz erlauben. Die Verwendung von sehr schweren Gewichten ist bei dieser Übung aufgrund der spezifischen Bewegungsausführung nicht empfehlenswert.

Empfohlenes Trainingsgewicht
Beginner: nicht empfehlenswert
Fortgeschrittene: 10–15 kg
Weit Fortgeschrittene: 15–20 kg

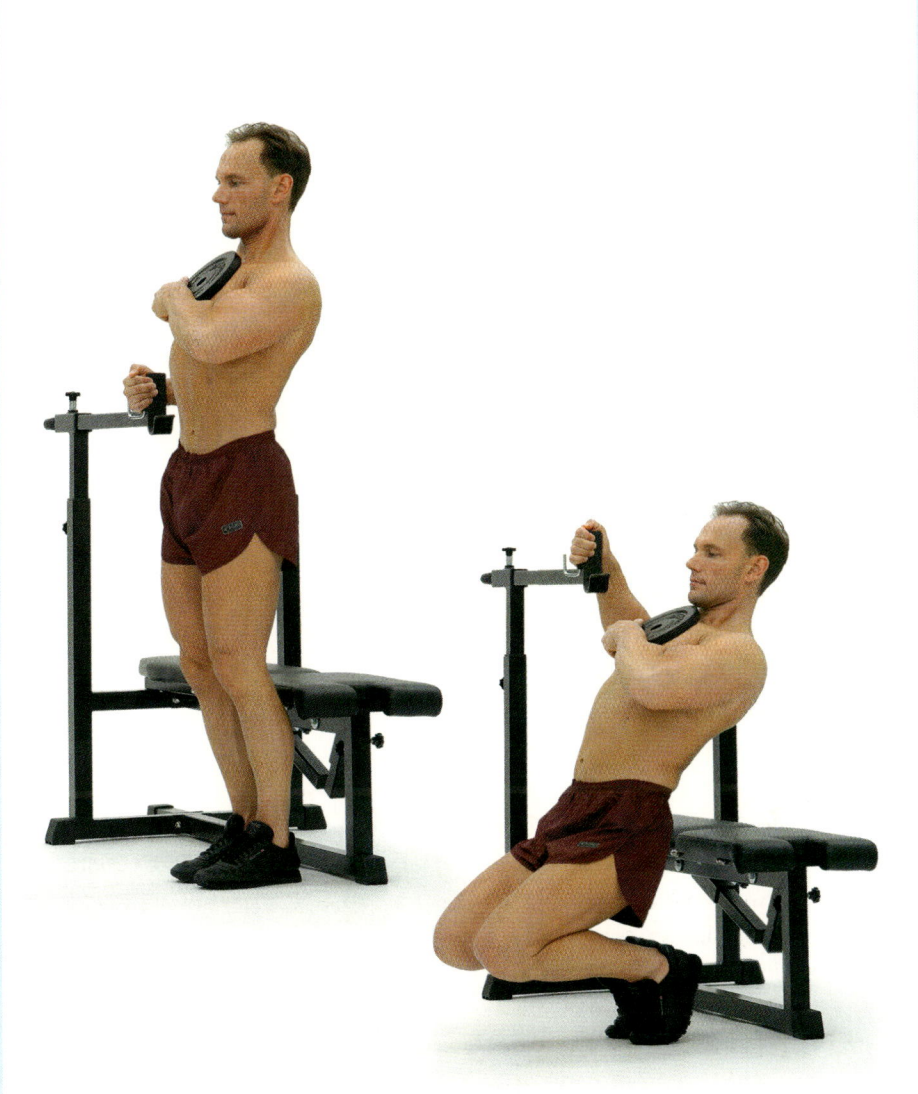

BEINPRESSEN AN DER 45-GRAD-BEINPRESSE

Trainierte Muskulatur

Oberschenkel, Po

Übungsbeschreibung

- Platzieren Sie die Füße ca. schulterbreit auf der Plattform der Beinpresse.
- Fassen Sie mit beiden Händen die seitlich angebrachten Griffe.
- Drücken Sie das Gewicht aus der Halterung.
- Senken Sie die Knie so weit nach unten ab, bis diese Kontakt mit Ihrem Brustkorb bekommen.
- Drücken Sie das Gewicht bis zur vollen Streckung der Beine wieder in die Ausgangsposition zurück.
- Beim Hochdrücken ausatmen.

Tipps zur korrekten Technik

- Federn Sie am tiefsten Punkt der Bewegung nicht ab, sondern drücken Sie das Gewicht durch den kraftvollen Einsatz der Oberschenkel- und Gesäßmuskulatur wieder nach oben.
- Halten Sie die Fersen während der Bewegung immer in Kontakt mit der Fußplatte, um eine Fehlbelastung der Füße zu vermeiden und volle Kraft aus den Beinmuskeln entfalten zu können. Weiter oben platzierte Füße erleichtern den Fersenkontakt zur Fußplattform.
- Halten Sie die Kniegelenke in einer Linie mit den Fußspitzen. Vermeiden Sie die zur Fehlbelastung der Knie führende X- oder O-Stellung der Kniegelenke.
- Heben Sie das Gesäß am tiefsten Punkt der Bewegung nicht von der Sitzfläche ab, damit Verletzungen der Lendenwirbelsäule vermieden werden.

Empfohlenes Trainingsgewicht

Beginner: 60–100 kg
Fortgeschrittene: 100–200 kg
Weit Fortgeschrittene: 250–350 kg

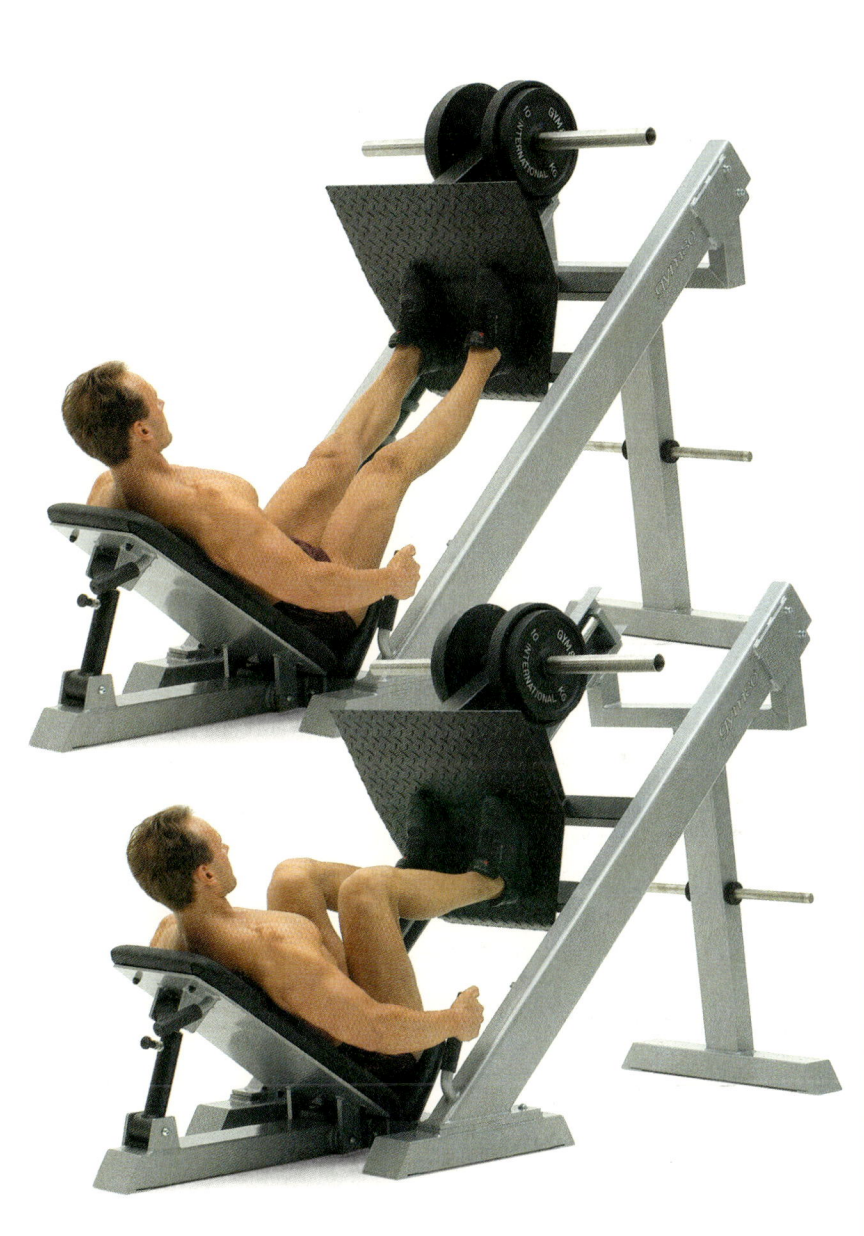

BEINPRESSEN IM LIEGEN

Trainierte Muskulatur
Oberschenkel, Gesäß

Übungsbeschreibung
- Platzieren Sie die Füße etwa schulterbreit auf der Plattform der Beinpresse.
- Fassen Sie mit beiden Händen die seitlich angebrachten Griffe, die Schultern haben Kontakt mit dem Schulterpolster.
- Drücken Sie das Gewicht aus der Halterung.
- Bewegen Sie die Knie so weit in Richtung Brustkorb, bis sich Ihre Oberschenkel mindestens senkrecht zum Boden befinden.
- Drücken Sie das Gewicht wieder bis zur vollen Streckung der Beine in die Ausgangsposition zurück.
- Beim Hochdrücken ausatmen.

Tipps zur korrekten Technik
- Federn Sie am tiefsten Punkt der Bewegung nicht ab, sondern drücken Sie das Gewicht durch den kraftvollen Einsatz der Oberschenkel- und Gesäßmuskulatur wieder nach oben.
- Halten Sie die Fersen während der Bewegung immer in Kontakt mit der Fußplatte, um eine Fehlbelastung der Füße zu vermeiden und volle Kraft aus den Beinmuskeln entfalten zu können. Weiter oben platzierte Füße erleichtern den Fersenkontakt zur Fußplattform und trainieren noch intensiver die Gesäßmuskulatur.
- Halten Sie die Kniegelenke in einer Linie mit den Fußspitzen. Vermeiden Sie eine X- oder O-Stellung der Knie.
- Heben Sie das Gesäß am tiefsten Punkt der Bewegung nicht von der Sitzfläche ab, damit Verletzungen der Lendenwirbelsäule vermieden werden.
- Setzen Sie die Gewichtsscheiben beim Herunterlassen nicht auf dem Gewichtsschlitten auf, um ständige Spannung in der Muskulatur halten zu können.

Empfohlenes Trainingsgewicht
Beginner: 60–100 kg
Fortgeschrittene: 100–150 kg
Weit Fortgeschrittene: 150–200 kg

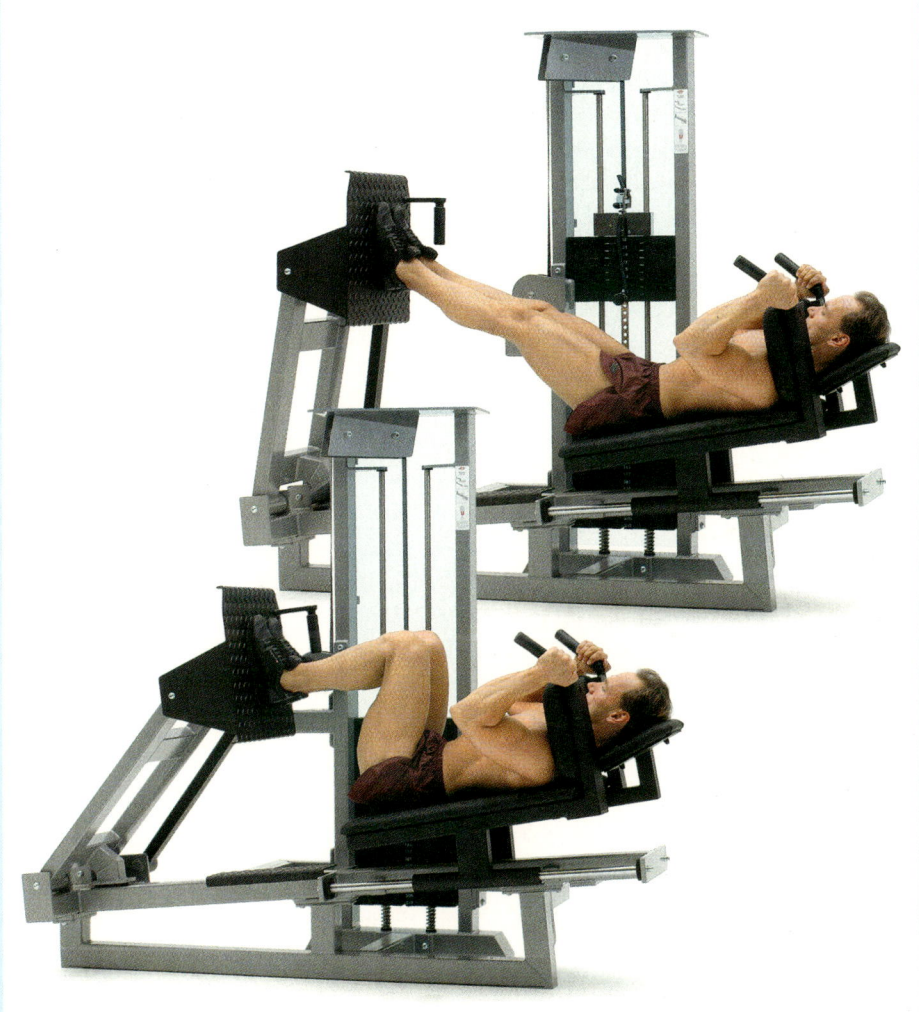

BEINPRESSEN IM SITZEN

Trainierte Muskulatur
Oberschenkel, Po

Übungsbeschreibung
- Platzieren Sie die Füße etwa schulterbreit auf der Plattform der Beinpresse.
- Fassen Sie mit beiden Händen die seitlich angebrachten Griffe.
- Drücken Sie das Gewicht aus der Halterung.
- Bewegen Sie die Knie so weit in Richtung Brustkorb, bis sich die Oberschenkel in senkrechter Position zum Boden befinden.
- Drücken Sie das Gewicht wieder bis zur vollen Streckung der Beine in die Ausgangsposition zurück.
- Beim Hochdrücken ausatmen.

Tipps zur korrekten Technik
- Federn Sie am tiefsten Punkt der Bewegung nicht ab, sondern drücken Sie das Gewicht durch den kraftvollen Einsatz der Oberschenkel- und Gesäßmuskulatur wieder nach vorne.
- Halten Sie die Fersen während der Bewegung immer in Kontakt mit der Fußplatte, um eine Fehlbelastung der Füße zu vermeiden und volle Kraft aus den Beinmuskeln entfalten zu können. Weiter oben platzierte Füße erleichtern den Fersenkontakt zur Fußplattform und trainieren noch intensiver die Gesäßmuskulatur.
- Halten Sie die Kniegelenke in einer Linie mit den Fußspitzen. Vermeiden Sie eine X- oder O-Stellung der Knie.
- Heben Sie das Gesäß am tiefsten Punkt der Bewegung nicht von der Sitzfläche ab, damit Verletzungen der Lendenwirbelsäule vermieden werden.
- Setzen Sie die Gewichtsscheiben beim Herunterlassen nicht auf dem Gewichtsschlitten auf, um ständige Spannung in der Muskulatur halten zu können.

Empfohlenes Trainingsgewicht
Beginner: 60–100 kg
Fortgeschrittene: 100–150 kg
Weit Fortgeschrittene: 150–200 kg

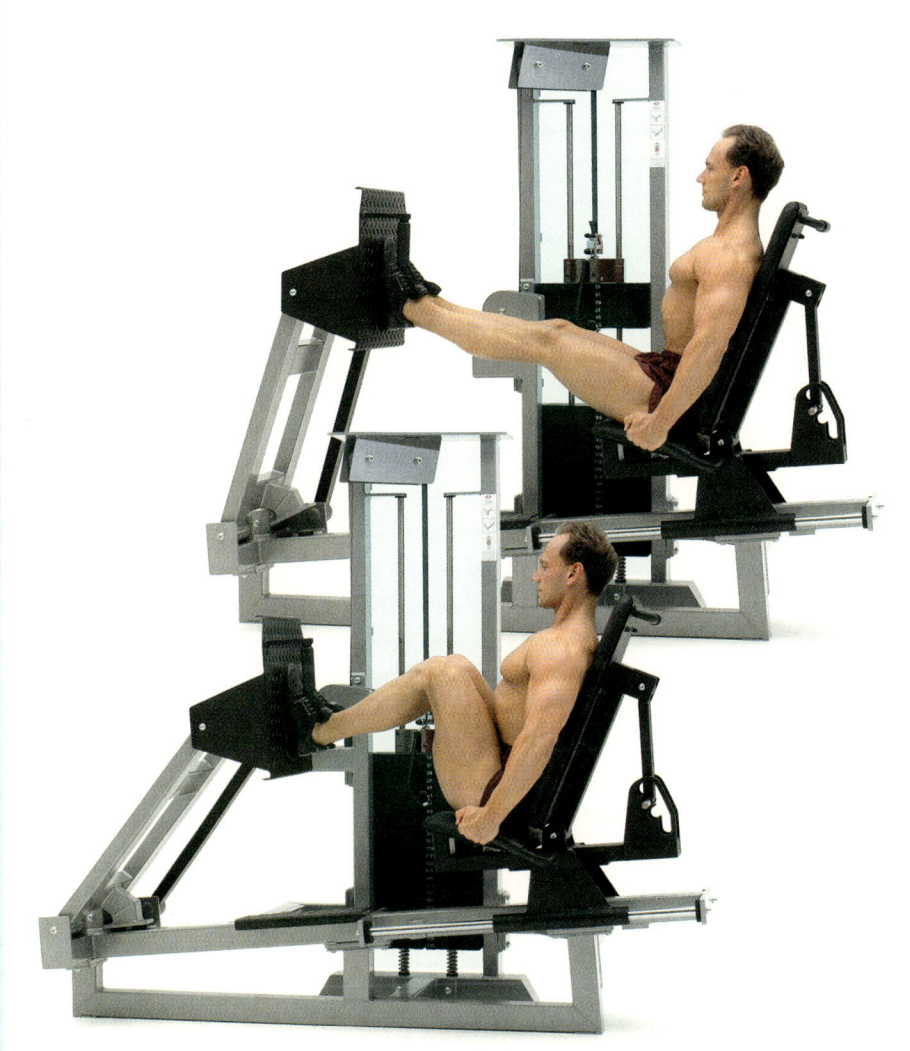

Trainierte Muskulatur

Hintere Oberschenkel, Po, unterer Rücken

Übungsbeschreibung

- Sie stehen mit engem Fußabstand aufrecht vor der Langhantel.
- Beugen Sie den Oberkörper nach vorne und winkeln Sie die Knie an.
- Fassen Sie die Hantel ca. schulterbreit im Obergriff.
- Richten Sie sich wieder auf.
- Beim Anheben ausatmen.

Tipps zur korrekten Technik

- Halten Sie den Rücken während der gesamten Bewegung stets gerade und den unteren Rücken durchgedrückt (nicht ins Hohlkreuz fallen!).
- Blicken Sie während des Kreuzhebens immer nach vorne, nie nach unten.
- Verlagern Sie beim Anheben der Langhantel Ihr Körpergewicht auf die Fersen. So fällt es leichter, den Rücken gerade zu halten.

Ergänzender Übungshinweis

- Wenn Sie in der Endposition die Schultern leicht nach hinten ziehen, erhöhen Sie den Trainingseffekt für die Nackenmuskulatur.

Empfohlenes Trainingsgewicht

Bei dieser Übung kommt es nicht darauf an, schwere Gewichte zu nehmen, sondern sich voll und ganz auf die Dehnung und Kontraktion der hinteren Oberschenkelmuskulatur und des unteren Rückens für eine höhere Anzahl an Wiederholungen zu konzentrieren.

Beginner: nicht empfehlenswert
Fortgeschrittene: 60–80 kg
Weit Fortgeschrittene: 90–130 kg

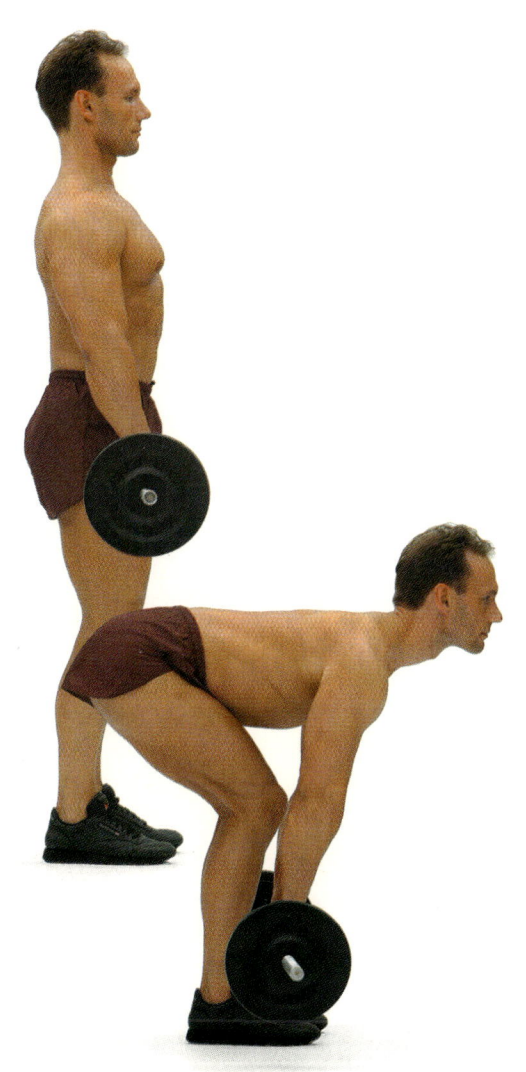

BEINCURL LIEGEND

Trainierte Muskulatur
Hintere Oberschenkel, Gesäß

Übungsbeschreibung
- Sie liegen auf dem Beintisch, Ihre Kniegelenke befinden sich dabei ca. zwei bis drei Zentimeter frei über dem Bankende.
- Die Fußrolle liegt am unteren Ende der Wadenmuskulatur auf.
- Fassen Sie die seitlich angebrachten Griffe des Beintisches.
- Ziehen Sie die Fußrolle durch den Einsatz der hinteren Oberschenkelmuskulatur so weit nach oben, bis diese Kontakt mit dem Gesäß bekommt.
- Senken Sie das Gewicht wieder bis zur vollen Streckung der Beine nach unten ab.
- Beim Anbeugen ausatmen.

Tipps zur korrekten Technik
- Halten Sie das Gesäß und den unteren Rückenbereich während der Bewegung immer möglichst flach auf dem Beintisch, damit die hinteren Beinmuskeln möglichst intensiv arbeiten müssen.
- Achten Sie beim Absenken der Gewichte darauf, dass die Gewichtsscheiben keinen Kontakt mit dem Gewichtsschlitten bekommen, sondern stoppen Sie die Bewegung kurz vorher, um die Spannung in den Oberschenkelmuskeln zu halten.

Ergänzender Übungshinweis
- Wenn Sie die Zehen während der Bewegung in Richtung Schienbeine anziehen, dann werden auch die Wadenmuskeln trainiert.

Empfohlenes Trainingsgewicht
Beginner: 15–20 kg
Fortgeschrittene: 25–40 kg
Weit Fortgeschrittene: 40–55 kg

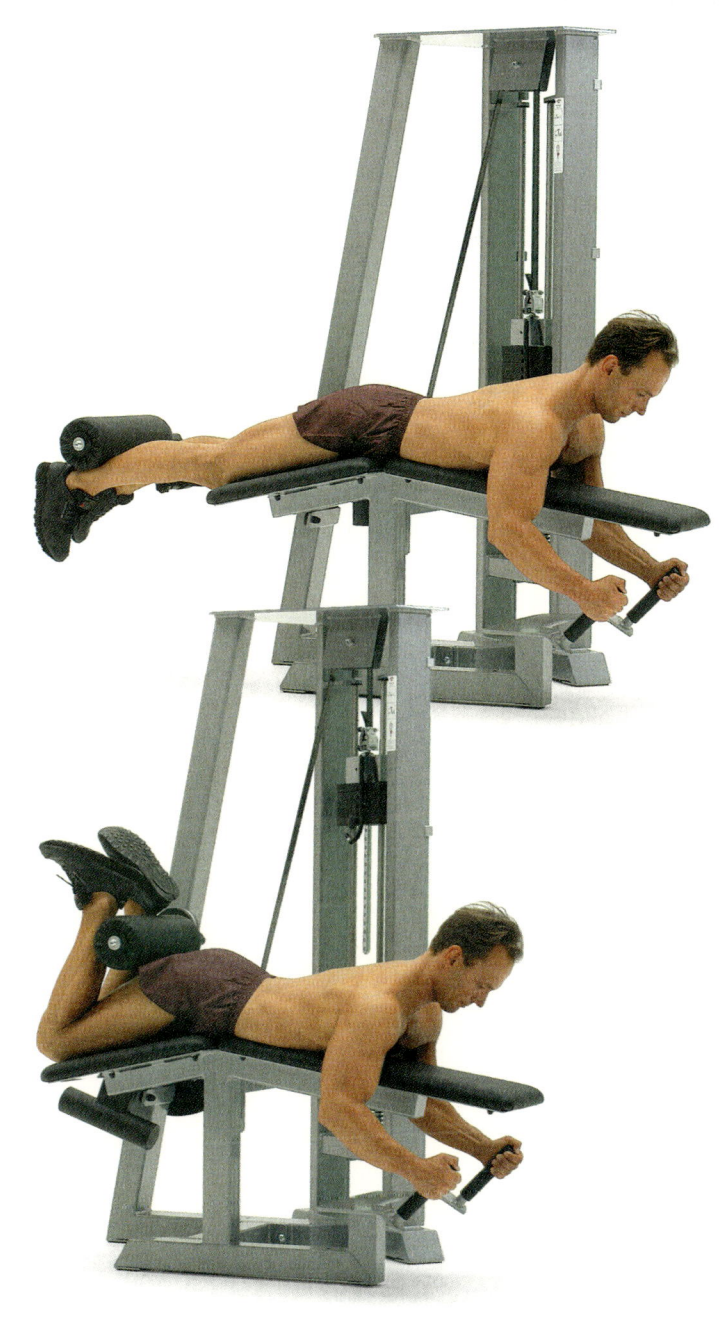

BEINCURL SITZEND

Trainierte Muskulatur

Hintere Oberschenkel

Übungsbeschreibung

- Sie sitzen auf dem Beincurler, Ihre Knie befinden sich dabei ca. zwei bis drei Zentimeter über dem Bankende.
- Die Füße liegen auf der vorne am Beincurler angebrachten Fußrolle, die Oberschenkel sind durch die Beinstütze fixiert.
- Fassen Sie die an der Beinstütze angebrachten Griffe.
- Ziehen Sie die Fußrolle durch den Einsatz der hinteren Oberschenkelmuskulatur so weit nach unten, bis sich Ihre Unterschenkel in senkrechter Position zum Boden befinden.
- Bewegen Sie die Beine wieder bis in die Ausgangsposition zurück.
- Beim Nachuntenziehen ausatmen.

Tipps zur korrekten Technik

- Halten Sie das Gesäß und den unteren Rückenbereich während der Bewegung immer in Kontakt mit dem Sitzpolster bzw. der Rückenlehne, damit die hinteren Beinmuskeln möglichst intensiv belastet werden.
- Achten Sie beim Zurückbewegen der Beine in die Ausgangsposition darauf, dass die Gewichtsscheiben keinen Kontakt mit dem Gewichtsschlitten bekommen. Stoppen Sie die Bewegung kurz vorher, um die Spannung in den hinteren Oberschenkelmuskeln halten zu können.

Ergänzender Übungshinweis

- Wenn Sie die Zehen während der Bewegung in Richtung Schienbeine anziehen, werden auch die Wadenmuskeln trainiert.

Empfohlenes Trainingsgewicht

Beginner: 15–20 kg
Fortgeschrittene: 25–40 kg
Weit Fortgeschrittene: 40–55 kg

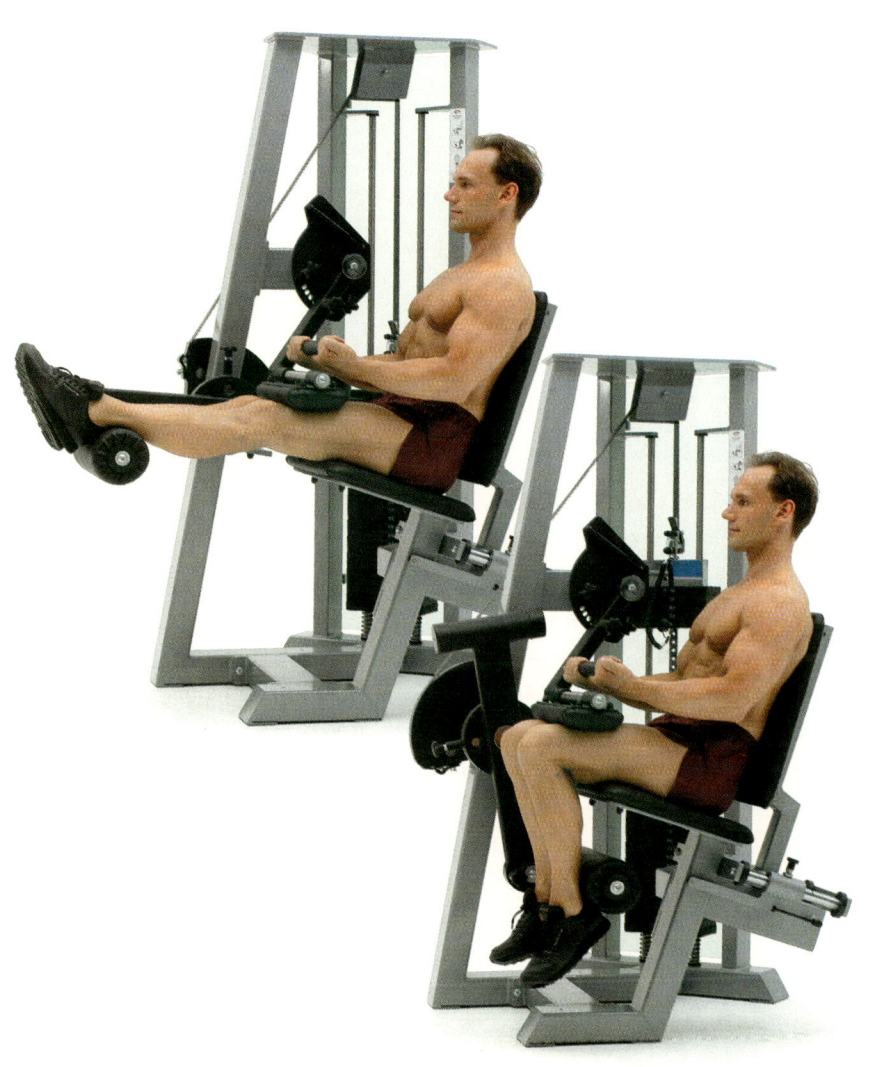

BEINCURL EINBEINIG IM STEHEN

Trainierte Muskulatur
Hintere Oberschenkel

Übungsbeschreibung
- Sie stehen aufrecht mit einem Fuß auf der Plattform des Beincurlers und fassen mit beiden Händen die vorne auf Brusthöhe angebrachten Griffe des Gerätes.
- Drücken Sie den oberen Bereich Ihrer vorderen Oberschenkel gegen das dafür vorgesehene Polster.
- Die Fußrolle des Beincurlers befindet sich in Kontakt mit der Wadenmuskulatur des freien Beines, das Knie ist leicht angewinkelt.
- Beugen Sie das Bein so weit nach oben, bis sich Ihr Unterschenkel mindestens parallel zum Boden befindet.
- Bewegen Sie das Bein wieder in die Ausgangsposition zurück.
- Beim Nachobenziehen ausatmen.

Tipps zur korrekten Technik
- Beugen Sie während der Bewegung den Oberkörper nicht nach vorne und halten Sie den Rücken gerade.
- Achten Sie beim Zurückbewegen des Beines in die Ausgangsposition darauf, dass die Gewichtsscheiben keinen Kontakt mit dem Gewichtsschlitten bekommen. Stoppen Sie die Bewegung kurz vorher, um die Spannung in der hinteren Oberschenkelmuskulatur halten zu können.

Ergänzender Übungshinweis
- Wenn Sie die Zehen während der Bewegung in Richtung Schienbeine anziehen, werden auch die Wadenmuskeln trainiert.

Empfohlenes Trainingsgewicht
Beginner: nicht empfehlenswert
Fortgeschrittene: 15–25 kg
Weit Fortgeschrittene: 25–40 kg

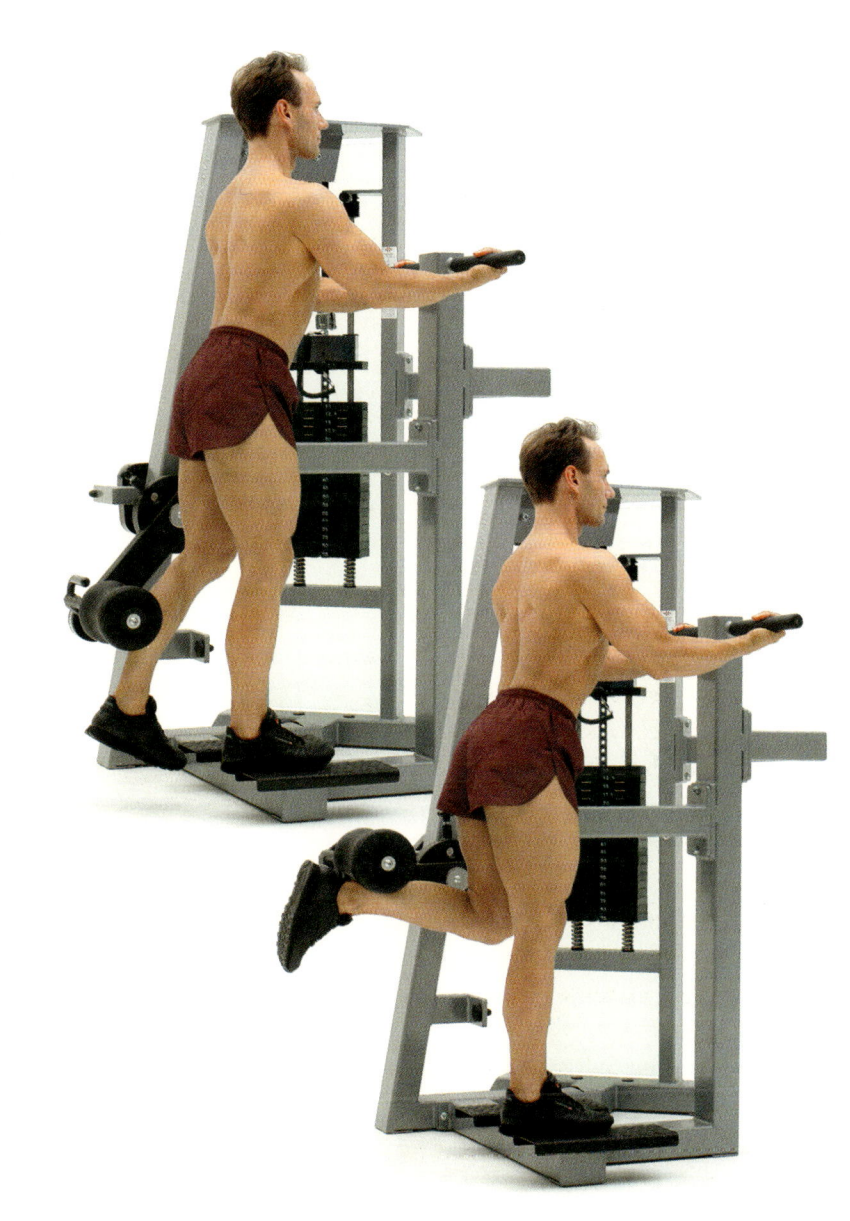

Trainierte Muskulatur

Vordere Oberschenkel

Übungsbeschreibung

- Sie sitzen so auf dem Beintisch, dass der Rücken Kontakt mit der Lehne hat.
- Die Fußrolle befindet sich am unteren Ende der Schienbeine.
- Die Füße zeigen geradeaus.
- Fassen Sie mit den Händen die seitlich am Beintisch angebrachten Griffe.
- Bewegen Sie die Beine bis zur vollen Streckung der Kniegelenke nach oben.
- Senken Sie die Beine wieder in die Ausgangsposition ab.
- Beim Hochdrücken ausatmen.

Tipps zur korrekten Technik

- Drücken Sie das Gesäß während der Bewegung immer in das Sitzpolster, heben Sie es nicht aus dem Polster ab, um Fehlbelastungen der Lendenwirbelsäule zu vermeiden.
- Senken Sie die Gewichtsscheiben in der Abwärtsphase nicht so weit ab, dass sie Kontakt mit dem Gewichtsschlitten bekommen, sondern stoppen Sie die Bewegung kurz vorher, damit die Spannung in den Oberschenkelmuskeln gehalten wird.

Ergänzende Übungshinweise

- Wenn Sie in der Position mit gestreckten Beinen für zwei bis drei Sekunden verharren, dann erzielen Sie eine besonders hohe Muskelspannung in den vorderen Oberschenkeln.
- Nach innen gerichtete Fußspitzen trainieren besonders intensiv den äußeren Bereich der vorderen Oberschenkel.
- Nach außen gerichtete Fußspitzen trainieren sehr effektiv den inneren Bereich der vorderen Oberschenkel.

Empfohlenes Trainingsgewicht

Beginner: 20–30 kg
Fortgeschrittene: 35–60 kg
Weit Fortgeschrittene: 69–90 kg

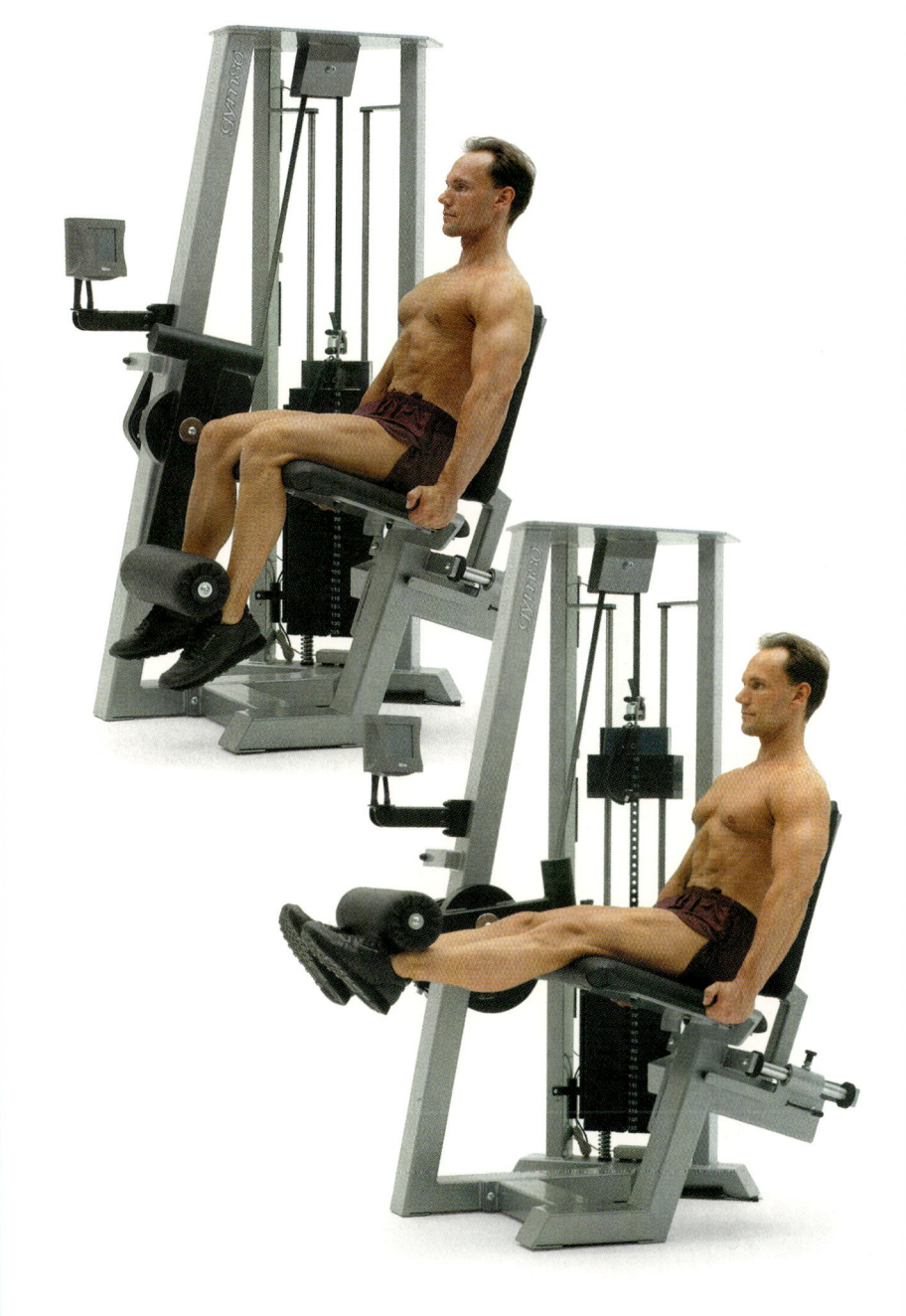

Oberschenkel

AUSFALLSCHRITT MIT DER LANGHANTEL

Trainierte Muskulatur

Oberschenkel, Gesäß

Übungsbeschreibung

- Sie stehen aufrecht mit zusammengehaltenen Füßen und positionieren eine Langhantel so auf dem Nacken, dass diese nicht unangenehm drückt.
- Setzen Sie einen Fuß so weit nach vorne, bis sich das Knie des anderen Beines kurz vor dem Boden befindet.
- Ziehen Sie das nach vorne gesetzte Bein wieder nach hinten in die Ausgangsposition zurück und wiederholen Sie die Bewegung mit dem anderen Bein.
- Beim Aufrichten ausatmen.

Tipps zur korrekten Technik

- Halten Sie den Rücken während der Bewegung stets gerade.
- Setzen Sie den Fuß zuerst mit der Ferse auf und rollen Sie ihn dann über die Zehenspitzen ab.

Ergänzender Übungshinweis

- Je weiter Sie den Fuß nach vorne setzen, umso größer ist der Trainingseffekt für die Gesäßmuskulatur.

Empfohlenes Trainingsgewicht

Beginner: nicht empfehlenswert
Fortgeschrittene: 40–60 kg
Weit Fortgeschrittene: 70–90 kg

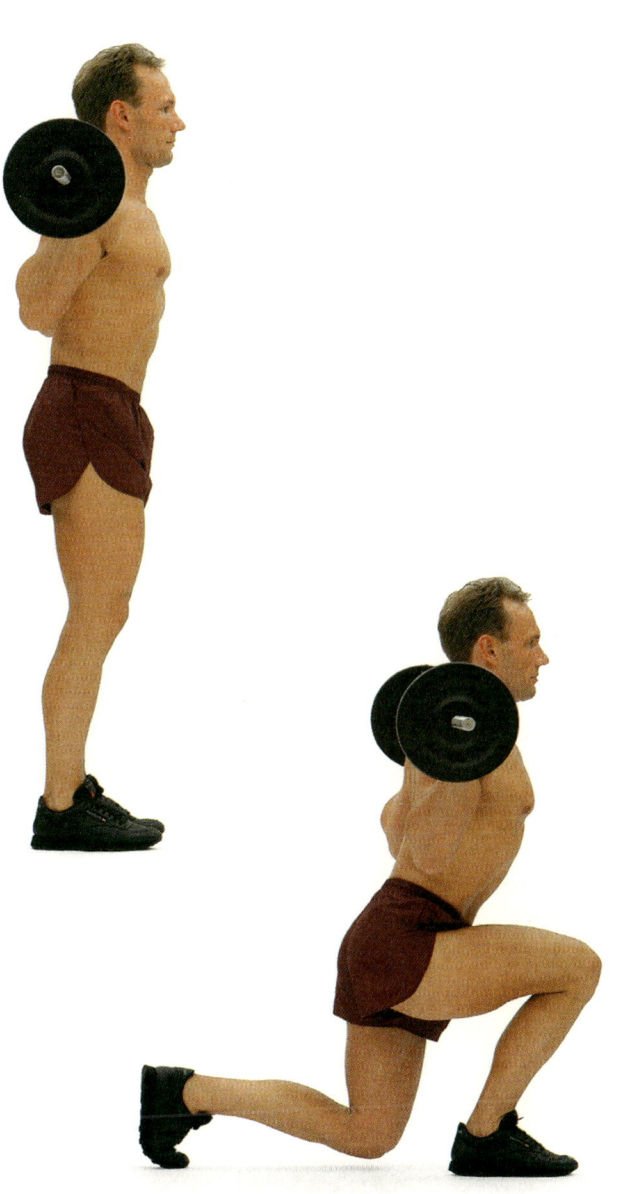

Wadenmuskulatur

WADENHEBEN IM STEHEN

Trainierte Muskulatur
Waden

Übungsbeschreibung
- Sie stehen mit engem Fußabstand, leicht angewinkelten Knien und gerade nach vorne zeigenden Zehen so in der Wadenmaschine, dass nur die Fußspitzen Kontakt mit dem Fußbrett haben.
- Senken Sie die Füße so weit wie möglich in Richtung Boden ab.
- Erheben Sie sich so weit wie möglich auf den Fußspitzen nach oben.
- Beim Anheben ausatmen.

Tipps zur korrekten Technik
- Halten Sie die Knie während der Bewegung immer leicht gebeugt, um den unteren Rückenbereich zu entlasten.
- Drücken Sie am höchsten Punkt der Übung noch einmal kräftig nach, um eine möglichst intensive Kontraktion in den Wadenmuskeln zu erzielen.

Ergänzender Übungshinweis
- Beim Wadenheben stehend kann mit sehr viel Gewicht trainiert und damit ein hoher Wachstumsreiz für die oftmals widerspenstigen Wadenmuskeln erzielt werden.

Empfohlenes Trainingsgewicht
Beginner: 60–80 kg
Fortgeschrittene: 150–250 kg
Weit Fortgeschrittene: 250–350 kg

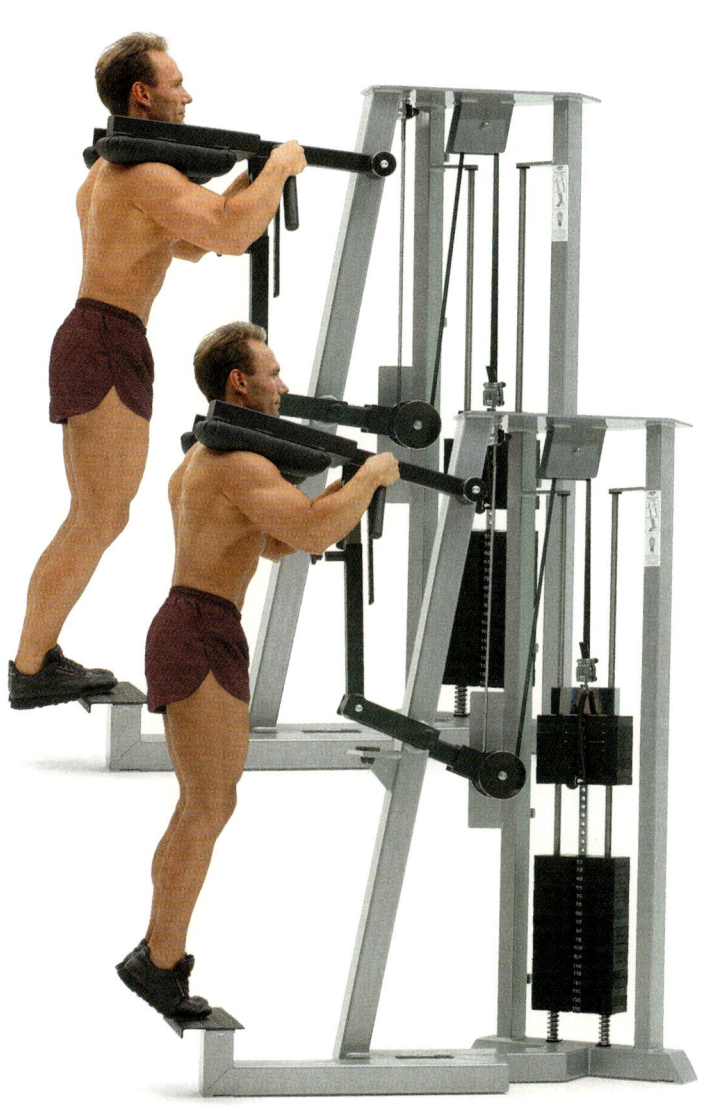

Vorgebeugtes Wadenheben mit Partner

Trainierte Muskulatur
Waden

Übungsbeschreibung
- Sie stehen mit nach vorne gebeugtem, abgestütztem Oberkörper und nach vorne gerichteten Zehen so auf einer Fußunterlage, dass nur Ihre Fußspitzen Kontakt mit der Unterlage haben.
- Auf Ihrem Rücken sitzt ein Trainingspartner.
- Senken Sie die Fersen so weit wie möglich in Richtung Boden ab.
- Drücken Sie sich vom tiefsten Punkt der Bewegung so hoch wie möglich auf die Zehenspitzen.
- Beim Hochdrücken ausatmen.

Tipps zur korrekten Technik
- Winkeln Sie die Knie während der Bewegung leicht an, um den unteren Rückenbereich zu entlasten.
- Halten Sie den Rücken stets gerade, machen Sie keinen Rundrücken.

Ergänzende Übungshinweise
- Sie können die Bewegung intensivieren, indem sich statt eines zwei Trainingspartner auf Ihren Rücken setzen.
- Nach innen gerichtete Zehen trainieren besonders den äußeren Bereich der Wadenmuskulatur.
- Nach außen gerichtete Zehen trainieren besonders die innere Wadenmuskulatur.

Empfohlenes Trainingsgewicht
Beginner: nicht empfehlenswert
Fortgeschrittene: 80–120 kg (je nach Partner)
Weit Fortgeschrittene: 80–200 kg (1–2 Partner)

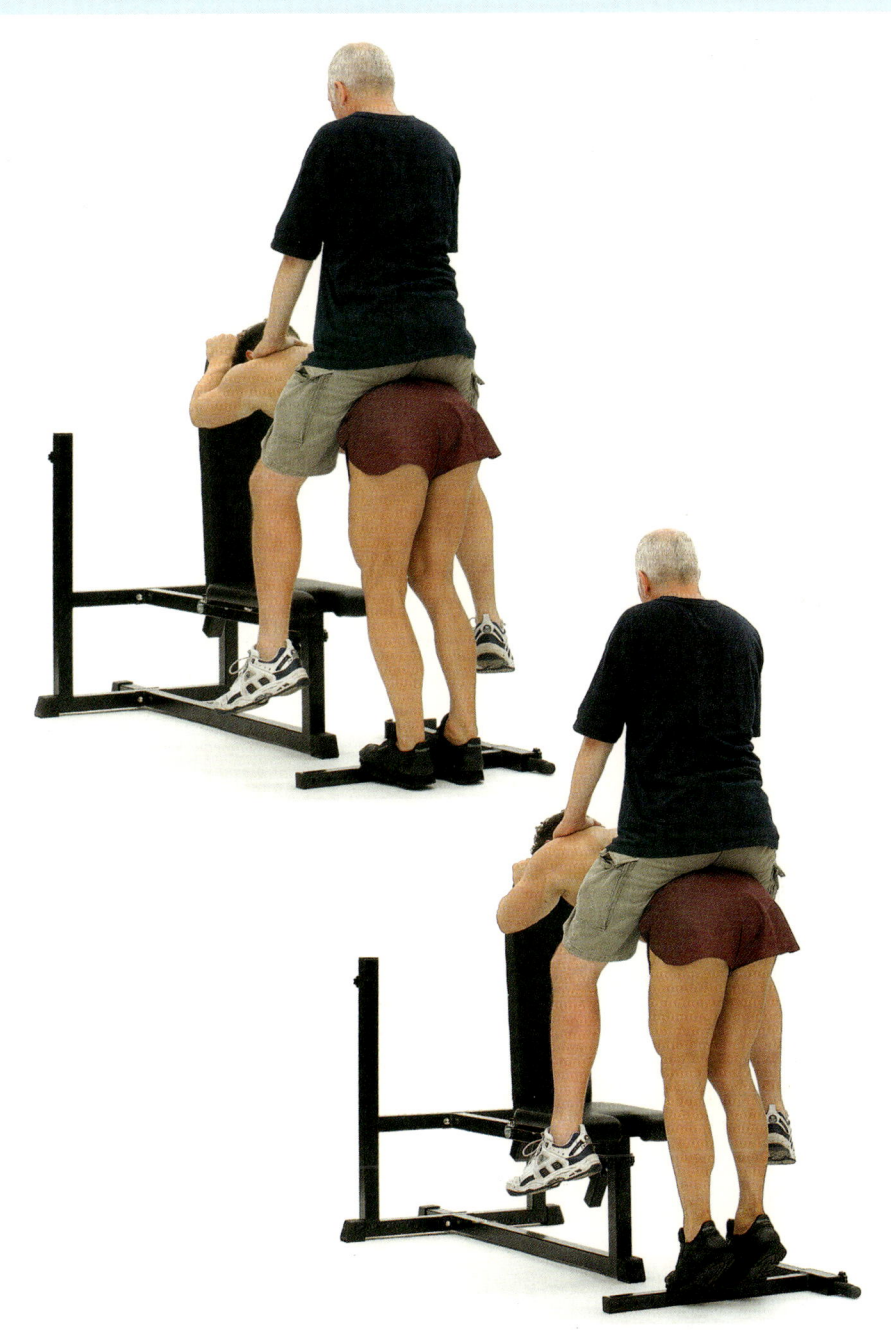

WADENHEBEN AN DER 45-GRAD-BEINPRESSE

Trainierte Muskulatur

Waden

Übungsbeschreibung

- Sie liegen mit leicht angewinkelten Knien, engem Fußabstand und gerade nach vorne zeigenden Zehen in der Beinpresse.
- Nur die Fußspitzen haben Kontakt mit der Geräteplatte.
- Senken Sie die Fersen so weit wie möglich nach unten ab.
- Drücken Sie die Fußspitzen bis zum höchsten Punkt nach oben.
- Beim Hochdrücken ausatmen.

Tipps zur korrekten Technik

- Halten Sie die Knie während der Bewegung immer leicht gebeugt, um die Kniegelenke nicht zu überlasten.
- Drücken Sie am höchsten Punkt der Bewegung noch einmal kräftig nach, um eine möglichst intensive Kontraktion in der Wadenmuskulatur zu erzeugen.

Ergänzender Übungshinweis

- Beim Wadenheben an der Beinpresse kann mit sehr hohen Gewichten trainiert und damit ein sehr guter Wachstumsreiz für die Wadenmuskulatur erzielt werden.

Empfohlenes Trainingsgewicht

Beginner: 80–100 kg
Fortgeschrittene: 180–250 kg
Weit Fortgeschrittene: 300–350 kg

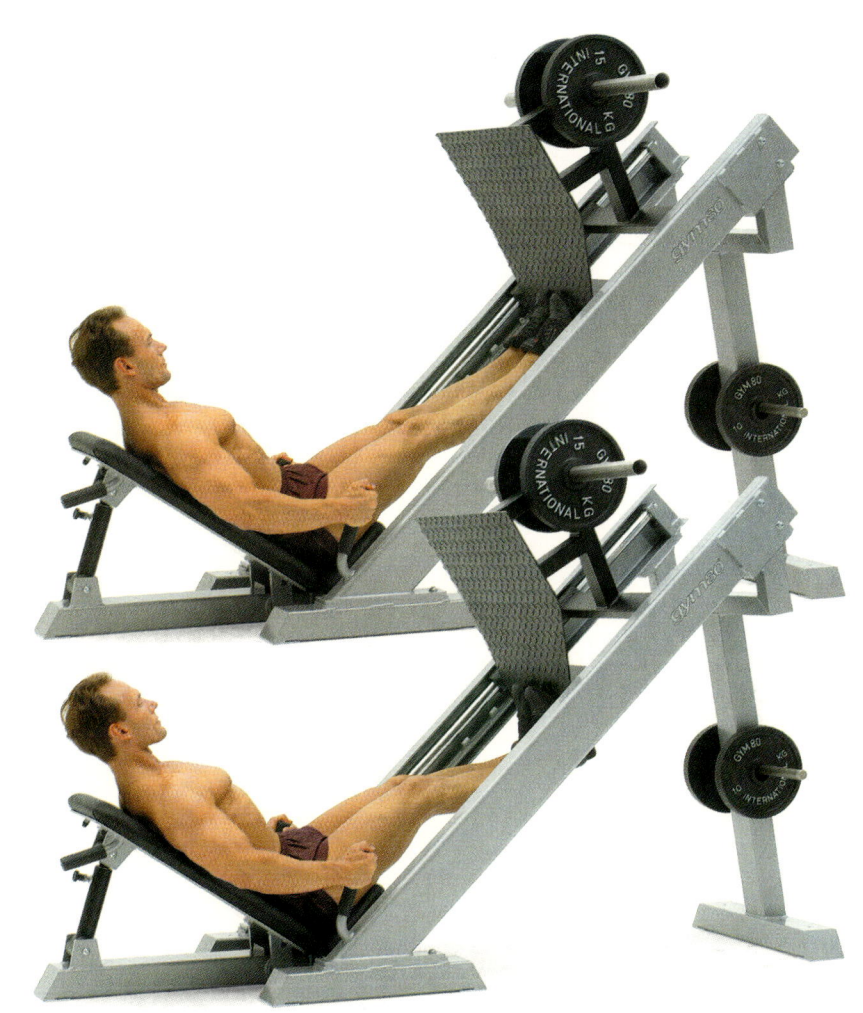

EINBEINIGES WADENHEBEN IM STEHEN

Trainierte Muskulatur
Waden

Übungsbeschreibung
- Sie stehen aufrecht mit einem Fuß auf einer Unterlage und halten in einer Hand mit gestrecktem Arm eine Kurzhantel. Mit der freien Hand halten Sie sich zum Beispiel an einer Hantelablage fest.
- Senken Sie den Fuß so weit wie möglich in Richtung Boden ab.
- Erheben Sie sich bis zum höchsten Punkt auf die Zehenspitzen.
- Beim Nachobendrücken ausatmen.

Tipps zur korrekten Technik
- Winkeln Sie das Knie während der Bewegung leicht an, um den unteren Rückenbereich zu entlasten.
- Halten Sie den Rücken gerade.
- Blicken Sie immer gerade nach vorne, nicht nach unten.

Ergänzender Übungshinweis
- Einbeiniges Wadenheben im Stehen erlaubt das sehr effektive Training der Wade eines Beines zurzeit.

Empfohlenes Trainingsgewicht
Beginner: 10–15 kg
Fortgeschrittene: 20–30 kg
Weit Fortgeschrittene: 30–40 kg

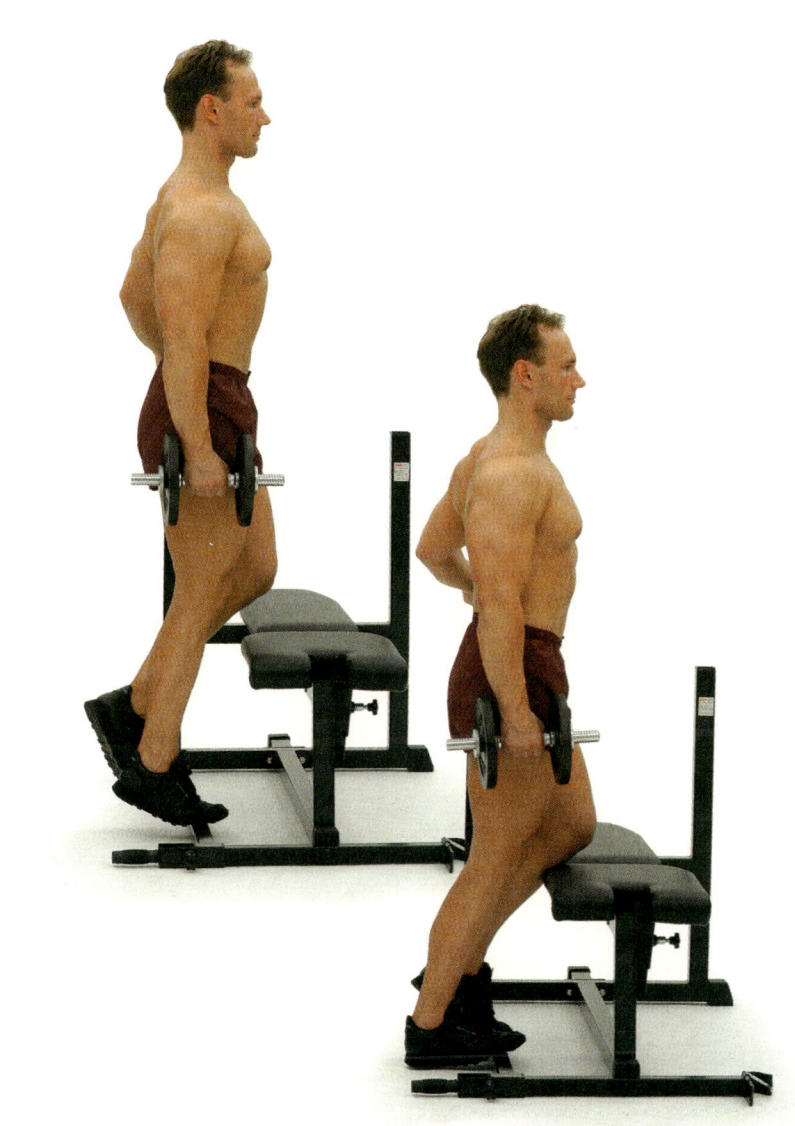

Brustmuskulatur

BANKDRÜCKEN MIT DER LANGHANTEL

Trainingswirkung

Schweres Bankdrücken trainiert sehr effektiv die Brust-, Schulter- und Trizepsmuskulatur und sollte in keinem guten Masseaufbauprogramm fehlen.

Übungsbeschreibung

- Ihre Fußsohlen haben vollständig Bodenkontakt.
- Fassen Sie die Hantel etwas weiter als schulterbreit.
- Drücken Sie das Gewicht bis zur vollen Streckung der Arme.
- Senken Sie die Hantel so weit nach unten ab, bis sie Kontakt mit Ihrem unteren Brustbereich bekommt.
- Drücken Sie das Gewicht, ohne am tiefsten Punkt der Bewegung zu pausieren, wieder bis zur vollen Streckung der Arme nach oben.
- Beim Hochdrücken ausatmen.

Tipps zur korrekten Technik

- Um die Brustmuskeln besonders gut zu dehnen, empfiehlt es sich, die Ellenbogen während der Abwärtsbewegung leicht nach hinten zu ziehen.
- Vermeiden Sie es, ins Hohlkreuz zu fallen, und halten Sie mit dem Gesäß stets den Kontakt mit der Flachbank.
- Sollten Sie zu Hohlkreuz neigen, empfiehlt es sich, die Oberschenkel anzuheben, die Füße zu kreuzen und die Knie leicht in Richtung Brustkorb anzuziehen.
- Federn Sie das Gewicht am tiefsten Punkt der Bewegung nicht ab.

Ergänzende Übungshinweise

- Experimentieren Sie mit einem Griff: Legen Sie den Daumen so wie die anderen Finger um die Hantel.
- Halten Sie den Atem am tiefsten Punkt der Bewegung an und beginnen Sie erst dann mit dem Ausatmen, wenn Sie die Hantel einige Zentimeter vom Brustkorb weggedrückt haben.

Empfohlenes Trainingsgewicht

Beginner: 30–40 kg
Fortgeschrittene: 60–90 kg
Weit Fortgeschrittene: 100–140 kg

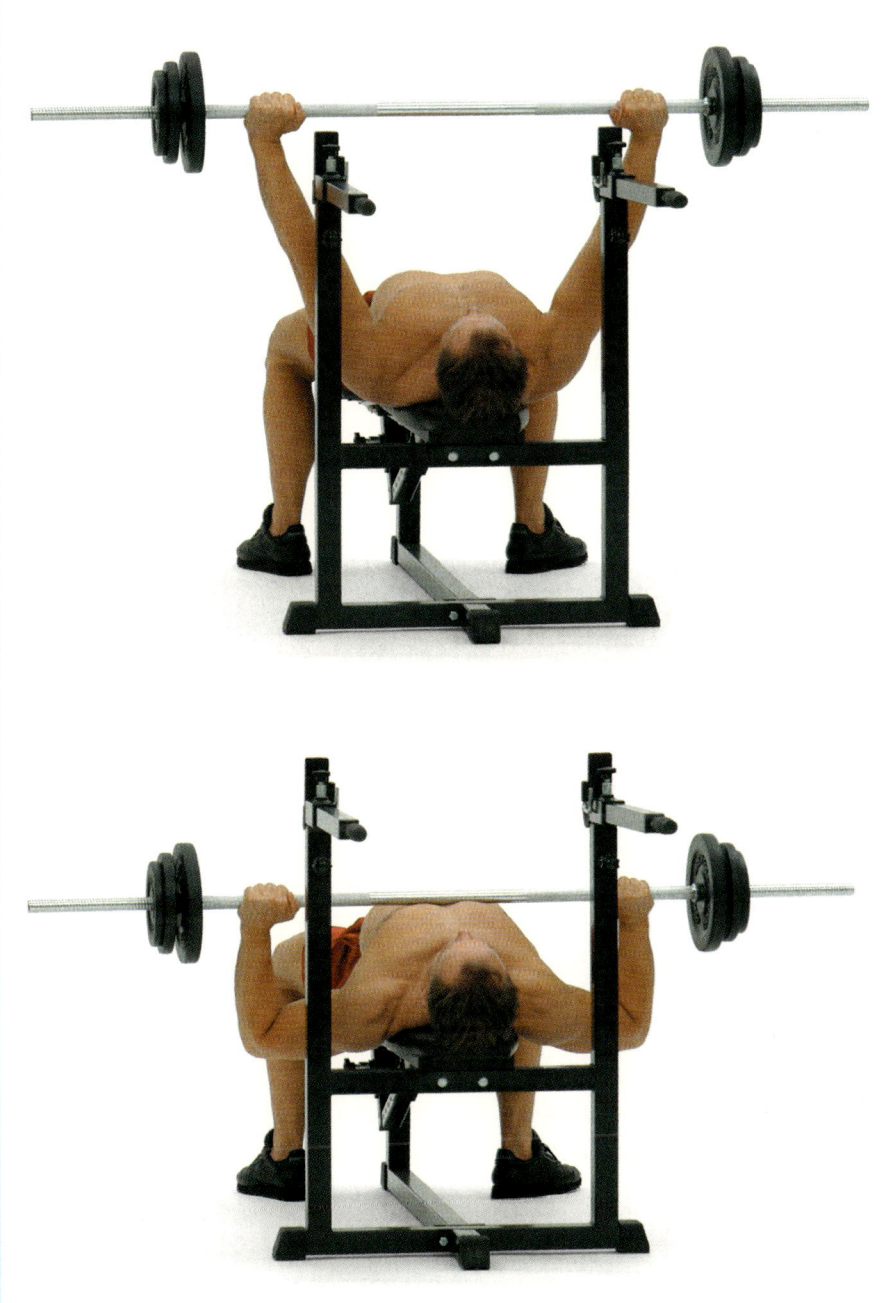

BANKDRÜCKEN MIT KURZHANTELN

Trainingswirkung

Bankdrücken mit Kurzhanteln ist eine sehr gute Übung, um die Brust-, vordere Schulter- und Trizepsmuskulatur zu trainieren.

Übungsbeschreibung

- Sie liegen auf der Flachbank und halten mit gestreckten Armen in jeder Hand eine Kurzhantel.
- Die Oberschenkel sind angehoben, die Füße gekreuzt und die Knie in Richtung Brustkorb gezogen.
- Senken Sie die Gewichte so weit nach unten ab, bis die Kurzhanteln auf jeder Seite Kontakt mit der vorderen Schultermuskulatur bekommen.
- Drücken Sie die Kurzhanteln wieder bis zur vollen Streckung der Arme nach oben.
- Beim Hochdrücken ausatmen.

Tipps zur korrekten Technik

- Sie können die Füße während der Übung auch auf den Boden stellen. Sollten Sie jedoch zu starker Hohlkreuzbildung neigen, empfiehlt sich die Position der Oberschenkel wie auf den Fotos.
- Ziehen Sie die Ellenbogen während des Absenkens der Gewichte leicht nach hinten, um eine möglichst gute Dehnung in der Brustmuskulatur zu erzielen.
- Vermeiden Sie die Bildung eines starken Hohlkreuzes, das Gesäß sollte stets auf der Bank bleiben.

Ergänzende Übungshinweise

- Bankdrücken mit Kurzhanteln erlaubt ein noch tieferes Absenken der Gewichte als das Bankdrücken mit der Langhantel (siehe Seite 98).
- Bei der Verwendung von sehr schweren Gewichten empfiehlt es sich, die Hanteln von einem Trainingspartner anreichen zu lassen.

Empfohlenes Trainingsgewicht

Beginner: 10–20 kg pro Kurzhantel
Fortgeschrittene: 25–35 kg pro Kurzhantel
Weit Fortgeschrittene: 40–55 kg pro Kurzhantel

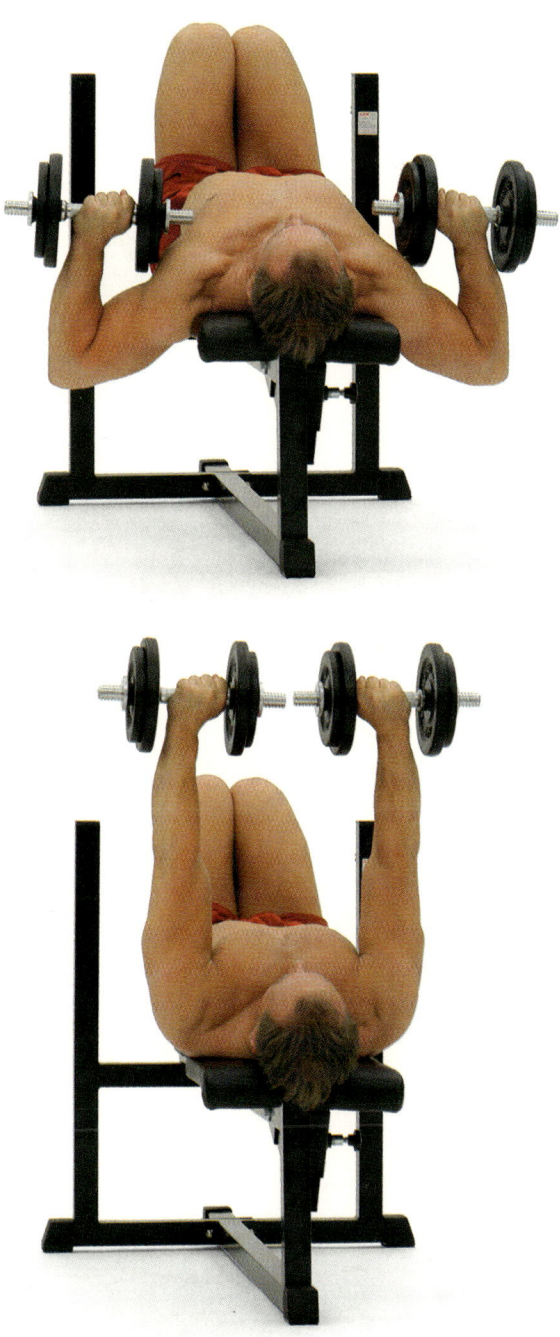

BANKDRÜCKEN AN DER MULTIPRESSE

Trainingswirkung

Bankdrücken an der Multipresse erlaubt durch den geführten Bewegungsablauf an der Maschine ein sehr gezieltes Training der Brust-, vorderen Schulter- und Trizeps-muskulatur.

Übungsbeschreibung

- Sie liegen auf der Multipresse und fassen die Druckstange mit etwas weiter als schulterbreitem Griff.
- Die Füße haben Kontakt mit dem Boden.
- Heben Sie das Gewicht aus der Halterung und drücken Sie die Arme durch.
- Senken Sie die Druckstange so weit nach unten ab, bis sie Ihren unteren Brustbereich berührt.
- Drücken Sie das Gewicht wieder bis zur vollen Streckung der Arme nach oben.
- Beim Hochdrücken ausatmen.

Tipps zur korrekten Technik

- Sollten Sie zu starker Hohlkreuzbildung neigen, empfiehlt es sich, die Oberschenkel anzuheben, die Füße zu kreuzen und die Knie in Richtung Brustkorb anzuziehen.
- Ziehen Sie die Ellenbogen beim Absenken der Druckstange leicht nach hinten, um eine besonders gute Dehnung in der Brustmuskulatur zu erreichen.
- Vermeiden Sie die Bildung eines starken Hohlkreuzes, das Gesäß sollte stets auf der Flachbank bleiben.

Ergänzender Übungshinweis

- Aufgrund der geführten Bewegung werden bei dieser Übung geringere koordinative Anforderungen gestellt als bei den Übungsvarianten Bankdrücken mit der Langhantel (siehe S. 98) und Bankdrücken mit Kurzhanteln (siehe S. 100).

Empfohlenes Trainingsgewicht

Beginner: 30–40 kg
Fortgeschrittene: 60–100 kg
Weit Fortgeschrittene: 110–150 kg

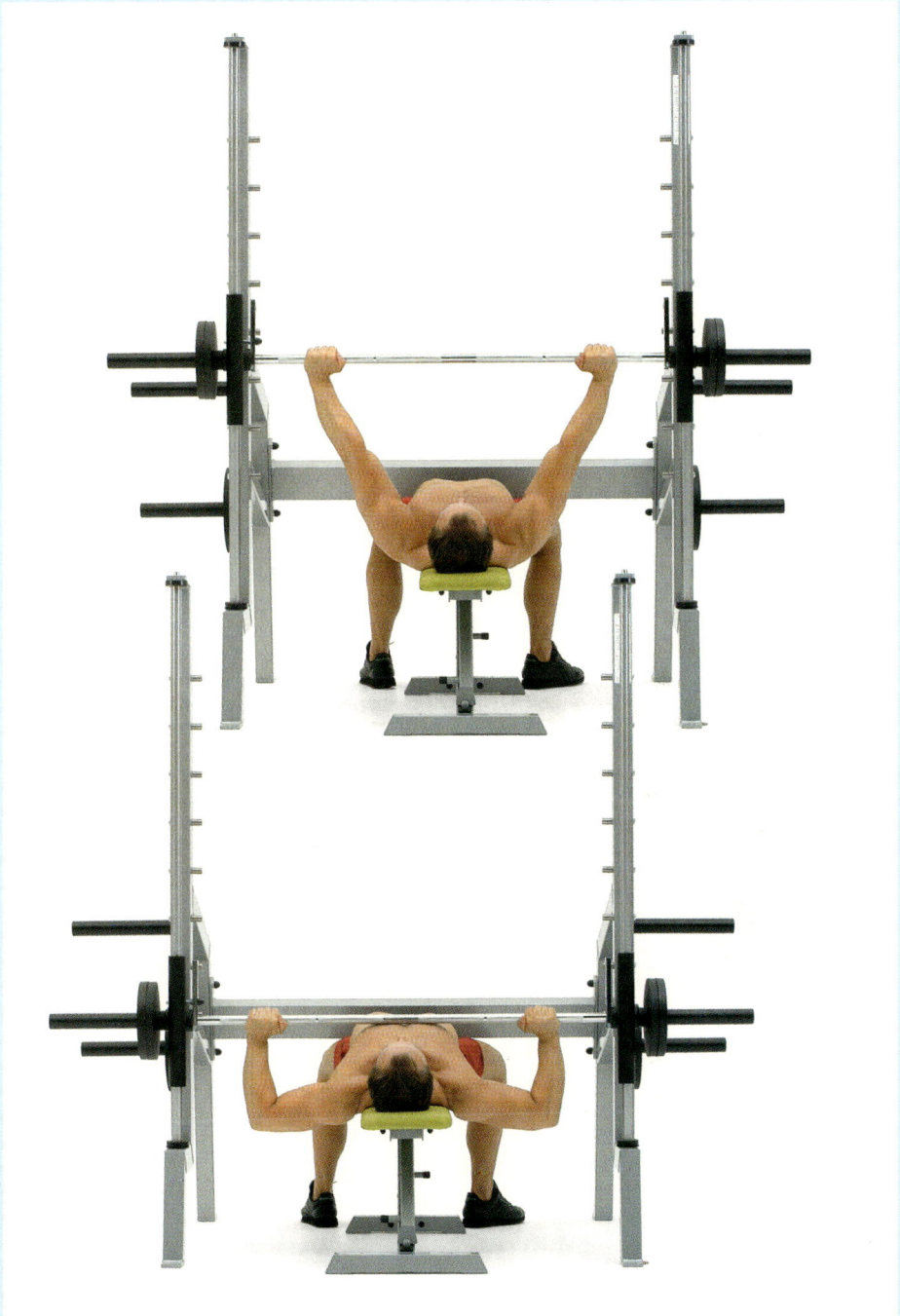

Trainingswirkung

Bankdrücken im Sitzen an der Maschine ist eine effektive Variante des Bankdrückens mit der Langhantel (siehe Seite 98) und trainiert gezielt die Brust-, vordere Schulter- und Trizepsmuskulatur.

Übungsbeschreibung

- Sie sitzen auf der Bankdrückmaschine mit an der Rückenlehne abgestütztem Rücken und durchgedrückten Armen und fassen mit beiden Händen die Druckgriffe.
- Die Füße befinden sich auf der dafür vorgesehenen Ablage.
- Bewegen Sie die Arme so weit nach hinten, bis sich Ihre Hände ungefähr auf Schulterhöhe befinden.
- Drücken Sie die Arme wieder in die Ausgangsposition nach vorne zurück.
- Beim Nachvornedrücken der Arme ausatmen.

Tipps zur korrekten Technik

- Bewegen Sie den Oberkörper während des Drückens nicht nach vorne, halten Sie die Schultern stets hinten und den oberen Rückenbereich in Kontakt mit der Rückenlehne.
- Ziehen Sie die Ellenbogen während des Nach-hinten-Bringens der Arme leicht nach oben, um eine möglichst gute Dehnung in der Brustmuskulatur zu erzielen.
- Stoppen Sie die Bewegung, kurz bevor die Gewichtsscheiben Kontakt mit dem Gewichtsschlitten bekommen, um ständige Spannung zu halten.

Ergänzender Übungshinweis

- Aufgrund der durch die Maschine geführten Bewegung werden bei dieser Übung geringere koordinative Anforderungen gestellt als bei den Übungsvarianten Bankdrücken mit der Langhantel (siehe Seite 98) und Bankdrücken mit Kurzhanteln (siehe Seite 100).

Empfohlenes Trainingsgewicht

Beginner: 25–35 kg
Fortgeschrittene: 40–65 kg
Weit Fortgeschrittene: 70–100 kg

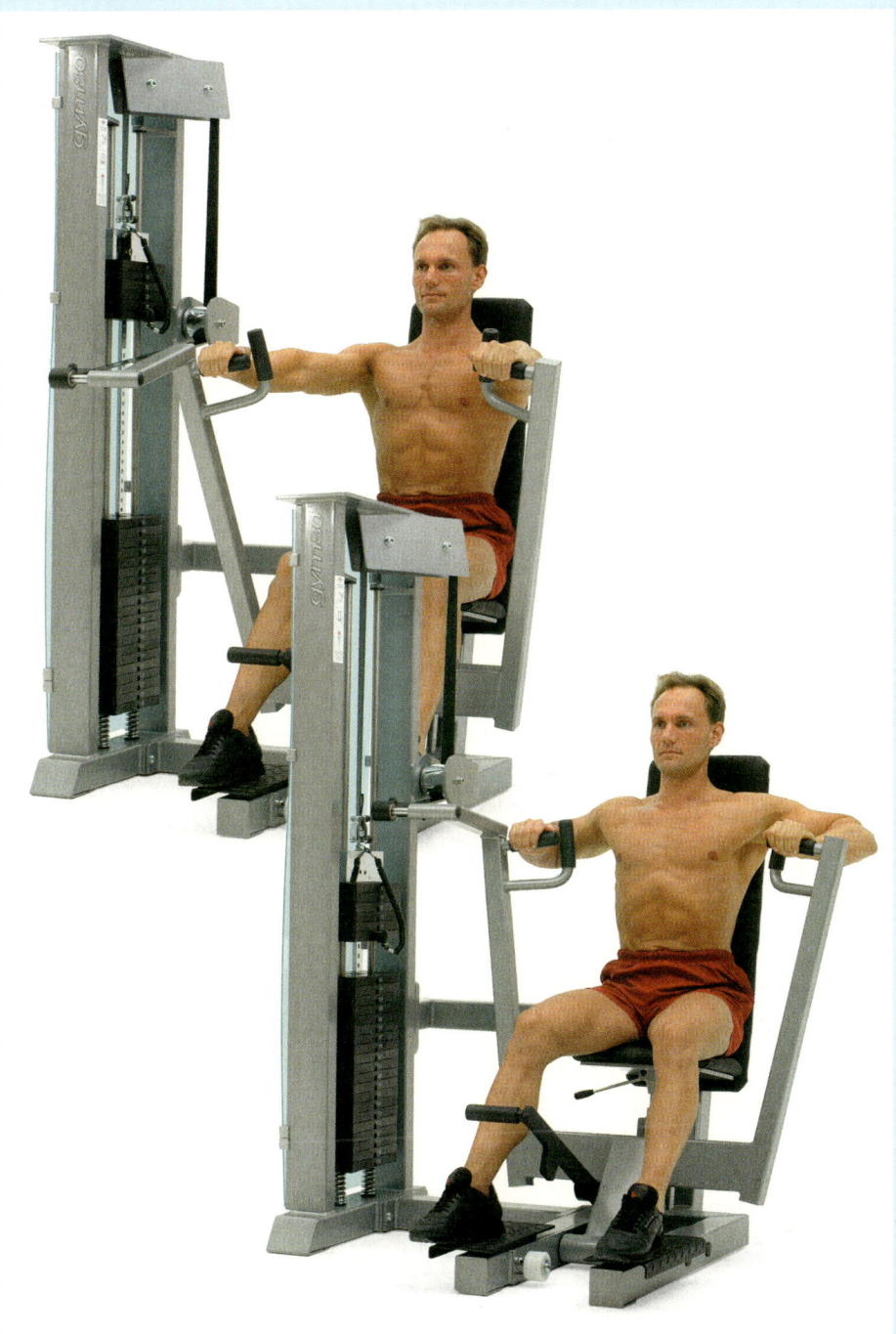

Trainingswirkung

Schrägbankdrücken ist die Grundübung für den Aufbau der oberen Brustmuskulatur und trägt in hohem Maße dazu bei, der Brust ein volles, pralles Aussehen zu verleihen. Auch die Schulter- und Trizepsmuskulatur profitiert von dieser Übung.

Übungsbeschreibung

- Ihre Fußsohlen haben vollständigen Bodenkontakt.
- Greifen Sie die Hantel etwas weiter als schulterbreit.
- Drücken Sie das Gewicht bis zur vollen Streckung aus der Halterung.
- Senken Sie die Langhantel so weit nach unten ab, bis sie Kontakt mit Ihrem oberen Brustbereich bekommt.
- Drücken Sie das Gewicht wieder bis zur vollen Streckung der Arme nach oben.
- Beim Hochdrücken ausatmen.

Tipps zur korrekten Technik

- Um eine sehr gute Dehnung in den Brustmuskeln zu erzielen, empfiehlt es sich, die Ellenbogen während der Abwärtsbewegung leicht nach hinten zu ziehen.
- Federn Sie das Gewicht nicht vom tiefsten Punkt der Bewegung ab, sondern drücken Sie die Hantel kraftvoll und kontrolliert.
- Vermeiden Sie es, ins Hohlkreuz zu fallen, um den unteren Rückenbereich nicht zu überlasten.

Ergänzende Übungshinweise

- Halten Sie den Atem am tiefsten Punkt der Bewegung kurz an und atmen Sie erst aus, nachdem die ersten Zentimeter des Hochdrückens der Hantel gemacht sind. Das bringt mehr Schub in der Aufwärtsbewegung.
- Je steiler die Winkelstellung der Bank, umso höher ist der Trainingseffekt für die vordere Schultermuskulatur. Bankneigung 30 bis 45 Grad.

Empfohlenes Trainingsgewicht

Beginner: 25–35 kg
Fortgeschrittene: 60–90 kg
Weit Fortgeschrittene: 90–120 kg

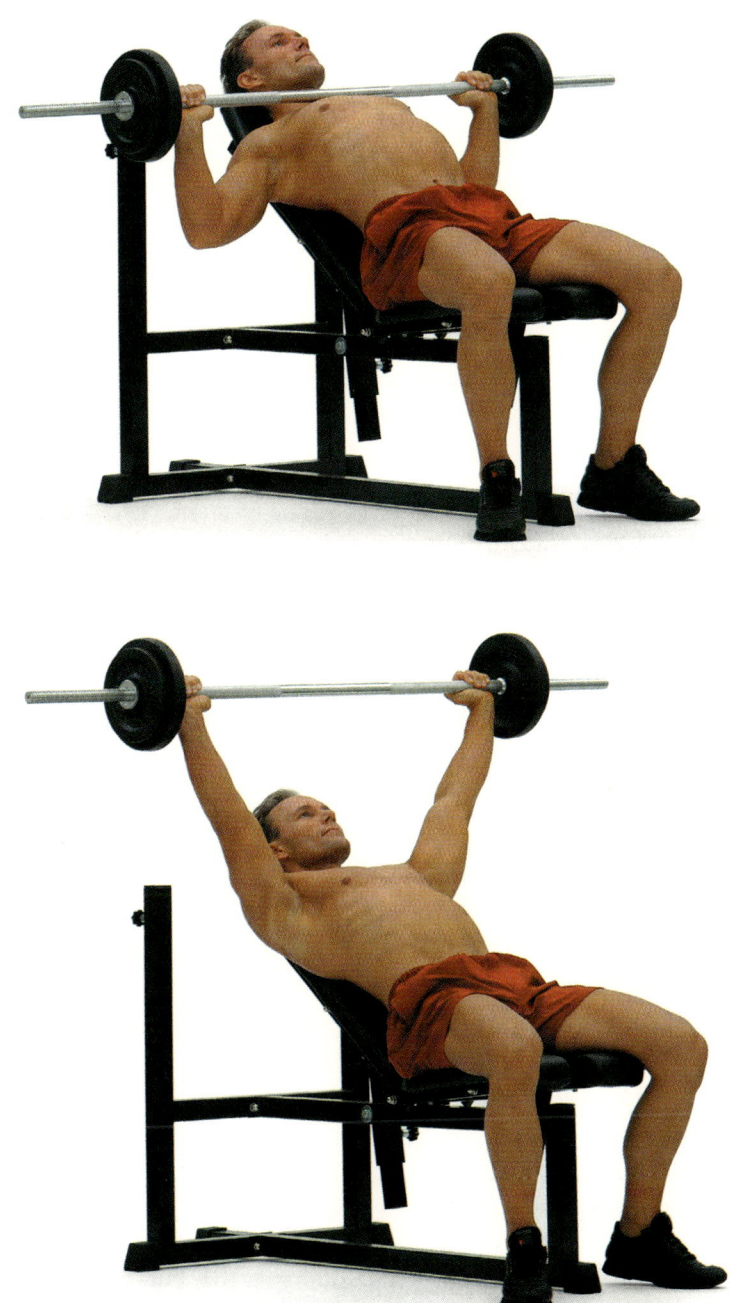

Trainingswirkung

Schrägbankdrücken mit Kurzhanteln ist eine sehr gute Übung für den Aufbau der oberen Brust-, vorderen Schulter- und Trizepsmuskulatur.

Übungsbeschreibung

- Sie liegen auf der Schrägbank und halten mit gestreckten Armen in jeder Hand eine Kurzhantel.
- Die Füße haben Kontakt mit dem Boden.
- Senken Sie die Gewichte so weit nach unten ab, bis die Kurzhanteln auf jeder Seite Kontakt mit der vorderen Schultermuskulatur bekommen.
- Drücken Sie die Hanteln mit gestreckten Armen nach oben in die Ausgangsposition zurück.
- Beim Hochdrücken ausatmen.

Tipp zur korrekten Technik

- Ziehen Sie die Ellenbogen während des Absenkens der Gewichte leicht nach hinten, um eine möglichst gute Dehnung der Brustmuskulatur zu erreichen.

Ergänzende Übungshinweise

- Um die oberen Brustmuskeln optimal zu stimulieren, empfiehlt sich eine Neigung der Schrägbank um etwa 45 Grad. Bei steiler gestellter Rückenlehne werden verstärkt die vorderen Schultermuskeln trainiert.
- Schrägbankdrücken mit Kurzhanteln ermöglicht ein noch tieferes Absenken der Gewichte als das Schrägbankdrücken mit der Langhantel (siehe Seite 106).
- Bei der Verwendung von sehr schweren Gewichten empfiehlt es sich, die Kurzhanteln durch einen Trainingspartner anreichen zu lassen.
- Wenn Sie die Hände im letzten Stück der Aufwärtsbewegung so drehen, dass die Handflächen einander zugewandt sind, werden die inneren Brustmuskeln optimal trainiert.

Empfohlenes Trainingsgewicht

Beginner: 10–17,5 kg pro Kurzhantel
Fortgeschrittene: 25–35 kg pro Kurzhantel
Weit Fortgeschrittene: 35–55 kg pro Kurzhantel

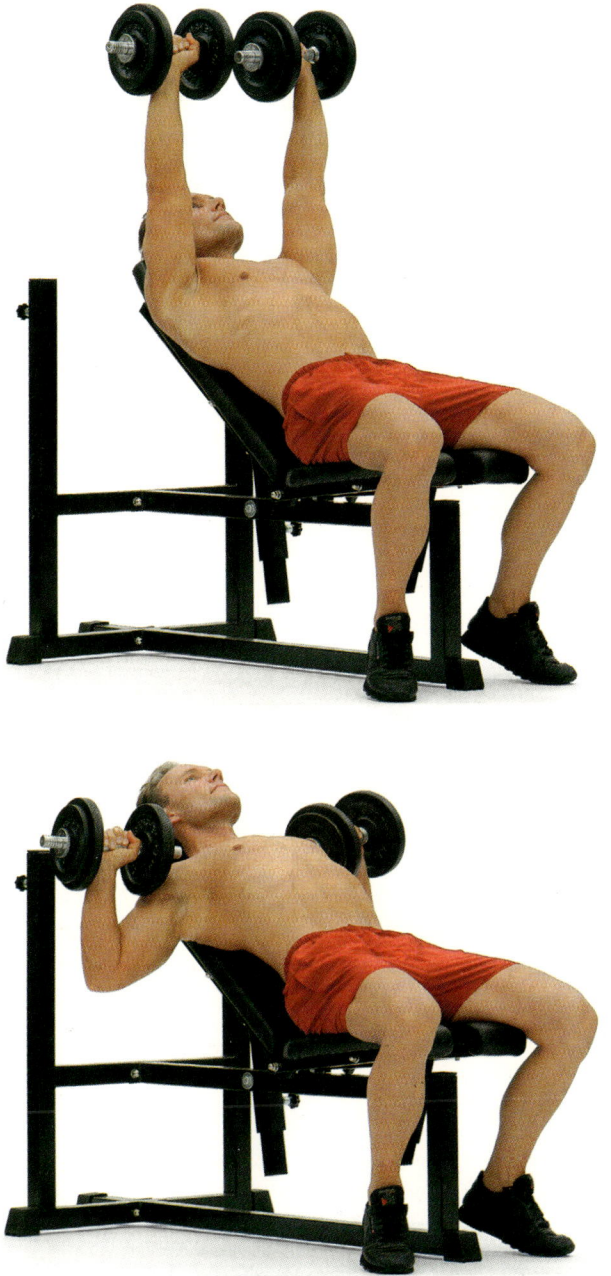

SCHRÄGBANKDRÜCKEN AN DER MULTIPRESSE

Trainingswirkung

Schrägbankdrücken an der Multipresse ermöglicht durch den geführten Bewegungsablauf an der Maschine ein sehr gezieltes Training der oberen Brust-, vorderen Schulter- und Trizepsmuskulatur.

Übungsbeschreibung

- Sie liegen auf der Multipresse mit schräg gestellter Bank und fassen die Druckstange mit etwas weiter als schulterbreitem Griff.
- Die Füße haben Kontakt mit dem Boden.
- Heben Sie das Gewicht aus der Halterung, und drücken Sie die Arme durch.
- Senken Sie die Druckstange so weit nach unten ab, bis diese Kontakt mit Ihrem oberen Brustbereich bekommt.
- Drücken Sie das Gewicht bis zur vollen Streckung der Arme nach oben zurück.
- Beim Hochdrücken ausatmen.

Tipp zur korrekten Technik

- Ziehen Sie die Ellenbogen beim Absenken der Druckstange leicht nach hinten, um eine besonders gute Dehnung der Brustmuskulatur zu erzielen.

Ergänzende Übungshinweise

- Um die oberen Brustmuskeln optimal zu stimulieren, empfiehlt sich eine Neigung der Schrägbank um etwa 45 Grad. Bei steiler gestellter Rückenlehne werden verstärkt die vorderen Schultermuskeln trainiert.
- Aufgrund der geführten Bewegung werden bei dieser Übung geringere koordinative Anforderungen gestellt als bei den Übungsvarianten Schrägbankdrücken mit der Langhantel (siehe Seite 106) und Schrägbankdrücken mit Kurzhanteln (siehe Seite 108).

Empfohlenes Trainingsgewicht

Beginner: 30–45 kg
Fortgeschrittene: 60–100 kg
Weit Fortgeschrittene: 110–130 kg

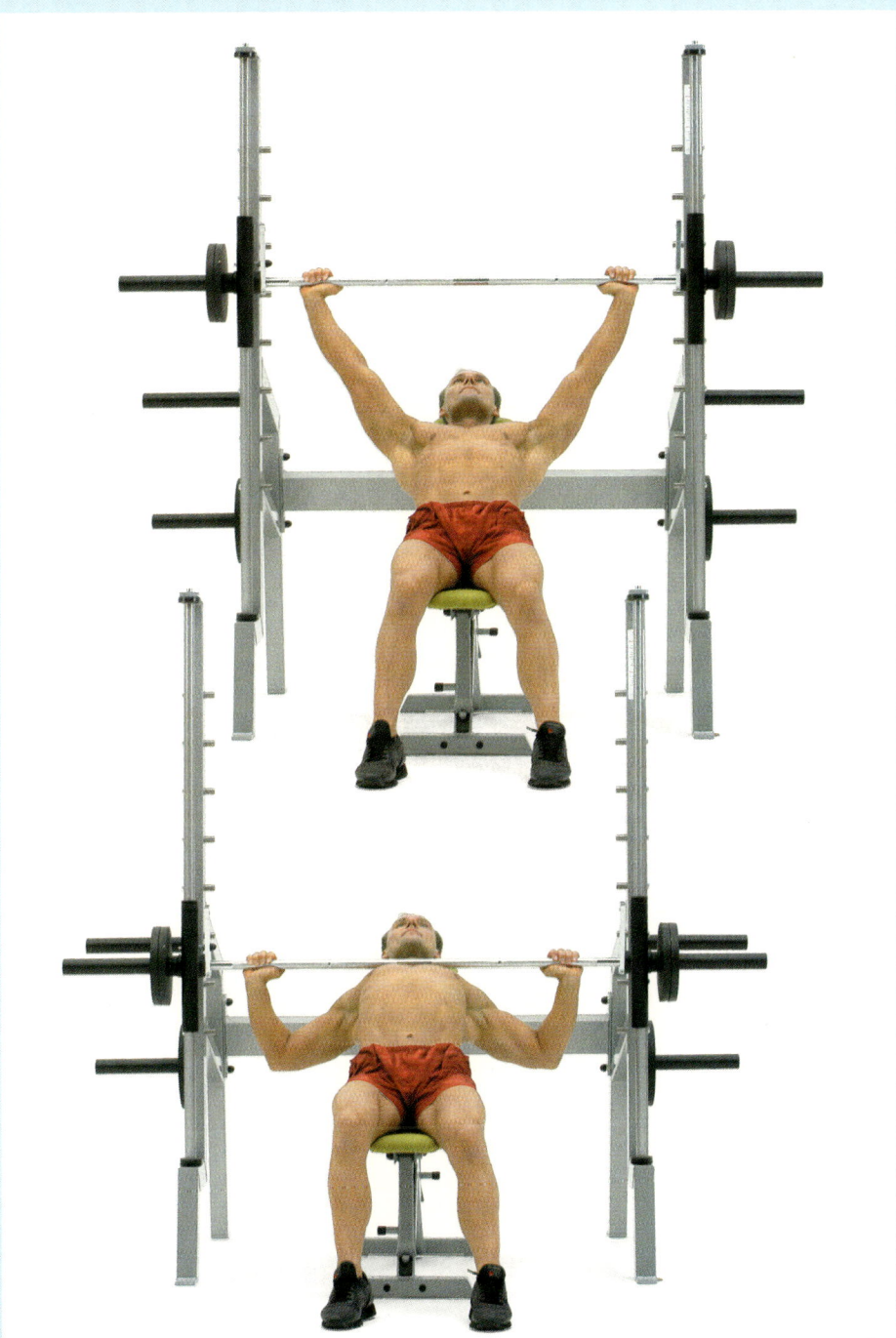

SCHRÄGBANKDRÜCKEN AN DER MASCHINE

Trainingswirkung

Schrägbankdrücken an der Maschine ermöglicht ebenso wie das Schrägbankdrücken an der Multipresse ein sehr gezieltes Training der oberen Brust-, vorderen Schulter- und Trizepsmuskulatur.

Übungsbeschreibung

- Sie liegen mit durchgedrückten Armen auf der Schrägbankmaschine und fassen mit jeder Hand einen Druckgriff.
- Die Füße haben Kontakt mit dem Boden.
- Senken Sie die Ellenbogen so weit nach unten ab, bis sich die Druckgriffe der Maschine kurz oberhalb Ihrer Schultern befinden.
- Drücken Sie die Arme wieder in die Ausgangposition nach oben.
- Beim Hochdrücken ausatmen.

Tipps zur korrekten Technik

- Ziehen Sie die Ellenbogen während der Abwärtsbewegung leicht nach hinten, um eine möglichst gute Dehnung der Brustmuskulatur zu erreichen.
- Stoppen Sie die Bewegung, kurz bevor die Gewichtsscheiben Kontakt mit dem Gewichtsschlitten bekommen, um ständige Spannung in der Muskulatur zu halten.

Ergänzender Übungshinweis

- Aufgrund der durch die Maschinen geführten Bewegung werden bei dieser Übung geringere koordinative Anforderungen gestellt als bei den Übungsvarianten Schrägbankdrücken mit der Langhantel (siehe Seite 106) und Schrägbankdrücken mit Kurzhanteln (siehe Seite 108).

Empfohlenes Trainingsgewicht

Beginner: 25–35 kg
Fortgeschrittene: 50–75 kg
Weit Fortgeschrittene: 80–100 kg

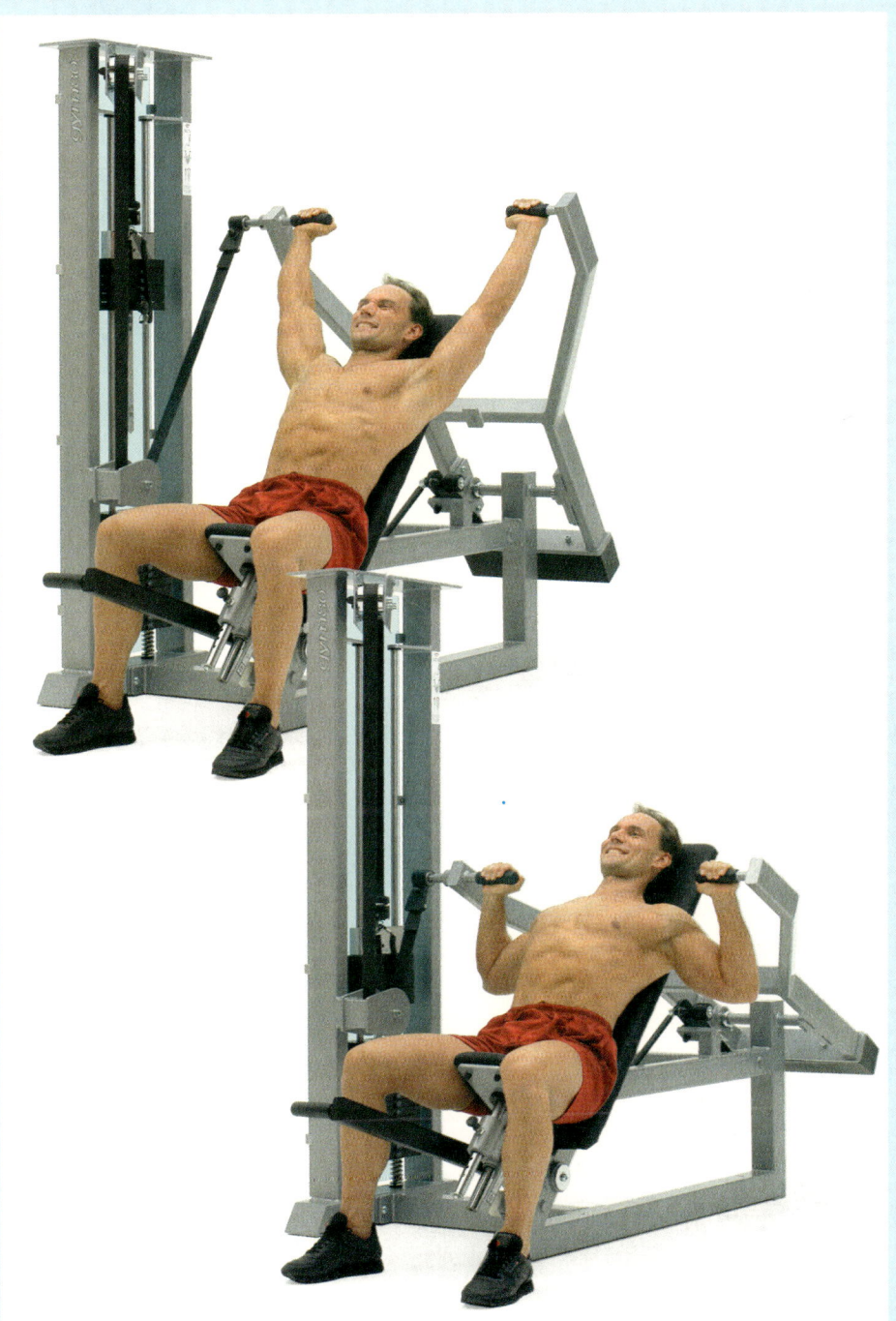

SCHRÄGBANKDRÜCKEN MIT DEM KOPF NACH UNTEN MIT DER LANGHANTEL

Trainingswirkung

Diese Übung, die besonders den unteren Ansatz der Brustmuskulatur trainiert, hat auch für die Schulter- und Trizepsmuskeln einen guten Trainingsreiz.

Übungsbeschreibung

- Sie liegen auf der nach unten geneigten Schrägbank, Ihre Füße befinden sich in der dafür vorgesehenen Halterung.
- Fassen Sie die Hantel etwas weiter als schulterbreit.
- Drücken Sie das Gewicht bis zur vollen Streckung der Arme aus der Halterung.
- Senken Sie die Hantel so weit nach unten ab, bis diese Kontakt mit Ihrem unteren Brustansatz bekommt.
- Drücken Sie das Gewicht wieder bis zur vollen Streckung der Arme nach oben.
- Beim Hochdrücken ausatmen.

Tipps zur korrekten Technik

- Vermeiden Sie es, ins Hohlkreuz zu fallen.
- Federn Sie das Gewicht nicht vom tiefsten Punkt der Bewegung ab, sondern drücken Sie die Hantel kontrolliert und kraftvoll wieder nach oben.
- Ziehen Sie die Ellenbogen während der Abwärtsbewegung leicht nach hinten, um die Brustmuskeln besonders gut zu dehnen.

Ergänzende Übungshinweise

- Manche Athleten bevorzugen eine Griffhaltung, bei welcher der Daumen nicht vollständig um die Hantel gelegt wird, sondern so wie die anderen Finger an der Hantel platziert wird.
- Durch kurzes Anhalten des Atems am tiefsten Punkt der Bewegung, so lange, bis die ersten Zentimeter der Aufwärtsbewegung gemacht sind, kann mehr Schub beim Hochdrücken der Hantel entwickelt werden.

Empfohlenes Trainingsgewicht

Beginner: 30–40 kg
Fortgeschrittene: 60–90 kg
Weit Fortgeschrittene: 90–120 kg

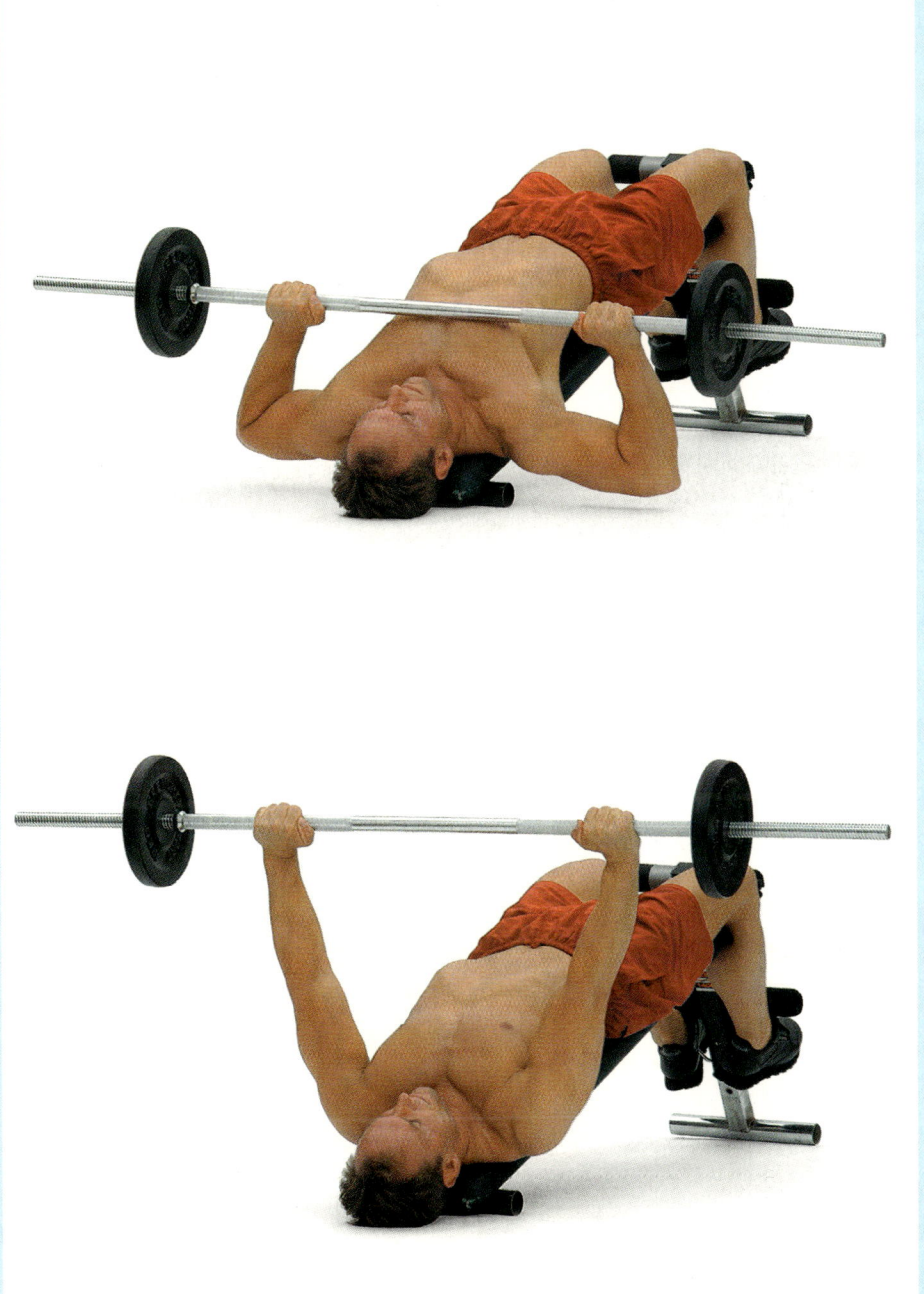

SCHRÄGBANKDRÜCKEN MIT DEM KOPF NACH UNTEN AN DER MULTIPRESSE

Trainingswirkung

Schrägbankdrücken mit dem Kopf nach unten an der Multipresse ermöglicht durch den geführten Bewegungsablauf an der Maschine ein sehr gezieltes Training der unteren Brust-, vorderen Schulter- und Trizepsmuskulatur.

Übungsbeschreibung

- Sie liegen auf einer nach unten geneigten Schrägbank und fassen die Druckstange der Multipresse mit etwas weiter als schulterbreitem Griff.
- Die Füße befinden sich in der dafür vorgesehenen Halterung an der Bank.
- Senken Sie die Druckstange so weit nach unten ab, bis diese Kontakt mit Ihrem unteren Brustansatz bekommt.
- Drücken Sie das Gewicht wieder bis zur vollen Streckung der Arme nach oben.
- Beim Hochdrücken ausatmen.

Tipp zur korrekten Technik

- Ziehen Sie die Ellenbogen beim Absenken der Druckstange leicht nach hinten, um eine möglichst gute Dehnung der Brustmuskulatur zu erreichen.

Ergänzender Übungshinweis

- Schrägbankdrücken mit dem Kopf nach unten führt aufgrund der Körperhaltung zu einer ziemlich starken Blutsammlung im Kopf. Bitte experimentieren Sie, ob Sie diese Übung mit in Ihr Programm einbauen möchten oder nicht. Eine gute Alternative für das gezielte Training der unteren Brustmuskulatur sind auch Dips am Holm (siehe Seite 228).

Empfohlenes Trainingsgewicht

Beginner: 25–35 kg
Fortgeschrittene: 60–90 kg
Weit Fortgeschrittene: 100–120 kg

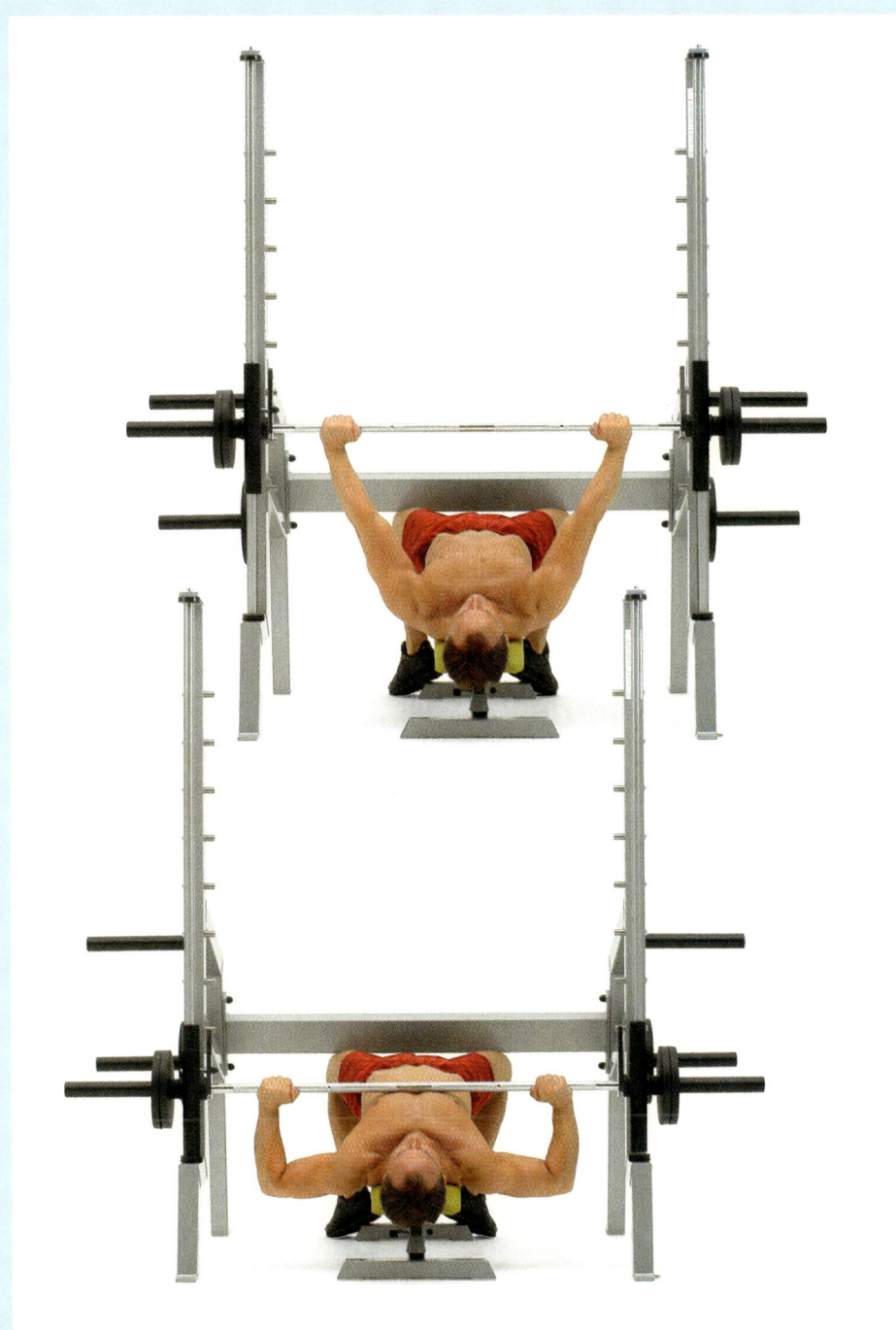

Fliegende Bewegung auf der Flachbank

Trainingswirkung

Fliegende Bewegung auf der Flachbank trainiert sehr gut die Brustmuskulatur und hier insbesondere den äußeren Bereich.

Übungsbeschreibung

- Sie liegen auf der Flachbank und halten mit gestreckten Armen in jeder Hand eine Kurzhantel.
- Senken Sie die Gewichte seitlich tief nach unten ab.
- Ziehen Sie die Kurzhanteln wieder bis zur vollen Streckung der Arme nach oben.
- Beim Hochziehen ausatmen.

Tipps zur korrekten Technik

- Winkeln Sie die Arme während der Bewegung leicht an, um die Ellenbogengelenke nicht zu überlasten, und drücken Sie die Arme erst im letzten Stück der Aufwärtsbewegung wieder ganz durch.
- Achten Sie darauf, dass sich Schultern, Ellenbogen und Handgelenke während der Bewegung in einer Linie befinden.
- Um die Bildung eines starken Hohlkreuzes zu vermeiden, empfiehlt es sich, die Beine anzuheben, die Füße zu kreuzen und die Knie in Richtung Brustkorb anzuziehen.

Ergänzender Übungshinweis

- Durch das Nach-innen-Drehen der Kurzhanteln im letzten Abschnitt der Bewegung erhöht sich die Belastung für den inneren Bereich der Brustmuskulatur.

Empfohlenes Trainingsgewicht

Beginner: 10–15 kg
Fortgeschrittene: 15–25 kg
Weit Fortgeschrittene: 25–35 kg

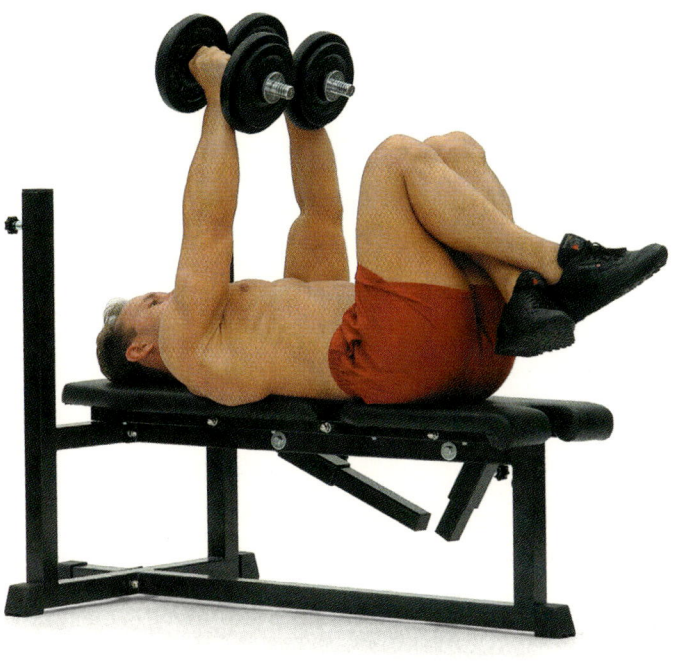

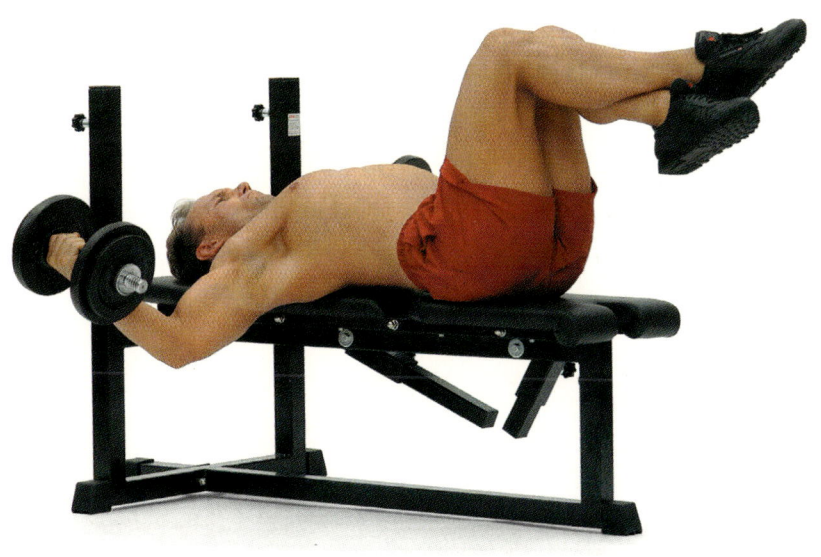

FLIEGENDE BEWEGUNG AUF DER SCHRÄGBANK

Trainingswirkung

Fliegende Bewegung auf der Schrägbank trainiert besonders gut den oberen Bereich der Brustmuskulatur und trägt damit viel dazu bei, dass die Brustmuskeln ein volles Aussehen bekommen.

Übungsbeschreibung

- Sie liegen auf der Schrägbank und halten mit gestreckten Armen in jeder Hand eine Kurzhantel.
- Senken Sie die Gewichte seitlich tief nach unten ab.
- Ziehen Sie die Hanteln wieder bis zur vollen Streckung der Arme nach oben.
- Beim Hochziehen ausatmen.

Tipps zur korrekten Technik

- Winkeln Sie die Arme während der Bewegung leicht an, um die Ellenbogengelenke nicht zu überlasten, und drücken Sie die Arme erst im letzten Abschnitt der Bewegung wieder ganz durch.
- Die Schulter, Ellenbogen und Handgelenke sollen sich während der Bewegung immer in einer Linie befinden.
- Vermeiden Sie es, ins Hohlkreuz zu fallen, um den unteren Rückenbereich nicht zu überlasten.

Ergänzende Übungshinweise

- Durch das Nach-innen-Drehen der Kurzhanteln im letzten Abschnitt der Bewegung wird der Trainingseffekt für den inneren Bereich der Brustmuskeln erhöht.
- Je steiler die Trainingsbank eingestellt wird, umso stärker ist die Belastung für die vorderen Schultermuskeln.

Empfohlenes Trainingsgewicht

Beginner: 8–12 kg
Fortgeschrittene: 15–25 kg
Weit Fortgeschrittene: 25–35 kg

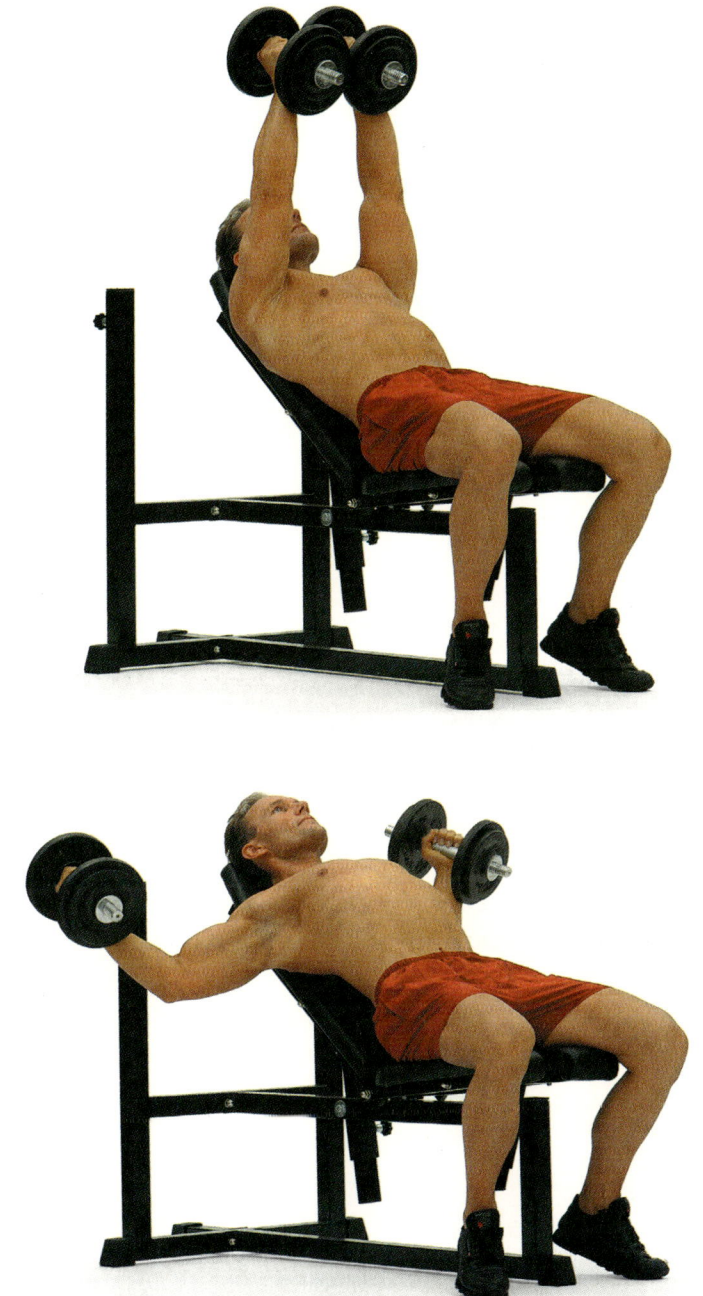

FLIEGENDE BEWEGUNG MIT DEM KOPF NACH UNTEN

Trainingswirkung

Fliegende Bewegung mit dem Kopf nach unten trainiert sehr effektiv den unteren Bereich der Brustmuskulatur.

Übungsbeschreibung

- Sie liegen auf der nach unten geneigten Schrägbank, die Füße befinden sich in den dafür vorgesehenen Halterungen.
- Halten Sie mit gestreckten Armen in jeder Hand eine Kurzhantel.
- Senken Sie die Gewichte tief seitlich nach unten ab.
- Ziehen Sie die Hanteln wieder bis in die Ausgangsposition mit gestreckten Armen zurück.
- Beim Hochziehen ausatmen.

Tipps zur korrekten Technik

- Winkeln Sie die Arme während der Bewegung leicht an, um die Ellenbogen nicht zu überlasten, und drücken Sie diese erst im letzten Stück der Aufwärtsphase ganz durch.
- Schulter, Ellenbogen und Handgelenke sollen eine Linie bilden.
- Vermeiden Sie es, ins Hohlkreuz zu fallen, um den unteren Rückenbereich nicht zu überlasten.

Ergänzender Übungshinweis

- Durch das Nach-innen-Drehen der Hanteln im letzten Stück der Aufwärtsbewegung wird besonders effektiv der innere Bereich der Brustmuskulatur trainiert.

Empfohlenes Trainingsgewicht

Beginner: 10–12,5 kg
Fortgeschrittene: 15–22,5 kg
Weit Fortgeschrittene: 25–32,5 kg

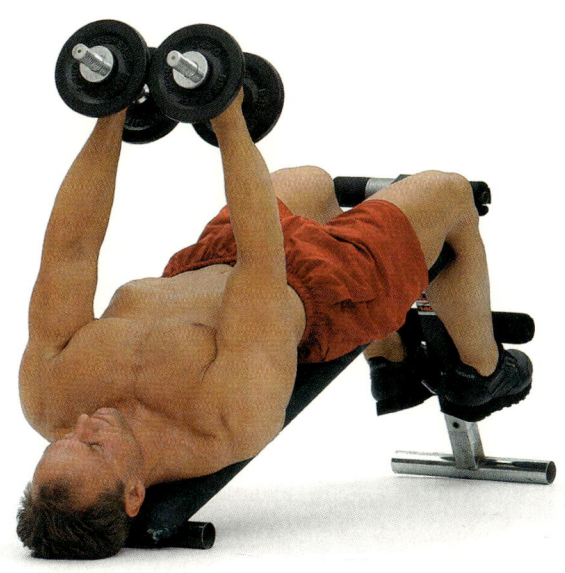

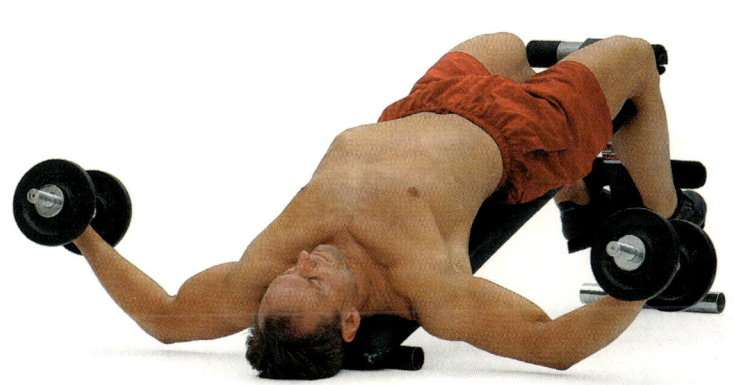

BUTTERFLY

Trainingswirkung

Butterfly ermöglicht das sehr isolierte Training des großen Brustmuskels, insbesondere des inneren Bereichs.

Übungsbeschreibung

- Sie sitzen so auf dem Sitzpolster, dass die Ellenbogen in Kontakt mit den dafür vorgesehenen Polstern auf beiden Seiten sind und sich in einer Linie mit den Schultern befinden.
- Die Hände fassen die an der Zughalterung angebrachten Griffe, die Füße haben Kontakt mit dem Boden.
- Ziehen Sie die Arme so weit nach vorne zusammen, bis sich die Polster beinahe berühren.
- Beim Zuammenziehen ausatmen.

Tipps zur korrekten Technik

- Halten Sie die Ellenbogen während der Bewegung stets in Kontakt mit den Polstern.
- Machen Sie keinen Rundrücken, und ziehen Sie die Schultern nicht nach vorne.
- Um ständige Spannung in der Brustmuskulatur zu halten, sollten die Gewichte am tiefsten Punkt der Bewegung keinen Kontakt mehr mit dem Gewichtsschlitten haben.

Ergänzender Übungshinweis

- Spannen Sie die Brustmuskeln in der Position mit zusammengeführten Armen stark an.

Empfohlenes Trainingsgewicht

Beginner: 30–40 kg
Fortgeschrittene: 50–70 kg
Weit Fortgeschrittene: 80–100 kg

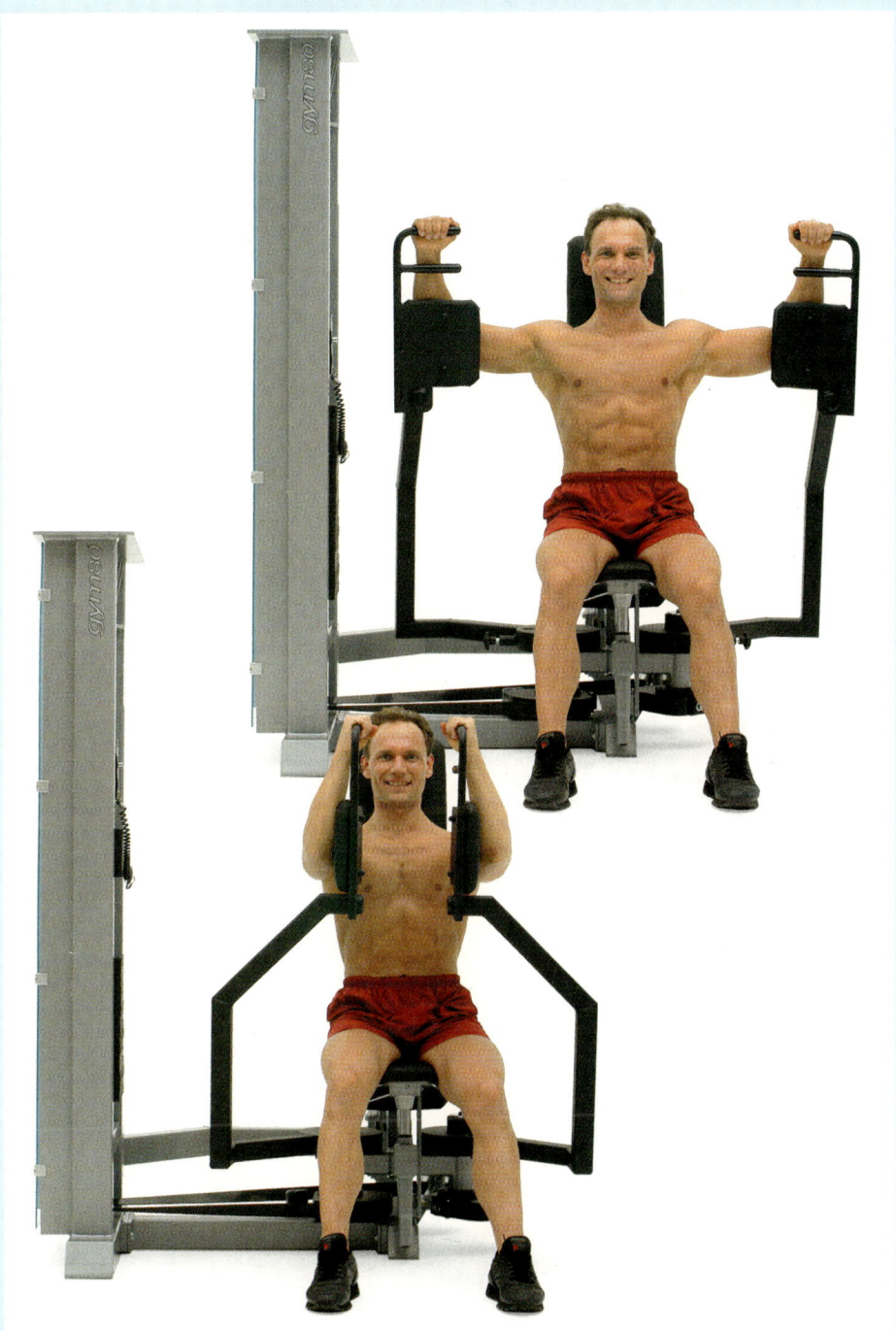

KABELZIEHEN ÜBER KREUZ KNIEND

Trainingswirkung

Kabelziehen über Kreuz ist eine sehr effektive Übung für das isolierte Training des inneren Bereichs des großen Brustmuskels und trägt viel zum «streifigen» Aussehen einer gut definierten Brustmuskulatur bei.

Übungsbeschreibung

- Sie fassen die Griffe des Zugturms und knien auf dem Boden.
- Ziehen Sie die Arme in einer halbkreisförmigen Bewegung so weit nach vorne, bis sich die Hände vor Ihrem unteren Bauchbereich berühren.
- Bringen Sie die Zuggriffe wieder bis zur maximalen Streckung der Brustmuskulatur nach oben.
- Beim Herunterziehen ausatmen.

Tipps zur korrekten Technik

- Winkeln Sie die Ellenbogen während der Bewegung leicht an, um sie nicht zu überlasten. Drücken Sie die Ellenbogen erst im letzten Stück der Abwärtsbewegung durch.
- Setzen Sie die Gewichtsscheiben am Punkt der maximalen Streckung der Brustmuskulatur nicht auf dem Gewichtsschlitten auf, damit die Spannung in der Brustmuskulatur ständig aufrechterhalten wird.

Ergänzende Übungshinweise

- Manche Athleten bevorzugen das Training dieser Übung im Stehen. In der knienden Position ist der Oberkörper jedoch fixierter, und es fällt so leichter, sich ganz auf die Brustmuskeln zu konzentrieren.
- Um die Spannung in den Brustmuskeln noch weiter zu erhöhen, können Sie die Griffe vor dem Körper auch überkreuzen.
- Spannen Sie die Brustmuskeln in der Endposition mit vor dem Körper gehaltenen Händen stark an.

Empfohlenes Trainingsgewicht

Beginner: 10–15 kg
Fortgeschrittene: 15–25 kg
Weit Fortgeschrittene: 25–35 kg

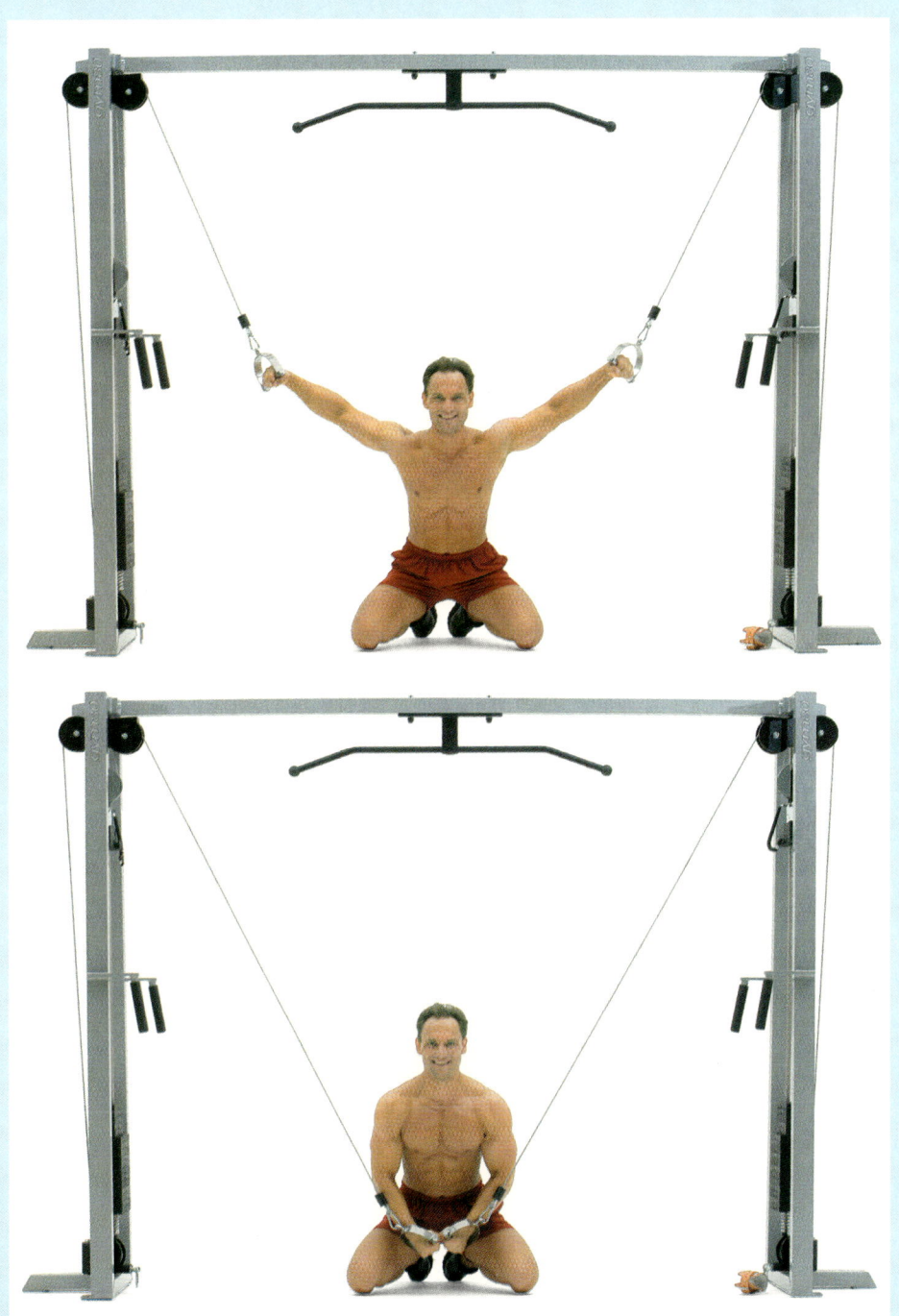

ÜBERZÜGE MIT DER KURZHANTEL

Trainingswirkung

Überzüge mit der Kurzhantel trainieren außer dem breiten Rückenmuskel noch sehr gut die Brustmuskulatur, und auch die Bauch- und vorderen Sägemuskeln profitieren von dieser Übung.

Übungsbeschreibung

- Sie liegen quer über einer Trainingsbank.
- Der obere Rückenbereich liegt auf der Bank, der Kopf befindet sich über dem Bankende in abgestützter Position.
- Halten Sie mit gekreuzten Händen und gestreckten Armen eine Kurzhantel über Ihrem Kopf.
- Senken Sie das Gewicht bis zum tiefsten Punkt nach hinten ab.
- Ziehen Sie die Hantel wieder bis in die Ausgangsposition mit gestreckten Armen.
- Beim Hochziehen ausatmen.

Tipps zur korrekten Technik

- Winkeln Sie während der Bewegung die Ellenbogen leicht an, um die Gelenke nicht zu überlasten.
- Halten Sie das Gesäß immer tief in der Ausgangsposition, um eine sehr hohe Dehnung im Oberkörper zu erzielen.

Ergänzender Übungshinweis

- Eine optimale Dehnung wird erreicht, wenn Sie die Hantel so weit nach hinten absenken, bis sie kurz Bodenkontakt bekommt.

Empfohlenes Trainingsgewicht

Beginner: 10–15 kg
Fortgeschrittene: 25–35 kg
Weit Fortgeschrittene: 35–55 kg

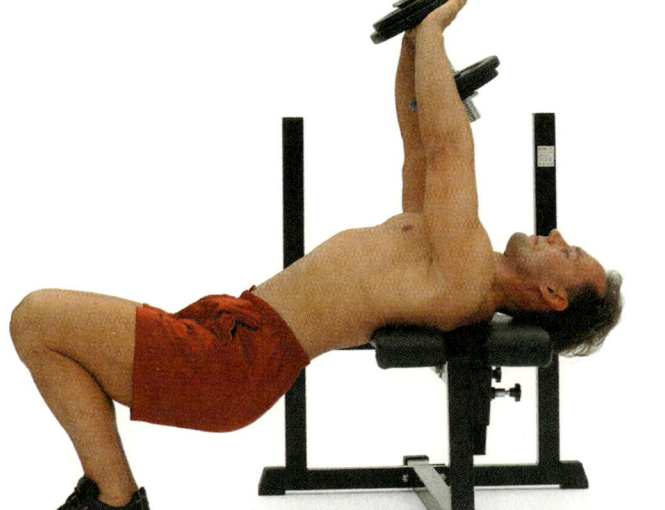

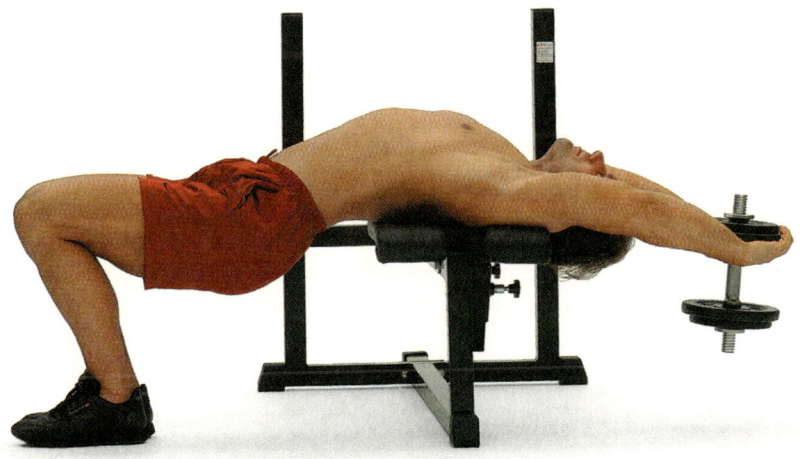

Rückenmuskulatur

KLIMMZÜGE MIT BREITEM GRIFF

Trainierte Muskulatur

Breiter Rückenmuskel, Trapezmuskel, hinterer Schultermuskel, Bizeps

Übungsbeschreibung

- Sie fassen die Klimmzugstange mit sehr breitem Griff und hängen mit voll gestreckten Armen, leicht angewinkelten Beinen und übereinander geschlagenen Füßen an der Zugstange.
- Ziehen Sie sich so weit wie möglich nach oben, mindestens so weit, bis Ihr Kinn sich auf Höhe der Zugstange befindet.
- Senken Sie den Körper wieder in die Ausgangsposition ab.
- Beim Hochziehen ausatmen.

Tipps zur korrekten Übungstechnik

- Schwingen Sie während der Bewegung nicht mit dem Oberkörper.
- Ziehen Sie die Ellenbogen während der Aufwärtsbewegung möglichst weit nach hinten und drücken Sie die Schulterblätter zusammen, um höchstmögliche Spannung in der Rückenmuskulatur zu erzielen.

Variation

- Klimmzüge mit engem Untergriff (siehe Seite 132)

Ergänzende Übungshinweise

- Beginnern fällt es oft schwer, Klimmzüge mit sehr breitem Griff zu trainieren. In diesem Fall sollte zunächst Nackenziehen (siehe Seite 134) oder Frontziehen mit Parallelgriff (siehe Seite 136) trainiert werden. Wenn bei diesen Übungen Sätze mit dem eigenen Körpergewicht trainiert werden können, dann sind auch Klimmzüge für eine ausreichende Wiederholungszahl pro Satz zu bewältigen.
- Fortgeschrittene und weit Fortgeschrittene können mittels eines speziellen Gürtels mit Zusatzgewicht trainieren.

Empfohlenes Trainingsgewicht

Beginner: ohne Gewicht
Fortgeschrittene: 5–10 kg Zusatzgewicht
Weit Fortgeschrittene: 15–20 kg Zusatzgewicht

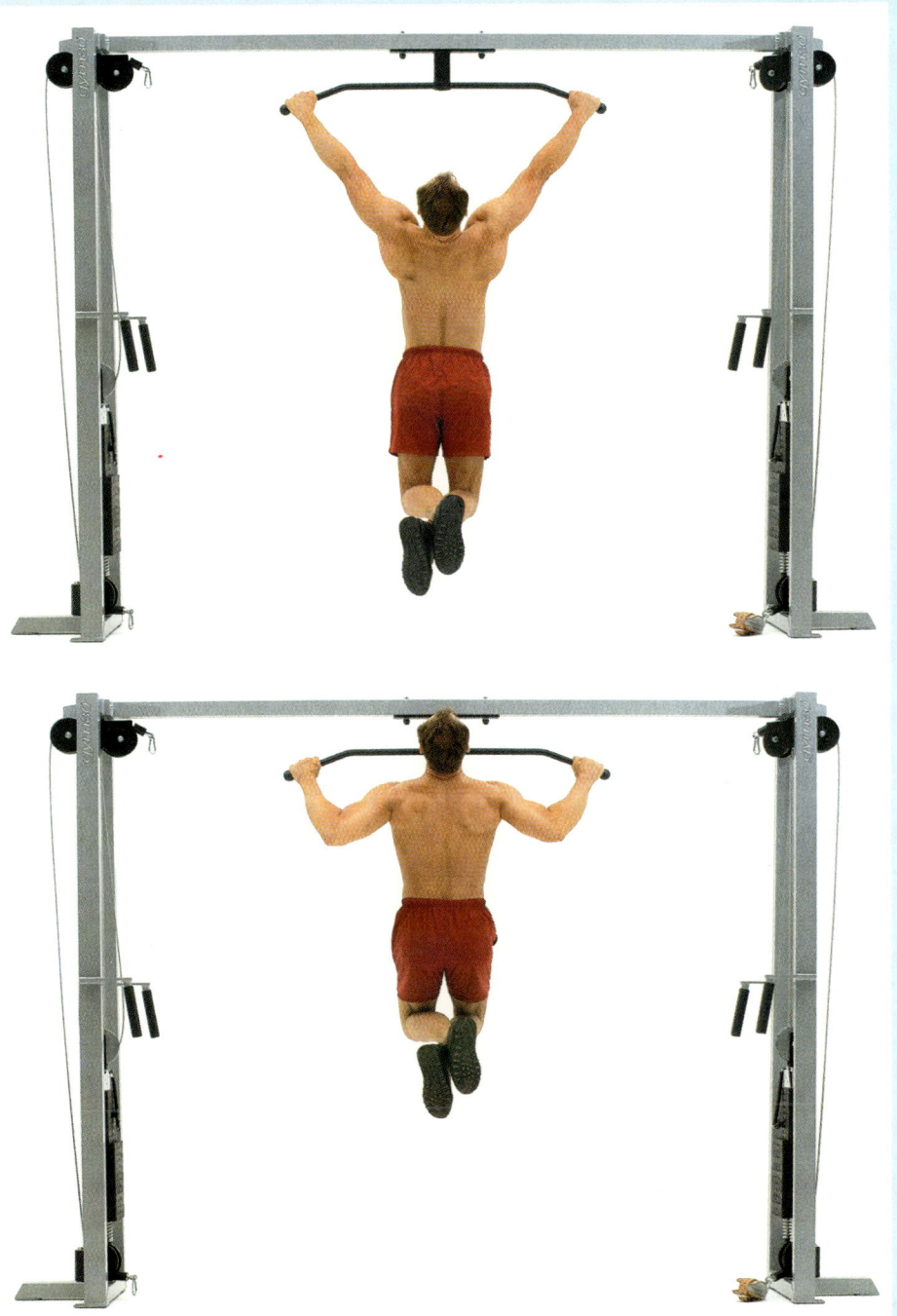

Trainierte Muskulatur

Breiter Rückenmuskel, Trapezmuskel, hinterer Schultermuskel, Bizeps

Übungsbeschreibung

- Sie fassen die Klimmzugstange mit engem Untergriff und hängen mit voll gestreckten Armen, leicht angewinkelten Beinen und übereinander geschlagenen Füßen an der Zugstange.
- Ziehen Sie sich so weit wie möglich nach oben, mindestens so weit, bis Sie mit dem Kinn die Zugstange berühren.
- Senken Sie den Körper wieder in die Ausgangsposition ab. Beim Hochziehen ausatmen.

Tipps zur korrekten Übungstechnik

- Schwingen Sie während der Bewegung nicht mit dem Oberkörper.
- Ziehen Sie die Ellenbogen während der Aufwärtsbewegung möglichst weit nach hinten und drücken Sie die Schulterblätter zusammen, um höchstmögliche Spannung in der Rückenmuskulatur zu erzielen.

Variation

- Klimmzüge mit breitem Griff (siehe Seite 130)

Ergänzende Übungshinweise

- Diese Klimmzugvariation belastet aufgrund der engen Handhaltung im Untergriff mehr die Bizepsmuskulatur als die Klimmzugvarainte mit breitem Griff (siehe Seite 130).
- Klimmzüge mit engem Untergriff sind leichter zu trainieren als Klimmzüge mit breitem Griff (siehe Seite 130). Sollten Sie nicht mindestens 6 Klimmzüge mit engem Untergriff bewältigen, dann beginnen Sie mit Nackenziehen (siehe Seite 134) oder Frontziehen mit Parallelgriff (siehe Seite 136).

Empfohlenes Trainingsgewicht

Beginner: ohne Gewicht
Fortgeschrittene: 10–15 kg Zusatzgewicht
Weit Fortgeschrittene: 15–25 kg Zusatzgewicht

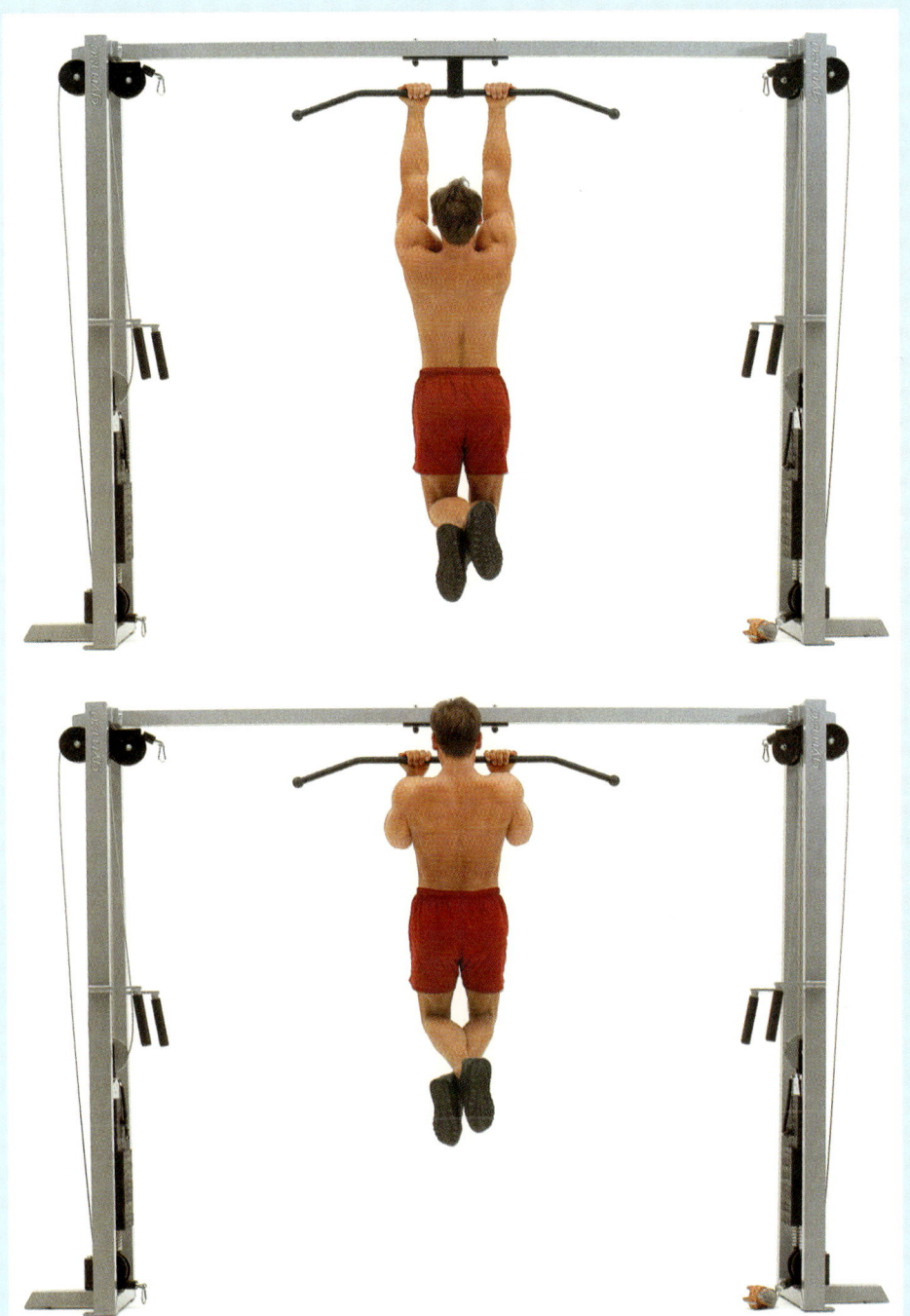

NACKENZIEHEN

Trainierte Muskulatur

Breiter Rückenmuskel, Trapezmuskel, hinterer Schultermuskel, Bizeps

Übungsbeschreibung

- Sie sitzen auf dem Sitzpolster des Zugturms und fassen eine Zugstange mit weitem Griff und voll gestreckten Armen.
- Ziehen Sie die Zugstange so weit nach unten, bis diese Kontakt mit dem oberen Rückenbereich bekommt.
- Bewegen Sie die Arme wieder bis zur vollen Streckung in die Ausgangsposition zurück.
- Beim Herunterziehen ausatmen.

Tipps zur korrekten Übungstechnik

- Schwingen Sie während der Bewegung nicht im Oberkörper und halten Sie den Rücken gerade.
- Ziehen Sie die Ellenbogen während der Abwärtsbewegung möglichst weit nach hinten und drücken Sie die Schulterblätter zusammen, um höchstmögliche Spannung in der Rückenmuskulatur zu erzeugen.

Variationen

- Frontziehen mit Parallelgriff (siehe Seite 136)
- Frontziehen mit engem Griff (siehe Seite 138)

Ergänzender Übungshinweis

- Nackenziehen eignet sich besonders für Beginner, denen Klimmzüge noch Probleme bereiten. Sobald beim Nackenziehen Sätze mit dem eigenen Körpergewicht trainiert werden können, sind auch Klimmzüge mit breitem Griff kein Problem mehr.

Empfohlenes Trainingsgewicht

Beginner: 30–40 kg
Fortgeschrittene: 45–60 kg
Weit Fortgeschrittene: 65–90 kg

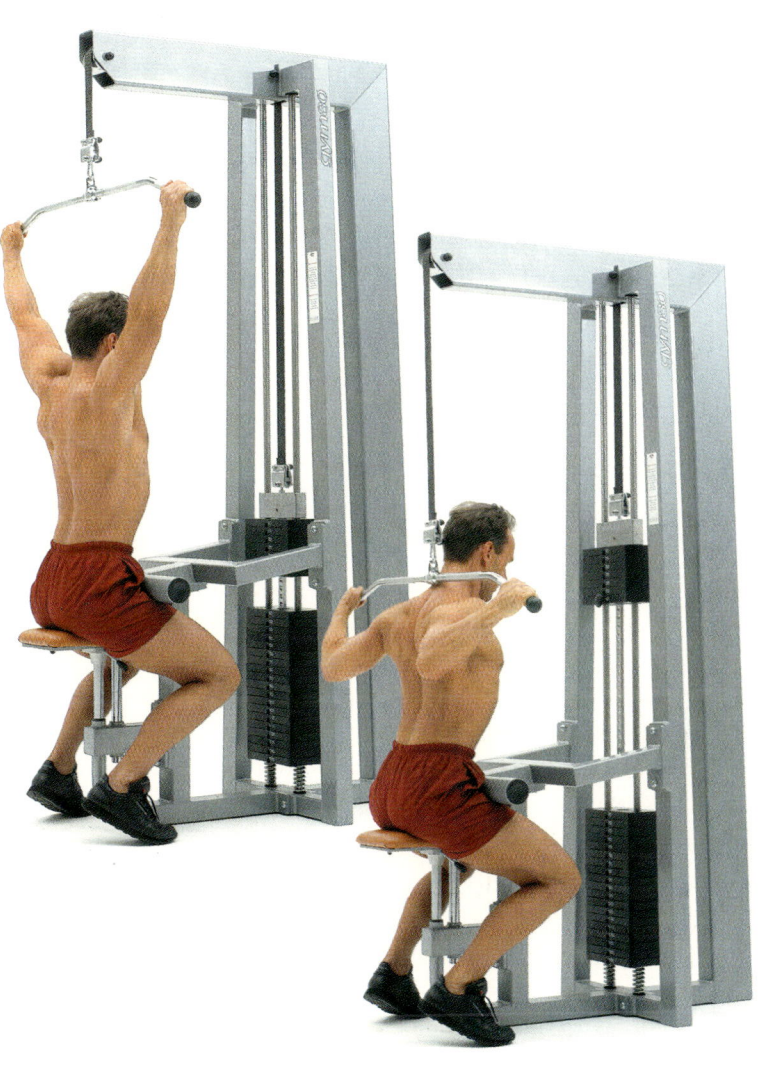

FRONTZIEHEN MIT PARALLELGRIFF

Trainierte Muskulatur

Breiter Rückenmuskel, Trapezmuskel, hinterer Schultermuskel, Bizeps

Übungsbeschreibung

- Sie sitzen auf dem Sitzpolster des Zugturms und fassen eine Zugstange mit parallelem Griff und voll gestreckten Armen.
- Ziehen Sie die Zugstange so weit nach unten, bis diese Kontakt mit Ihrem oberen Brustbereich bekommt.
- Bewegen Sie die Arme wieder bis zur vollen Streckung in die Ausgangsposition zurück.
- Beim Herunterziehen ausatmen.

Tipps zur korrekten Übungstechnik

- Schwingen Sie während der Bewegung nicht mit dem Oberkörper, sondern halten Sie den Rücken stets gerade.
- Beugen Sie den Oberkörper während des Herunterziehens leicht nach hinten und während der Aufwärtsbewegung leicht nach vorne, um die Rückenmuskeln gut zu strecken.
- Ziehen Sie die Ellenbogen während der Abwärtsbewegung möglichst weit nach hinten und drücken Sie die Schulterblätter zusammen, um höchstmögliche Spannung in der Rückenmuskulatur zu erzeugen.

Variationen

- Nackenziehen (siehe Seite 134)
- Frontziehen mit engem Griff (siehe Seite 138)

Ergänzender Übungshinweis

- Frontziehen eignet sich besonders für Beginner, denen Klimmzüge noch Probleme bereiten.

Empfohlenes Trainingsgewicht

Beginner: 30–40 kg
Fortgeschrittene: 45–60 kg
Weit Fortgeschrittene: 60–90 kg

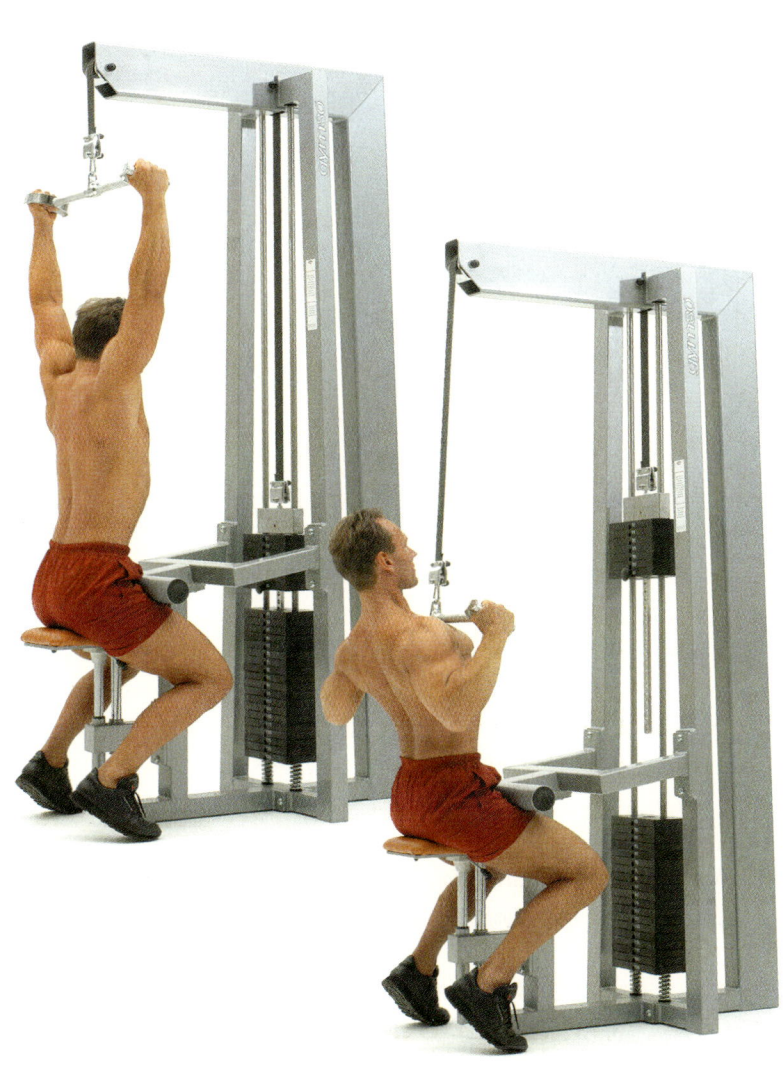

Trainierte Muskulatur

Breiter Rückenmuskel, Trapezmuskel, hinterer Schultermuskel, Bizeps

Übungsbeschreibung

- Sie sitzen auf dem Sitzpolster des Zugturms und fassen einen engen Zuggriff mit voll gestreckten Armen.
- Ziehen Sie den Zuggriff so weit nach unten, bis dieser Kontakt mit Ihrem oberen Brustbereich bekommt.
- Bewegen Sie die Arme wieder bis zur vollen Streckung in die Ausgangsposition zurück.
- Beim Herunterziehen ausatmen.

Tipps zur korrekten Übungstechnik

- Schwingen Sie während der Bewegung nicht mit dem Oberkörper, sondern halten Sie den Rücken stets gerade.
- Beugen Sie den Oberkörper während des Herunterziehens leicht nach hinten und während der Aufwärtsbewegung leicht nach vorne, um die Rückenmuskeln gut zu strecken.
- Ziehen Sie die Ellenbogen während der Abwärtsbewegung möglichst weit nach hinten und drücken Sie die Schulterblätter zusammen, um höchstmögliche Spannung in der Rückenmuskulatur zu erzeugen.

Variationen

- Nackenziehen (siehe Seite 134)
- Frontziehen mit Parallelgriff (siehe Seite 136)

Empfohlenes Trainingsgewicht

Beginner: 30–40 kg
Fortgeschrittene: 45–60 kg
Weit Fortgeschrittene: 60–90 kg

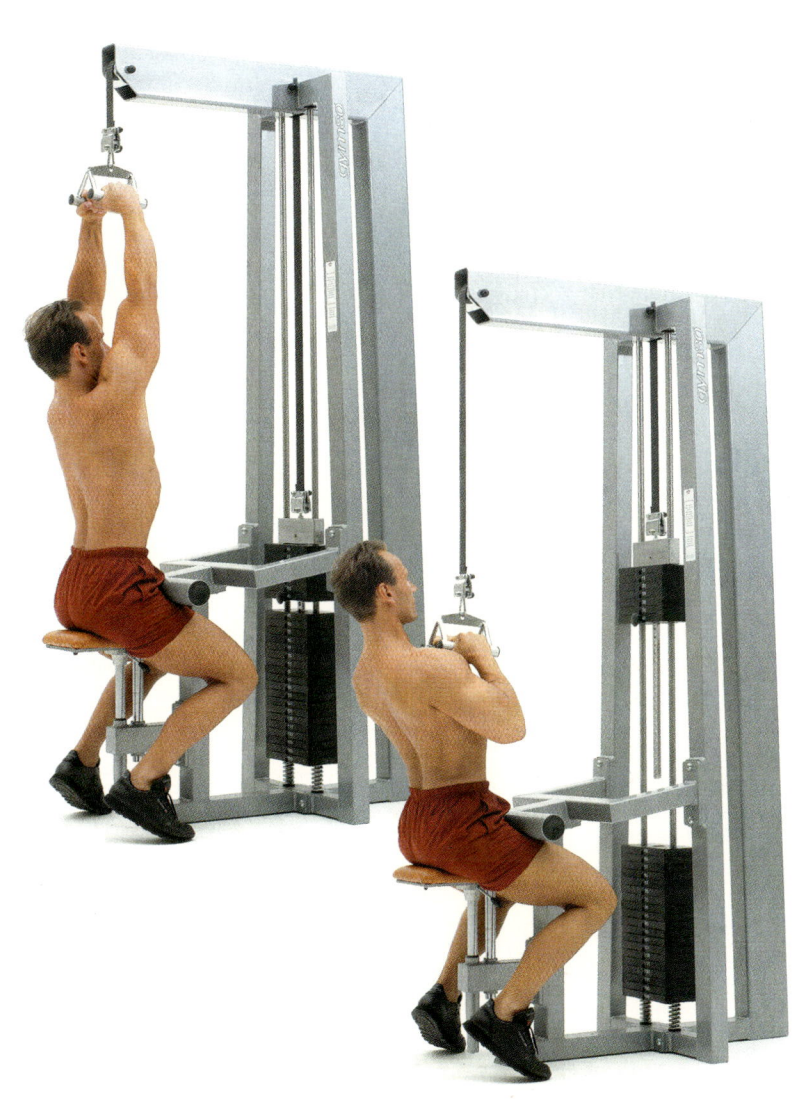

ÜBERZÜGE AN DER MASCHINE

Trainierte Muskulatur

Breiter Rückenmuskel, großer Brustmuskel, vorderer Sägemuskel

Übungsbeschreibung

- Sie sitzen auf dem Sitzpolster der Überzug-Maschine und fassen die Zugstange über Ihrem Kopf mit leicht angewinkelten Armen und engem Handabstand.
- Ziehen Sie die Zugstange so weit nach vorne und nach unten, bis diese Kontakt mit Ihren Oberschenkeln bekommt.
- Bewegen Sie die Arme wieder in die Ausgangsposition mit über dem Kopf gehaltener Zugstange zurück.
- Beim Herunterziehen ausatmen.

Tipps zur korrekten Übungstechnik

- Halten Sie die Ellenbogen während der Bewegung immer leicht gebeugt, um die Ellenbogengelenke nicht zu überlasten.
- Halten Sie den oberen Rückenbereich immer in Kontakt mit dem Bankpolster, bewegen Sie den Oberkörper nicht nach vorne.

Variation

- Überzüge mit der Kurzhantel (siehe Seite 128)

Ergänzender Übungshinweis

- Überzüge sind sehr gut für die Entwicklung der Rücken- und Brustmuskulatur. Deshalb werden Überzüge von vielen Athleten auch im Brusttraining eingesetzt.

Empfohlenes Trainingsgewicht

Beginner: 25–30 kg
Fortgeschrittene: 35–55 kg
Weit Fortgeschrittene: 60–90 kg

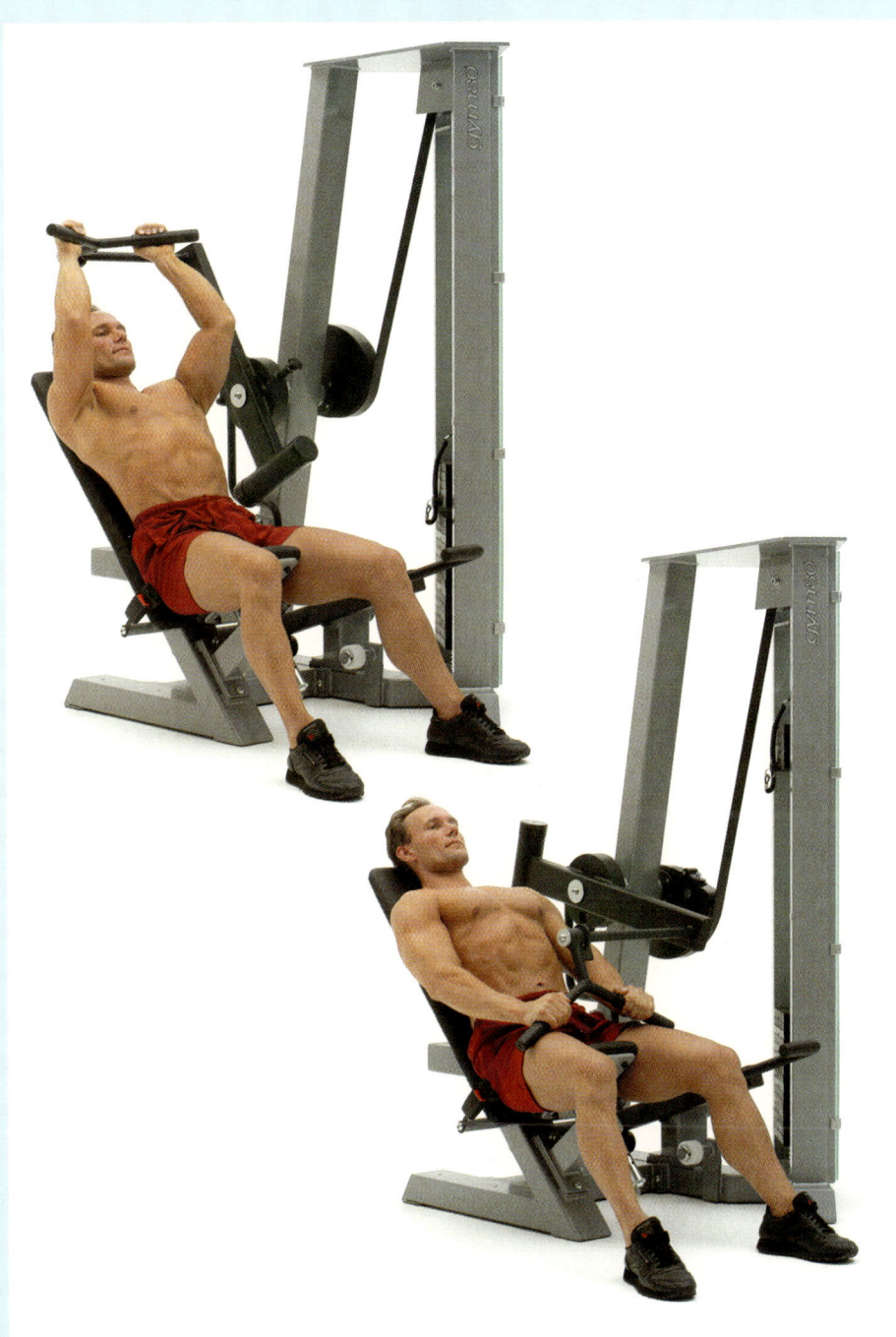

KREUZHEBEN

Trainierte Muskulatur

Breiter Rückenmuskel, Trapezmuskel, Rückenstrecker, vorderer und hinterer
Oberschenkelmuskel, Po

Übungsbeschreibung

- Sie gehen in die Hocke und fassen die auf dem Boden liegende Langhantel
  mit etwas weiter als schulterbreitem Griff, die Füße stehen ca. schulterbreit
  auseinander.
- Heben Sie das Gewicht vom Boden, bis Ihr Oberkörper voll aufgerichtet ist.
- Gehen Sie wieder so weit in die Hocke, bis sich die Gewichtsscheiben kurz
  über dem Boden befinden und diesen nicht berühren.
- Beim Anheben ausatmen.

Tipps zur korrekten Übungstechnik

- Heben Sie die Hantel im ersten Teil der Bewegung in erster Linie durch die
  Kraft Ihrer Beine, im zweiten Teil der Übung kommen dann die Rückenmuskeln
  stärker zum Einsatz.
- Blicken Sie beim Anheben des Gewichts immer geradeaus, nicht nach unten.
- Halten Sie den Rücken stets gerade.
- Verlagern Sie Ihr Körpergewicht auf die Fersen.
- Ziehen Sie die Schulterblätter in der aufgerichteten Position leicht nach hinten.

Ergänzender Übungshinweis

- Kreuzheben ist eine sehr gute Übung für die Entwicklung des gesamten
  Rückens. Bevor hier mit sehr schweren Gewichten gearbeitet wird, ist es sehr
  wichtig, die Übungstechnik zu optimieren, um Verletzungen, insbesondere
  im unteren Rückenbereich, zu vermeiden.

Empfohlenes Trainingsgewicht

Beginner: 30–40 kg
Fortgeschrittene: 50–100 kg
Weit Fortgeschrittene: 110–170 kg

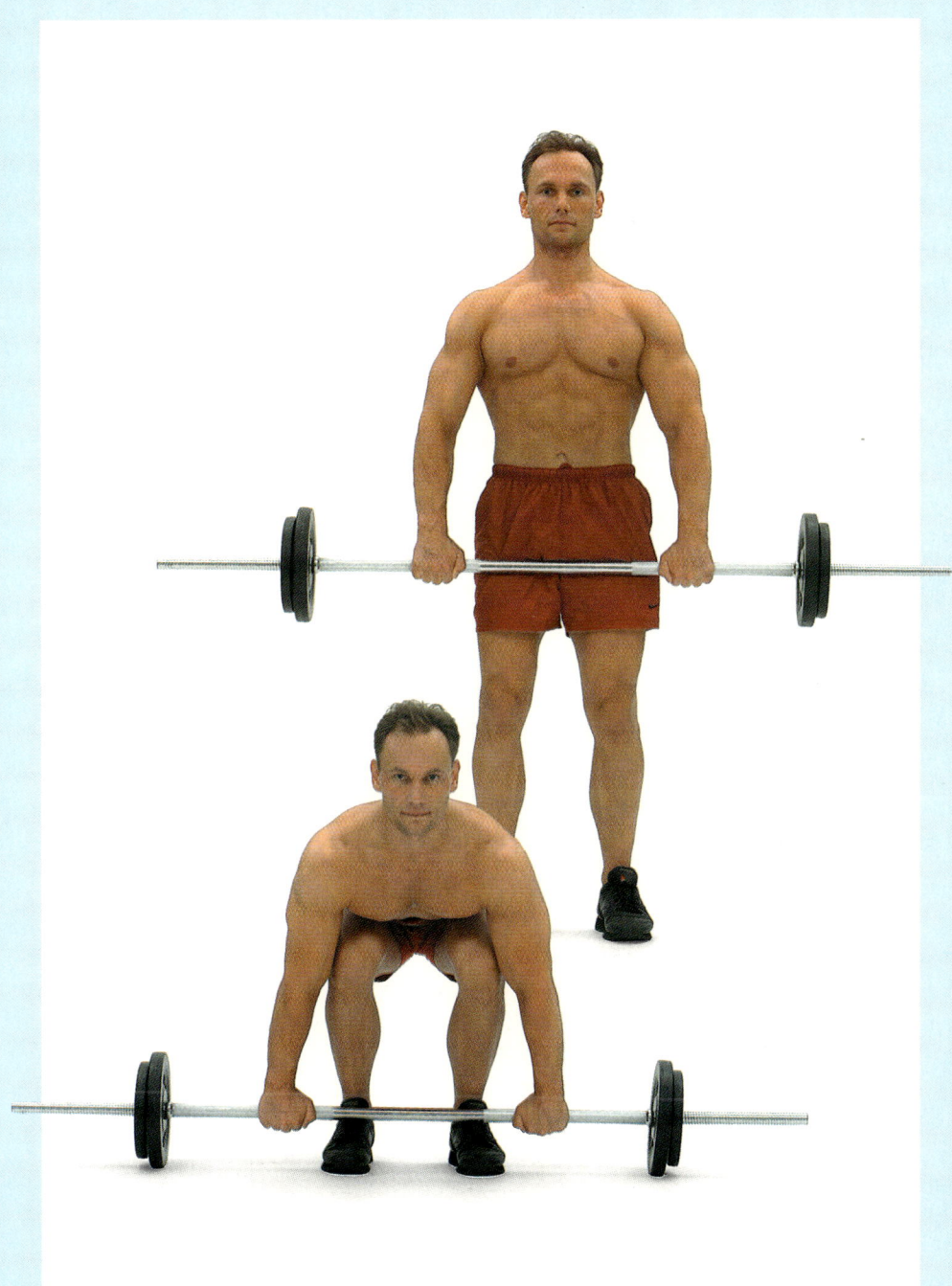

Rudern vorgebeugt

Trainierte Muskulatur

Breiter Rückenmuskel, Trapezmuskel, Rückenstrecker, hinterer Schultermuskel

Übungsbeschreibung

- Sie stehen mit nach vorne gebeugtem Oberkörper, eng zusammengestellten Füßen und gebeugten Knien auf dem Boden und fassen eine Langhantel mit weiter als schulterbreitem Griff und voll gestreckten Armen.
- Ziehen Sie das Gewicht so weit nach oben, bis die Hantelstange Kontakt mit Ihrem oberen Bauchbereich bekommt.
- Senken Sie Hantel wieder in die Position mit gestreckten Armen ab.
- Beim Hochziehen ausatmen.

Tipps zur korrekten Übungstechnik

- Schwingen Sie während der Bewegung nicht mit dem Oberkörper, sondern halten Sie den Rücken stets gerade.
- Halten Sie die Knie während der Bewegung immer gebeugt, um den unteren Rückenbereich zu entlasten.
- Ziehen Sie die Ellenbogen während der Aufwärtsbewegung möglichst weit nach hinten und drücken Sie die Schulterblätter zusammen, um höchstmögliche Spannung in der Rückenmuskulatur zu erzielen.

Variation

- Rudern vorgebeugt mit Bauchstütze (siehe Seite 146)

Ergänzender Übungshinweis

- Rudern vorgebeugt mit der Langhantel eignet sich in erster Linie für fortgeschrittene Athleten mit gutem Körpergefühl und einem starken Muskelkorsett im unteren Rückenbereich.

Empfohlenes Trainingsgewicht

Beginner: nicht empfehlenswert
Fortgeschrittene: 50–70 kg
Weit Fortgeschrittene: 80–110 kg

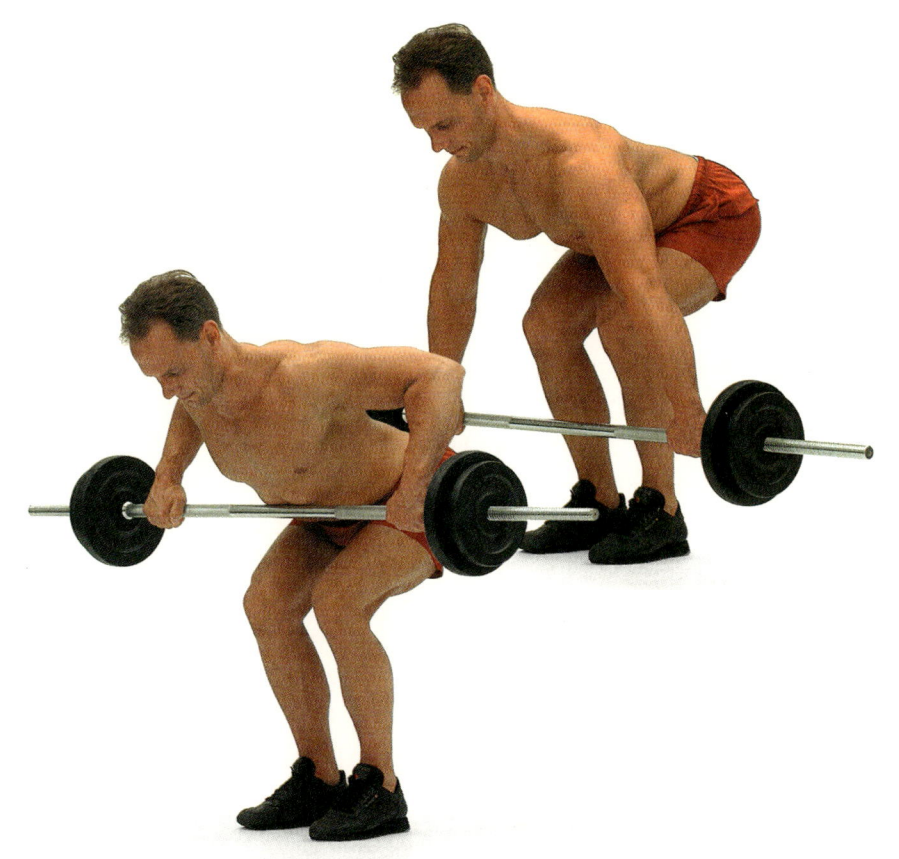

RUDERN VORGEBEUGT MIT BAUCHSTÜTZE

Trainierte Muskulatur

Breiter Rückenmuskel, Trapezmuskel, hinterer Schultermuskel

Übungsbeschreibung

- Sie liegen mit abgestütztem Oberkörper, leicht gebeugten Knien und engem Fußabstand auf dem Rudergerät und fassen die Zugstange mit engem Parallelgriff und voll gestreckten Armen.
- Ziehen Sie die Arme so weit wie möglich nach oben, mindestens so weit, bis die Handgelenke sich auf einer Höhe mit dem Polster der Körperstütze befinden.
- Senken Sie die Arme wieder in die Ausgangsposition mit voll gestreckten Armen ab.
- Beim Hochziehen ausatmen.

Tipps zur korrekten Übungstechnik

- Ziehen Sie die Ellenbogen während der Aufwärtsbewegung seitlich dicht am Körper möglichst weit nach hinten und drücken Sie die Schulterblätter zusammen, um höchstmögliche Spannung in der Rückenmuskulatur zu erzielen.
- Schwingen Sie nicht mit dem Oberkörper, halten Sie den Rücken gerade.
- Halten Sie die Knie während der Bewegung immer leicht gebeugt. Obwohl diese Übung bereits sehr schonend für den unteren Rückenbereich ist, wird so die Lendenwirbelsäule zusätzlich entlastet.

Variation

- Rudern vorgebeugt mit der Langhantel (siehe Seite 144)

Ergänzender Übungshinweis

- Rudern vorgebeugt mit Bauchstütze eignet sich aufgrund der Entlastung des unteren Rückenbereichs besonders für Beginner.

Empfohlenes Trainingsgewicht

Beginner: 10–20 kg
Fortgeschrittene: 25–50 kg
Weit Fortgeschrittene: 55–75 kg

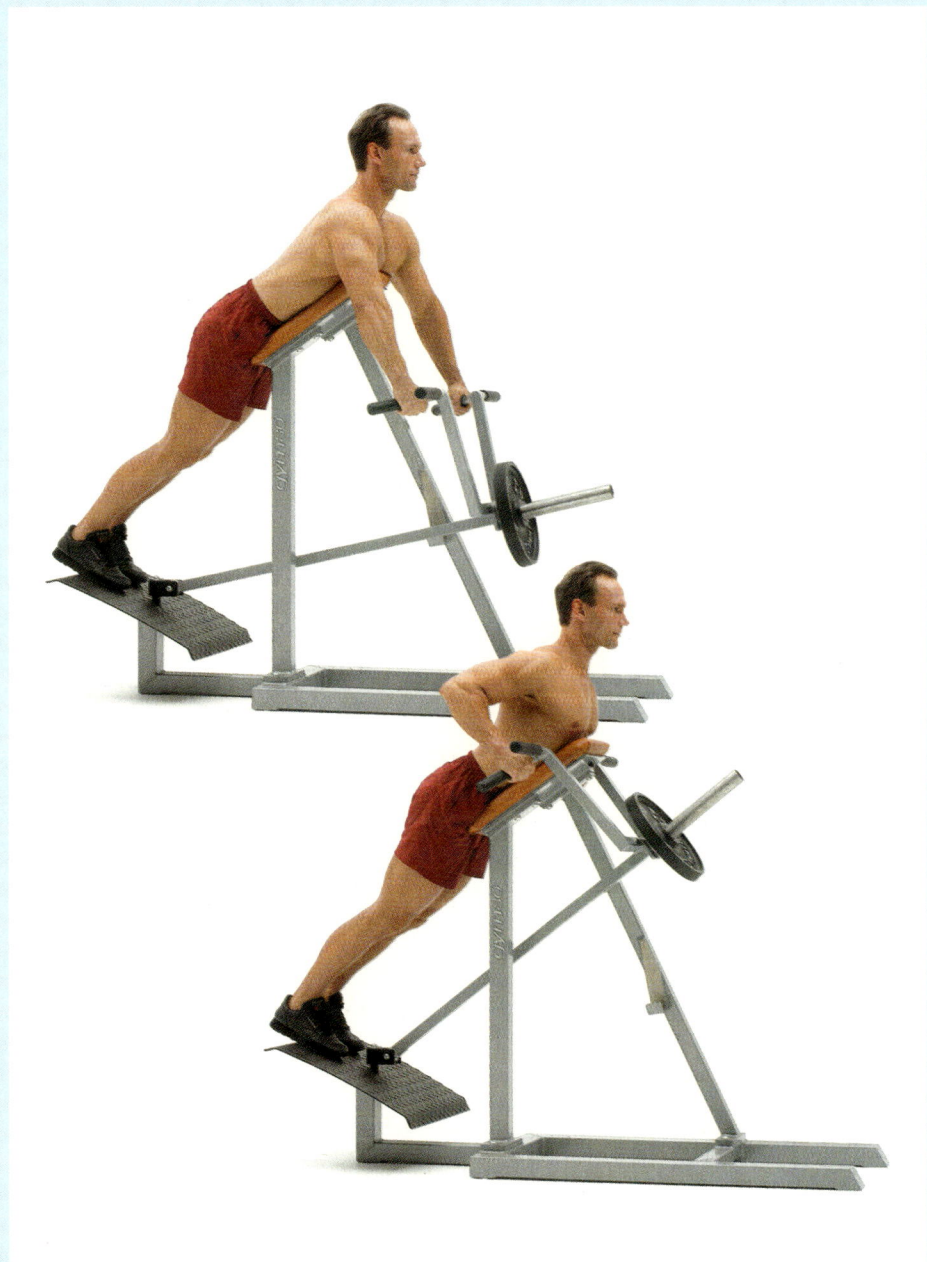

Rudern einarmig mit der Kurzhantel

Trainierte Muskulatur

Breiter Rückenmuskel, Trapezmuskel, hinterer Schultermuskel

Übungsbeschreibung

- Sie stehen mit nach vorne gebeugtem Oberkörper, stützen ein Bein und eine Hand auf der Flachbank ab und fassen mit der freien Hand eine Kurzhantel mit voll gestrecktem Arm.
- Ziehen Sie das Gewicht so weit nach oben, bis es Kontakt mit Ihrem Bauchbereich bekommt.
- Senken Sie die Hantel wieder in die Ausgangsposition mit voll gestrecktem Arm ab.
- Beim Hochziehen ausatmen.

Tipps zur korrekten Übungstechnik

- Schwingen Sie während der Bewegung nicht mit dem Oberkörper, sondern halten Sie den Rücken stets gerade.
- Ziehen Sie den Arm seitlich dicht am Körper nach hinten und den Ellenbogen möglichst weit nach oben.

Variation

- Kabelziehen stehend, einarmig am Seilzug (siehe Seite 150)

Ergänzende Übungshinweise

- Rudern einarmig mit der Kurzhantel ist aufgrund der abgestützten Körperhaltung eine schonende Variante des vorgebeugten Ruderns und ermöglicht das gezielte Training einer Körperseite.
- Wenn Sie die Hantel in der Ausgangsposition mit gestrecktem Arm leicht nach vorne bewegen, erreichen Sie eine besonders gute Dehnung der Rückenmuskulatur.

Empfohlenes Trainingsgewicht

Beginner: 15–20 kg
Fortgeschrittene: 25–45 kg
Weit Fortgeschrittene: 50–65 kg

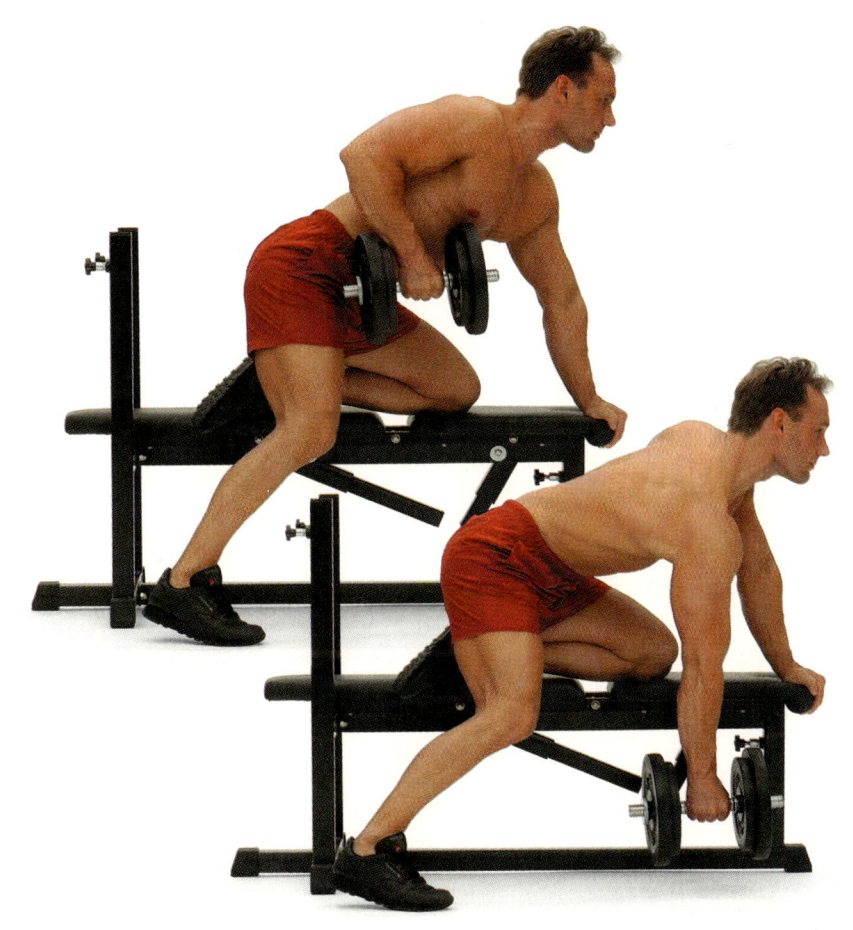

Kabelziehen stehend, einarmig am Seilzug

Trainierte Muskulatur

Breiter Rückenmuskel, Trapezmuskel, hinterer Schultermuskel

Übungsbeschreibung

- Sie stehen mit nach vorne gebeugtem Oberkörper und angewinkelten Knien, stützen eine Hand auf dem Oberschenkel ab und fassen mit der freien Hand einen Zuggriff mit voll gestrecktem Arm.
- Ziehen Sie den Arm so weit nach hinten, bis der Zuggriff Kontakt mit Ihrem Bauchbereich bekommt.
- Bewegen Sie den Zuggriff wieder in die Ausgangsposition mit voll gestrecktem Arm zurück.
- Beim Anziehen ausatmen.

Tipps zur korrekten Übungstechnik

- Schwingen Sie während der Bewegung nicht mit dem Oberkörper, sondern halten Sie den Rücken stets gerade.
- Ziehen Sie den Arm seitlich dicht am Körper nach hinten und den Ellenbogen möglichst weit nach oben.

Variation

- Rudern einarmig mit der Kurzhantel (siehe Seite 148)

Ergänzende Übungshinweise

- Einarmiges, stehendes Kabelziehen am Seilzug ist aufgrund der abgestützen Körperhaltung eine schonende Variante des vorgebeugten Ruderns und ermöglicht das gezielte Training einer Körperseite.
- Wenn Sie den Zuggriff in der Position mit gestrecktem Arm möglichst weit nach vorne bewegen, erzielen Sie eine besonders gute Dehnung in der Rückenmuskulatur.

Empfohlenes Trainingsgewicht

Beginner: 15–20 kg
Fortgeschrittene: 25–35 kg
Weit Fortgeschrittene: 40–50 kg

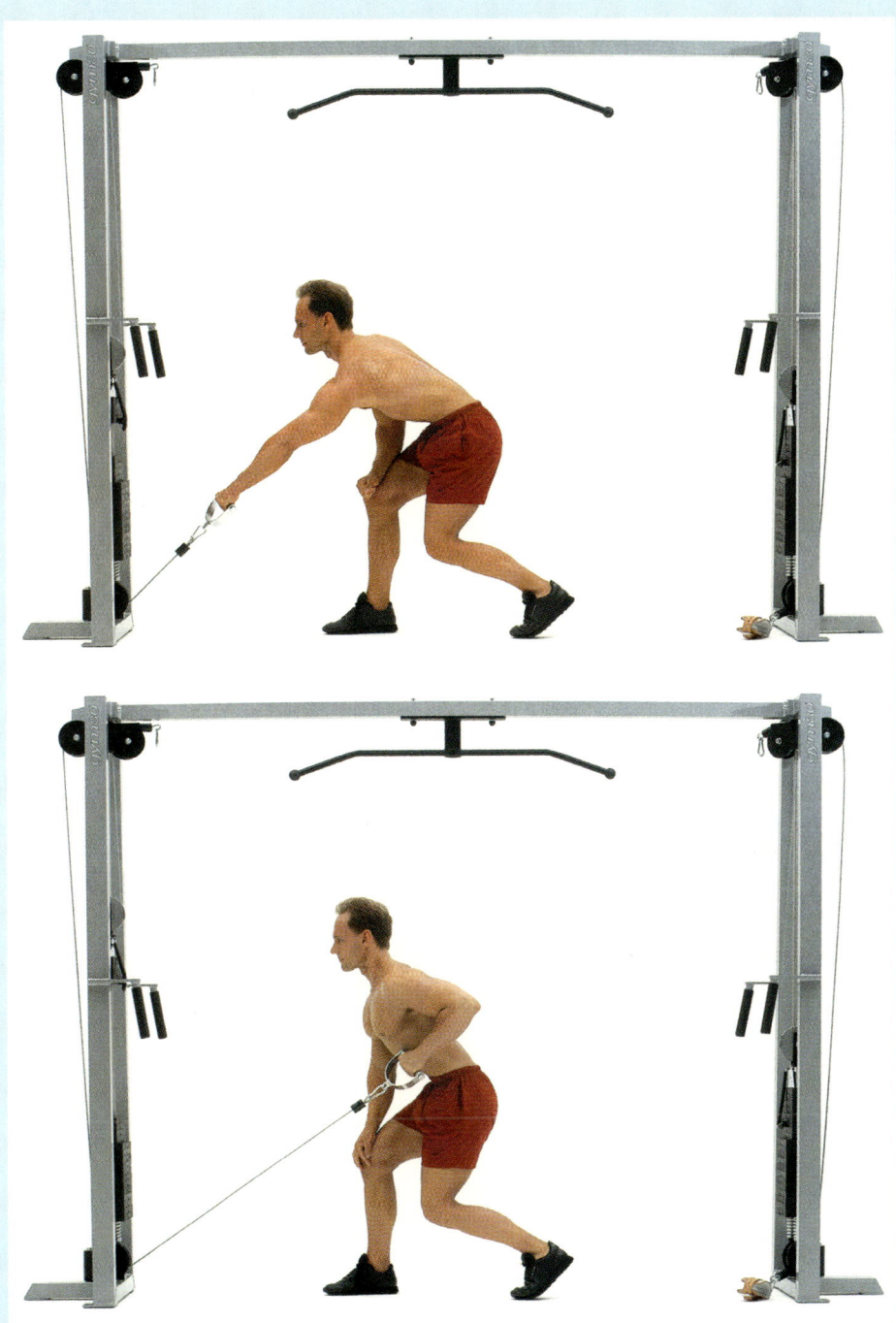

RUDERN SITZEND MIT ENGEM PARALLELGRIFF

Trainierte Muskulatur

Breiter Rückenmuskel, Trapezmuskel, Rückenstrecker

Übungsbeschreibung

- Sie sitzen mit vorgebeugtem Oberkörper und angewinkelten Beinen auf dem Sitzpolster des Zugturms und fassen einen engen Parallelgriff mit gestreckten Armen.
- Ziehen Sie die Arme so weit in Richtung Körper, bis der Zuggriff Kontakt mit Ihrem Bauchbereich bekommt, und bringen Sie Ihren Rücken während der Zugbewegung in eine gerade Sitzposition.
- Bewegen Sie den Zuggriff wieder in die Ausgangsposition mit voll gestreckten Armen zurück, beugen Sie dabei den Oberkörper wieder nach vorne.
- Beim Anziehen ausatmen.

Tipps zur korrekten Übungstechnik

- Schwingen Sie während der Bewegung nicht mit dem Oberkörper, sondern ziehen Sie kraftvoll und kontrolliert, ohne das Gewicht zu reißen.
- Senken Sie die Gewichtsscheiben nicht so weit ab, bis diese Kontakt mit dem Gewichtsschlitten bekommen, um ständige Spannung in der Rückenmuskulatur zu halten.
- Richten Sie den Oberkörper nicht bis über die senkrechte Position zum Boden auf, um den unteren Rückenbereich nicht zu überlasten.
- Halten Sie die Knie während der Bewegung immer leicht gebeugt, um den unteren Rückenbereich zu entlasten.
- Ziehen Sie die Ellenbogen während der Zugphase seitlich dicht am Körper entlang.

Variation

- Rudern sitzend an der Maschine (siehe Seite 154)

Empfohlenes Trainingsgewicht

Beginner: 20–30 kg
Fortgeschrittene: 35–65 kg
Weit Fortgeschrittene: 70–90 kg

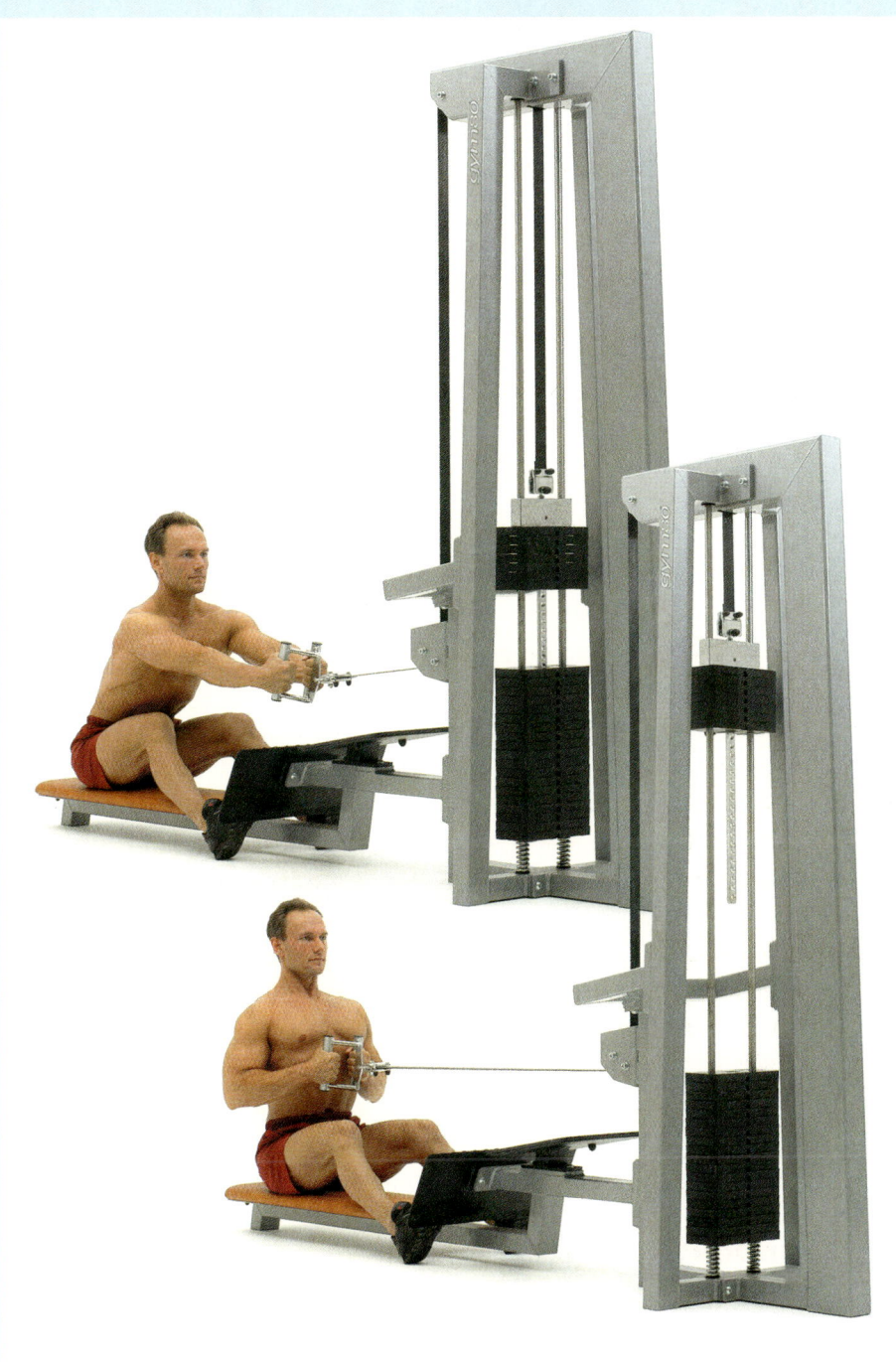

Rudern sitzend an der Maschine

Trainierte Muskulatur

Breiter Rückenmuskel, Trapezmuskel

Übungsbeschreibung

- Sie sitzen mit geradem Oberkörper und an der Bauchstütze positionierter Mittelpartie auf dem Sitzpolster der Rudermaschine und fassen den Zuggriff mit etwas weiter als schulterbreitem Handabstand und voll gestreckten Armen.
- Ziehen Sie die Arme so weit nach hinten, bis sich Ihre Hände etwa auf Bauchhöhe befinden.
- Bewegen Sie den Zuggriff wieder in die Ausgangsposition mit voll gestreckten Armen zurück.
- Beim Anziehen ausatmen.

Tipps zur korrekten Übungsausführung

- Schwingen Sie während der Bewegung nicht mit dem Oberkörper.
- Senken Sie die Gewichtsscheiben nicht so weit ab, bis diese Kontakt mit dem Gewichtsschlitten bekommen, um ständige Spannung in der Rückenmuskulatur zu halten.
- Ziehen Sie die Ellenbogen während des Anziehens der Arme seitlich möglichst dicht am Körper entlang und drücken Sie die Schulterblätter zusammen, um höchstmögliche Spannung in der Rückenmuskulatur zu erzielen.

Variation

- Rudern sitzend mit engem Parallelgriff (siehe Seite 152)

Ergänzender Übungshinweis

- Rudern sitzend an der Maschine eignet sich aufgrund der abgestützten Position des Oberkörpers besonders für Beginner, da hier der untere Rückenbereich entlastet wird.

Empfohlenes Trainingsgewicht

Beginner: 25–35 kg
Fortgeschrittene: 40–65 kg
Weit Fortgeschrittene: 70–90 kg

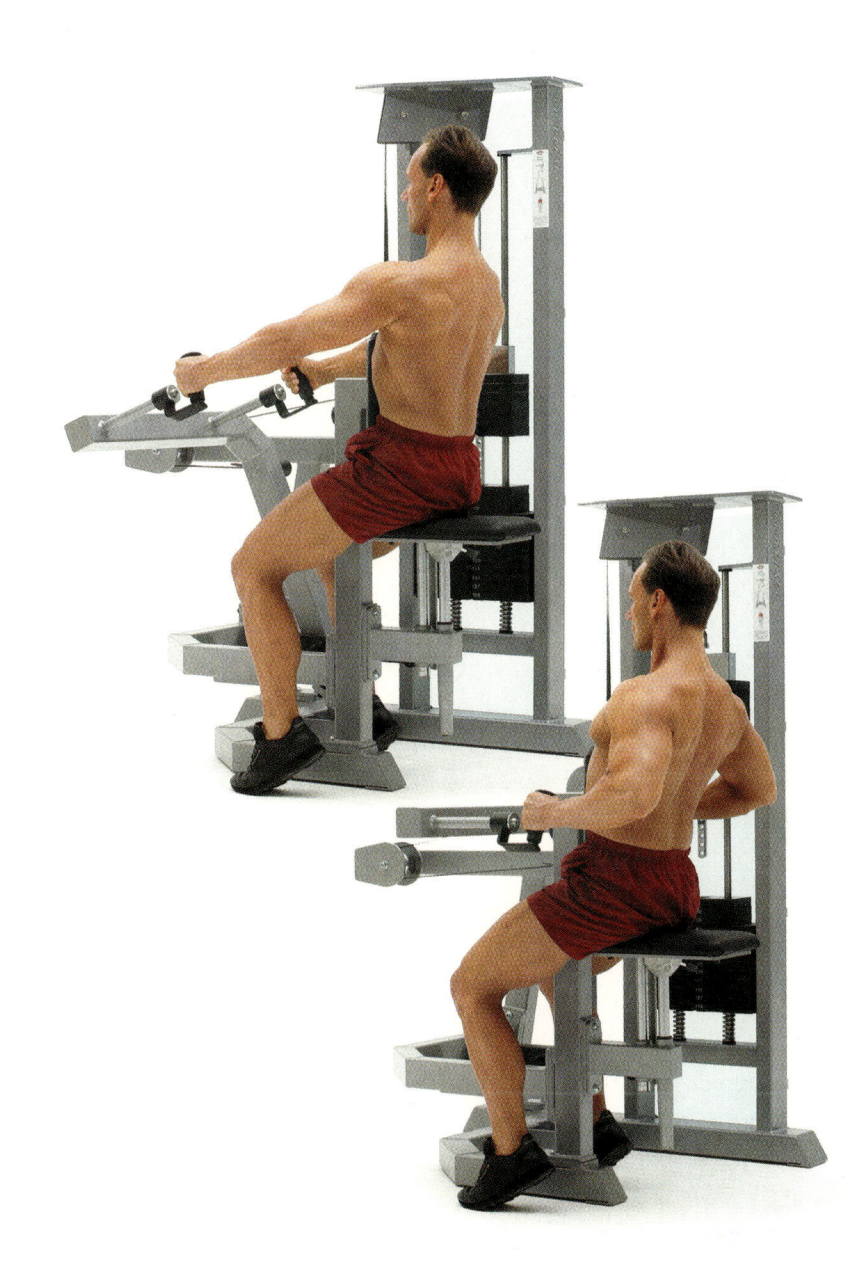

HYPEREXTENSIONS

Trainierte Muskulatur

Unterer Rücken, hinterer Oberschenkel, Po

Übungsbeschreibung

- Sie liegen mit abgestützten Füßen, nach vorne gebeugtem Oberkörper und vor der Brust verschränkten Armen so auf der Hyperextensionsbank, dass sich das obere Ende des Bankpolsters ca. auf Hüfthöhe befindet und der Körper von den Füßen bis zum Kopf eine Linie bildet.
- Senken Sie den Oberkörper so weit nach unten ab, bis sich Ihr Kopf tiefer als das Bankpolster befindet.
- Richten Sie den Körper wieder bis in die Ausgangsposition mit vorgebeugtem Oberkörper auf.
- Beim Aufrichten ausatmen.

Tipps zur korrekten Übungstechnik

- Heben Sie den Körper nicht bis über die Position an, in der sich Füße und Kopf in einer Linie befinden, um den unteren Rückenbereich nicht zu überlasten.
- Halten Sie den Rücken während der Bewegung stets gerade, machen Sie keinen «Katzenbuckel».

Variation

- Hyperextensions an der Maschine (siehe Seite 158)

Ergänzender Übungshinweis

- Hyperextensions sind eine sehr gute Übung zum gezielten Training des unteren Rückens. Besonders Beginner können mit dieser Übung effektiv den unteren Rückenbereich kräftigen, um Übungen wie Kreuzheben (siehe Seite 142) oder Rudern vorgebeugt mit der Langhantel (siehe Seite 144) sicher trainieren zu können.

Empfohlenes Trainingsgewicht

Beginner: ohne Gewicht
Fortgeschrittene: 10–20 kg
Weit Fortgeschrittene: 20–40 kg

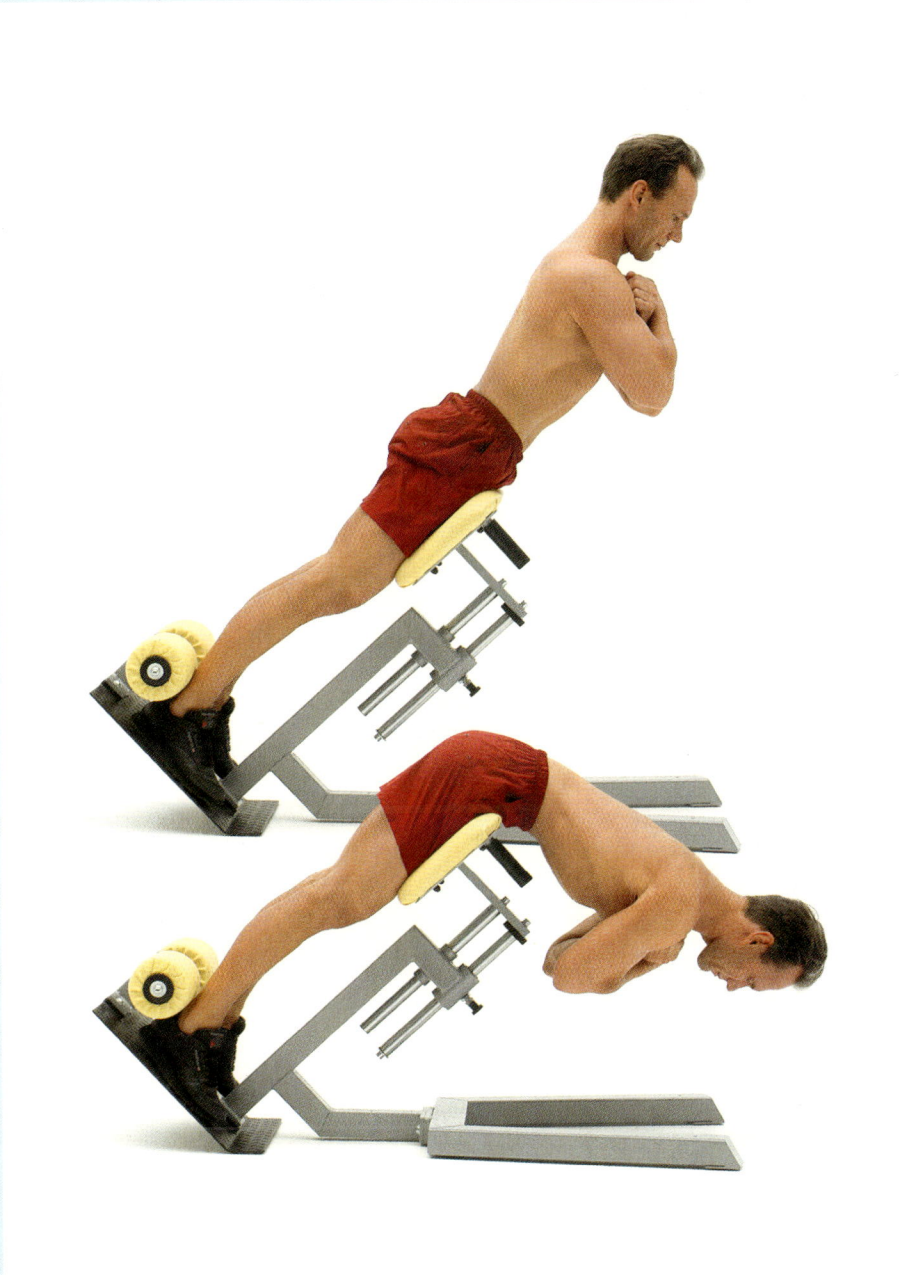

HYPEREXTENSIONS AN DER MASCHINE

Trainierte Muskulatur
Unterer Rücken

Übungsbeschreibung
- Sie sitzen mit leicht nach vorne gebeugtem Oberkörper, auf der Fußablage abgestützten Füßen, leicht gebeugten Knien und vor der Brust verschränkten Armen so auf dem Sitzpolster der Hyperextensions-Maschine, dass sich die Nackenrolle in Kontakt mit Ihrem oberen Rückenbereich befindet und die Porolle am tiefen unteren Lendenwirbelbereich anliegt.
- Bewegen Sie den Oberkörper so weit nach hinten, dass sich Ihr Kopf hinter dem Bankende befindet.
- Bewegen Sie den Oberkörper wieder in die leicht vorgebeugte Ausgangsposition zurück.
- Beim Zurücklehnen ausatmen.

Tipps zur korrekten Übungstechnik
- Lehnen Sie den Oberkörper nicht sehr weit nach hinten, in keinem Fall so weit, dass sich Füße und Kopf in einer Linie befinden, um den unteren Rückenbereich nicht zu überlasten. Kürzere Bewegungen sind bei dieser Übung empfehlenswerter.
- Die Gewichtsscheiben sollen in der Ausgangsposition mit leicht nach vorne gebeugtem Oberkörper keinen Kontakt mit dem Gewichtsschlitten haben, um ständige Spannung in der Rückenmuskulatur zu halten.

Variation
- Hyperextensions (siehe Seite 156)

Empfohlenes Trainingsgewicht
Beginner: 25–35 kg
Fortgeschrittene: 40–60 kg
Weit Fortgeschrittene: 65–90 kg

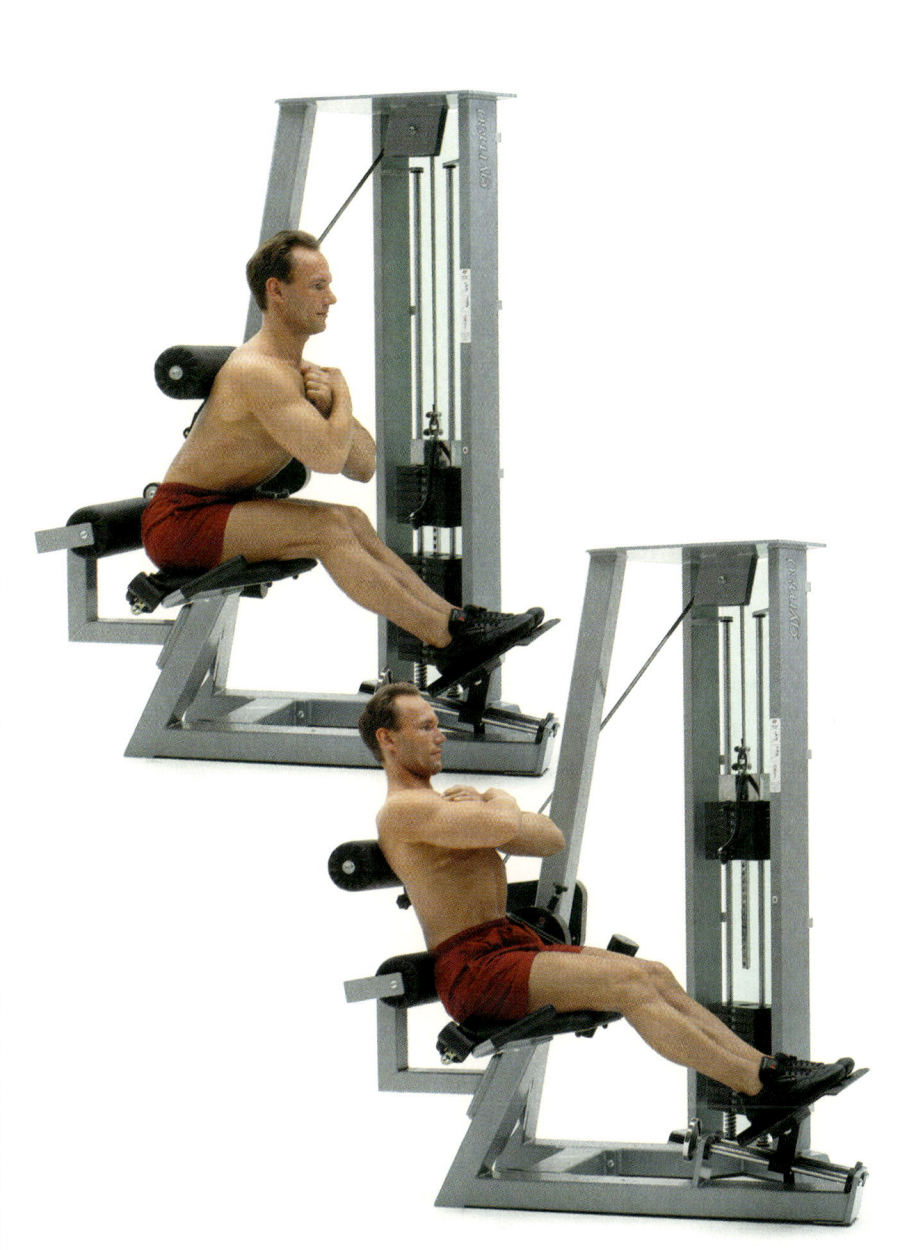

Bauchmuskulatur

ROMAN CHAIR SIT-UPS

Trainierte Muskulatur
Gerader Bauchmuskel, besonders oberer Bereich

Übungsbeschreibung
- Setzen Sie sich mit angewinkelten Knien auf eine abgeschrägte Trainingsbank, fixieren Sie Ihre Füße in der dafür vorgesehenen Halterung. Die Hände befinden sich an den Schläfen.
- Bewegen Sie den Oberkörper so weit nach hinten, dass Sie eine deutliche Spannung in den Bauchmuskeln spüren.
- Richten Sie den Oberkörper wieder in die Ausgangsposition auf.
- Atmen Sie beim Aufrichten aus.

Tipp zur korrekten Technik
- Machen Sie während der Bewegung einen leichten Rundrücken, damit Sie den unteren Rücken nicht überlasten.

Empfohlene Wiederholungen
Beginner: 10–15
Fortgeschrittene: 20–35
Weit Fortgeschrittene: 35–100

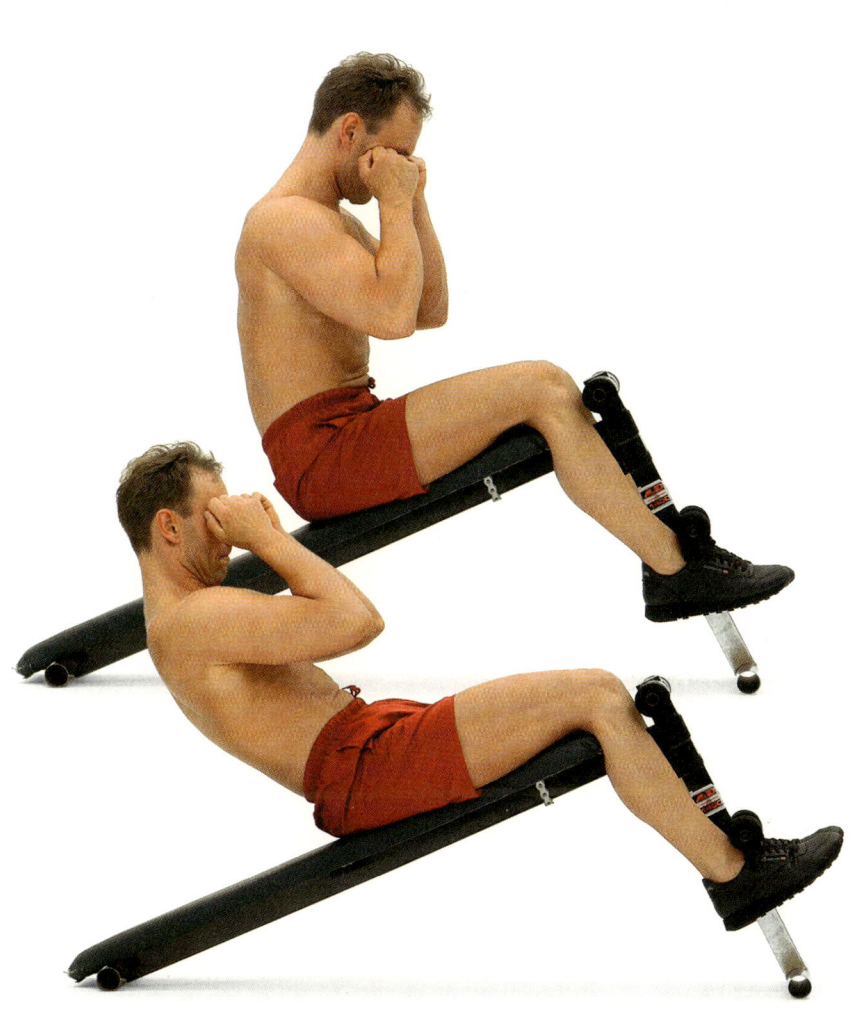

CRUNCH AUF DEM BODEN

Trainierte Muskulatur

Gerader Bauchmuskel, oberer und unterer Bereich

Übungsbeschreibung

- Legen Sie sich mit angewinkelten Oberschenkeln und gekreuzten Unterschenkeln rücklings auf den Boden. Halten Sie die Knie zusammen. Die Hände befinden sich an den Schläfen, der Kopf hat keinen Bodenkontakt.
- Ziehen Sie die Knie in Richtung Oberkörper, heben Sie den Kopf so weit nach vorne, dass sich Ellenbogen und Oberschenkel berühren.
- Senken Sie den Kopf wieder ab, bewegen Sie die Oberschenkel wieder vom Körper weg.
- Atmen Sie beim Anziehen aus.

Tipps zur korrekten Technik

- Bewegen Sie die Beine nur so weit vom Körper weg, dass Sie nicht ins Hohlkreuz gehen müssen, damit Sie den unteren Rücken nicht überlasten.
- Halten Sie Knie und Ellenbogen während der Bewegung stets zusammen.

Variationen

- Cable-Crunch (siehe S. 164)
- Crunch, sitzend (siehe S. 166)

Empfohlene Wiederholungen

Beginner: 10–15
Fortgeschrittene: 25–50
Weit Fortgeschrittene: 50–100

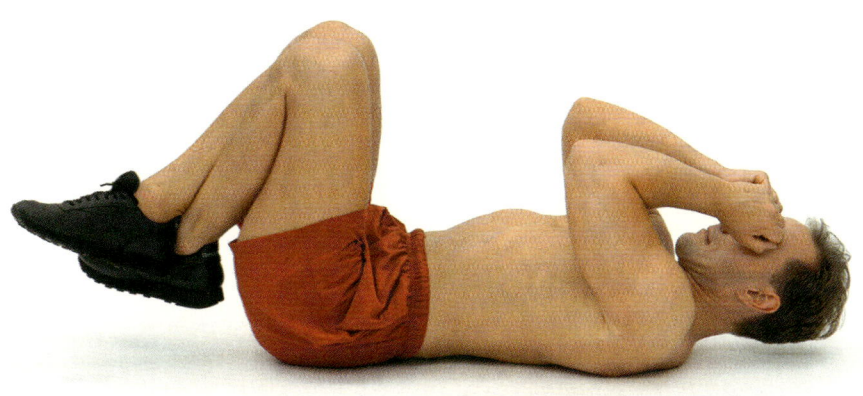

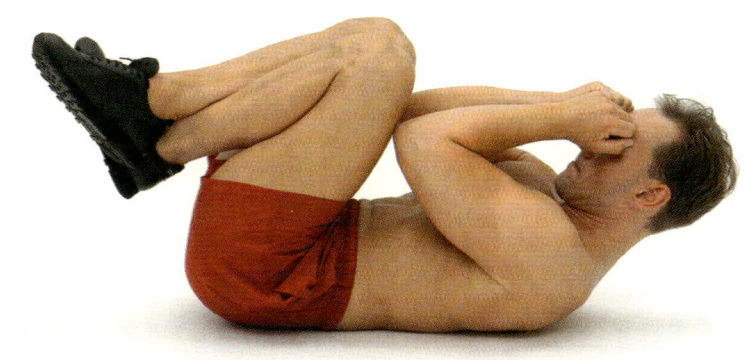

CABLE-CRUNCH

Trainierte Muskulatur

Gerader Bauchmuskel, besonders oberer Bereich

Übungsbeschreibung

- Knien Sie sich vor den Zugturm, halten Sie ein Seil mit beiden Händen auf Höhe der Schläfen. Der Po ruht auf den Fersen.
- Bewegen Sie den Oberkörper so weit nach unten, dass die Ellenbogen Kontakt mit dem Boden bekommen.
- Bringen Sie den Oberkörper wieder in die Ausgangsposition zurück.
- Atmen Sie aus, wenn Sie sich nach unten beugen.

Tipps zur korrekten Technik

- Blicken Sie während der Bewegung nach unten.
- Machen Sie beim Nach-unten-Beugen einen leichten Rundrücken, um den unteren Rücken nicht zu überlasten.
- Halten Sie die Ellenbogen zusammen.
- Halten Sie mit dem Po Kontakt zu den Fersen.
- Vermeiden Sie den Kontakt der Gewichtsscheiben mit dem Gewichtsschlitten, um eine ständige Spannung in den Bauchmuskeln zu halten.

Variationen

- Crunch auf dem Boden (siehe S. 162)
- Crunch an der Maschine, sitzend (siehe S. 166)

Empfohlene Wiederholungen und Zusatzgewicht

Beginner: 10–15 / 10–15 Kilogramm
Fortgeschrittene: 15–25 / 15–20 Kilogramm
Weit Fortgeschrittene: 25–50 / 20–30 Kilogramm

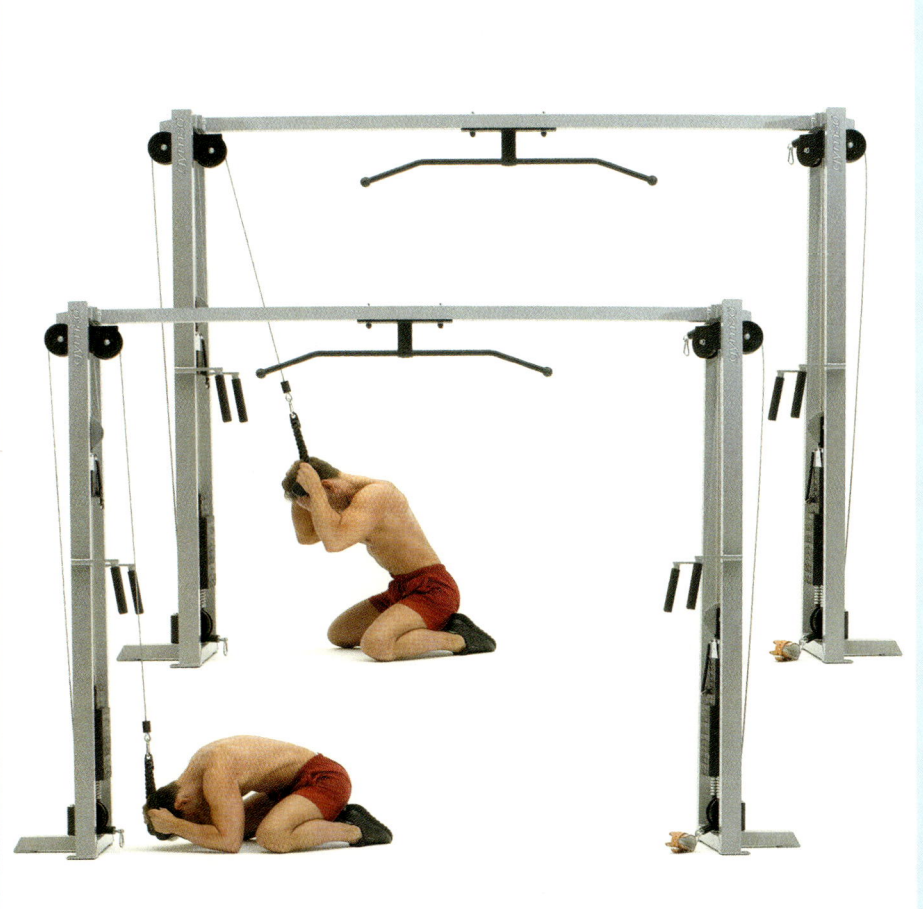

CRUNCH AN DER MASCHINE, SITZEND

Trainierte Muskulatur
Gerader Bauchmuskel, oberer und unterer Bereich

Übungsbeschreibung
- Setzen Sie sich mit aufrechtem Oberkörper in die Crunch-Maschine, fassen Sie mit den Händen die seitlich auf Kopfhöhe angebrachten Griffe. Halten Sie mit dem Rücken Kontakt zum Rückenpolster, mit dem Po zum hochgeklappten Sitzpolster. Stellen Sie die Füße in die dafür vorgesehenen Rollen.
- Bewegen Sie den Oberkörper nach unten und ziehen Sie die Beine gleichzeitig nach oben an.
- Atmen Sie aus, wenn Sie sich nach vorne beugen.

Tipps zur korrekten Technik
- Halten Sie das Kinn während der Bewegung am oberen Brustansatz.
- Machen Sie während der Bewegung einen leichten Rundrücken, um den unteren Rücken nicht zu überlasten.
- Vermeiden Sie den Kontakt der Gewichtsscheiben mit dem Gewichtsschlitten, um eine ständige Spannung in der Bauchmuskulatur zu halten.

Variationen
- Crunch auf dem Boden (siehe S. 162)
- Cable-Crunch (siehe S. 164)

Empfohlene Wiederholungen und Zusatzgewicht
Beginner: 10–15 / 5–10 Kilogramm
Fortgeschrittene: 20–30 / 15–25 Kilogramm
Weit Fortgeschrittene: 30–50 / 25–35 Kilogramm

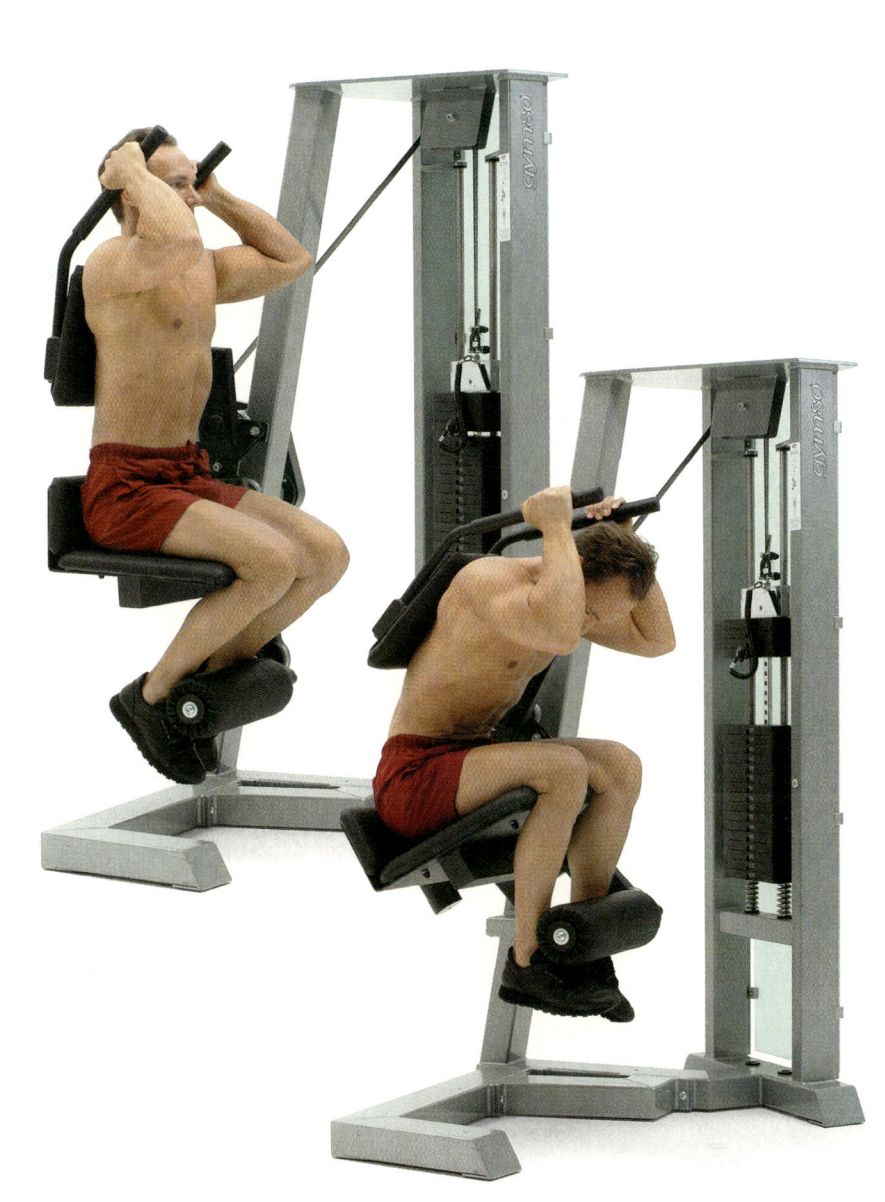

BEINHEBEN LIEGEND AUF DEM BODEN

Trainierte Muskulatur

Gerader Bauchmuskel, besonders unterer Bereich

Übungsbeschreibung

- Legen Sie sich rücklings auf den Boden. Die Hände befinden sich unter dem Po, der Kopf und die Füße haben keinen Bodenkontakt.
- Heben Sie die Beine so weit nach oben an, dass sich die Füße etwa senkrecht zum Boden befinden.
- Senken Sie die Beine wieder in die Ausgangsposition ab.
- Atmen Sie beim Anheben aus.

Tipps zur korrekten Technik

- Halten Sie den unteren Rücken immer flach auf dem Boden, um ihn nicht zu überlasten.
- Winkeln Sie die Knie während der Bewegung leicht an.

Variation

- Beinheben liegend auf der Bank (siehe S. 170)

Empfohlene Wiederholungen

Beginner: 10–15
Fortgeschrittene: 25–50
Weit Fortgeschrittene: 50–100

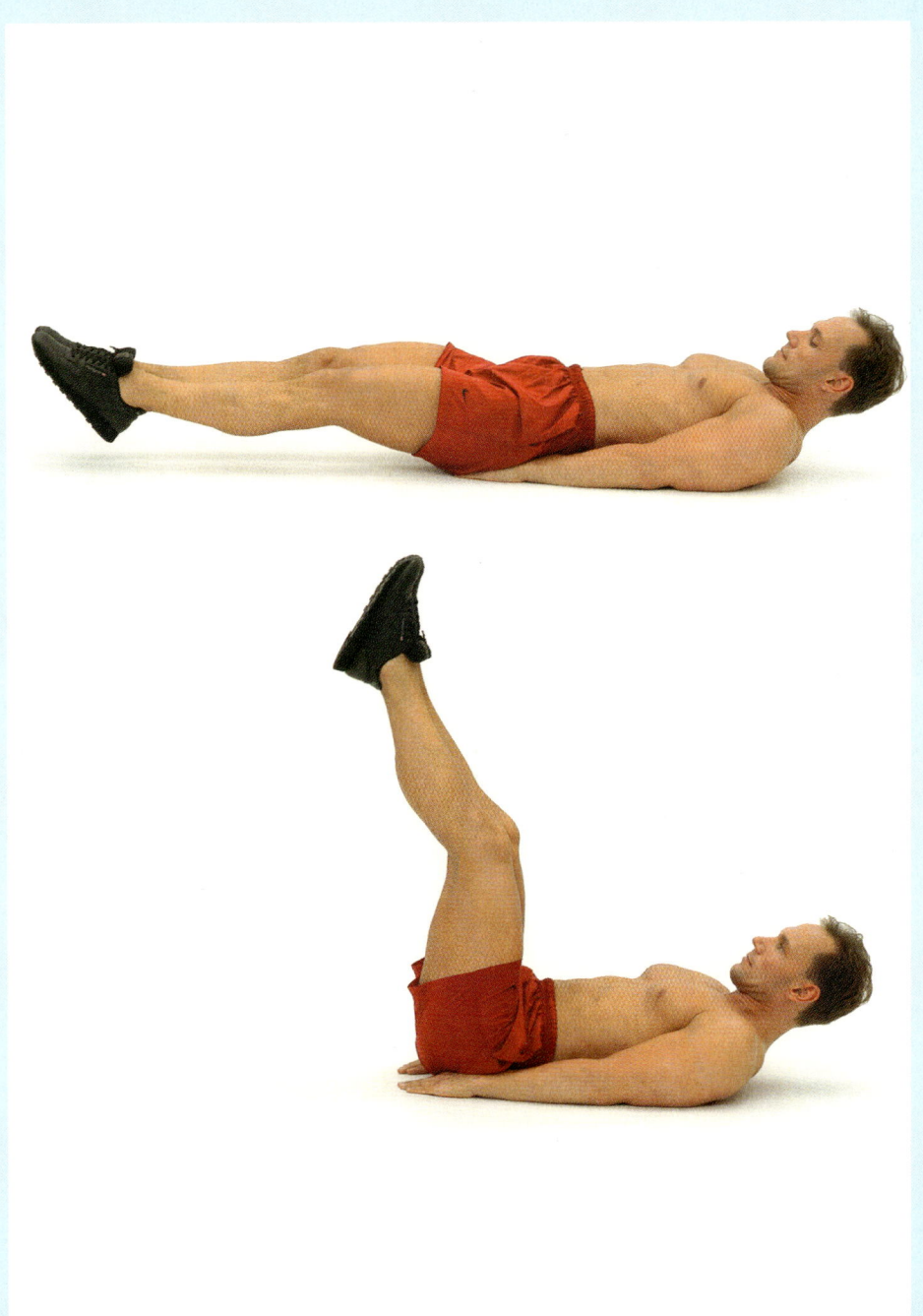

BEINHEBEN LIEGEND AUF DER BANK

Trainierte Muskulatur

Gerader Bauchmuskel, besonders unterer Bereich

Übungsbeschreibung

- Legen Sie sich rücklings auf eine Flachbank, fassen Sie mit den Händen die Halterungsstangen der Trainingsbank. Die Füße befinden sich unterhalb der Trainingsbank, der Kopf hat keinen Kontakt mit dem Ende der Bank.
- Heben Sie die Beine so weit nach oben, dass sich die Füße etwa in senkrechter Position zum Boden befinden.
- Senken Sie die Beine wieder in die Ausgangsposition ab.
- Atmen Sie beim Anheben aus.

Tipps zur korrekten Technik

- Halten Sie den unteren Rücken immer flach auf dem Boden, um ihn nicht zu überlasten.
- Winkeln Sie die Knie während der Bewegung leicht an.

Variation

- Beinheben liegend auf dem Boden (siehe S. 168)

Empfohlene Wiederholungen

Beginner: 10–15
Fortgeschrittene: 20–50
Weit Fortgeschrittene: 50–100

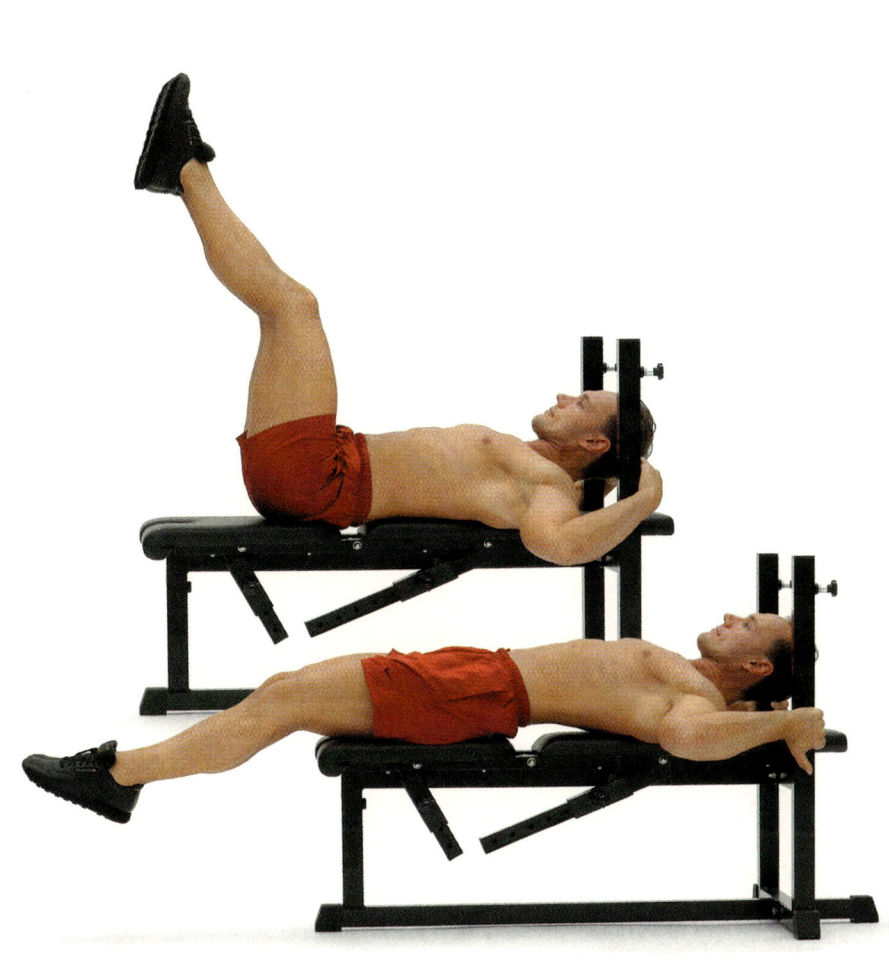

BEINHEBEN HÄNGEND

Trainierte Muskulatur

Gerader Bauchmuskel, besonders unterer Bereich

Übungsbeschreibung

- Hängen Sie sich mit etwas weiter als schulterbreitem Griff und gestrecktem Körper an die Klimmzugstange. Die Knie sind angewinkelt.
- Heben Sie die Beine so weit in Richtung Brustkorb, dass sich die Oberschenkel etwa in paralleler Position zum Boden befinden.
- Senken Sie die Beine wieder in die Ausgangsposition ab.
- Atmen Sie beim Hochziehen aus.

Tipp zur korrekten Technik

- Schwingen Sie nicht mit dem Oberkörper, um die Bauchmuskeln optimal zu belasten.
- Die Übung wird in ihrem Schwierigkeitsgrad wesentlich erhöht, wenn Sie die Beine während der Bewegung fast nach vorne strecken.

Empfohlene Wiederholungen

Beginner: 10–15
Fortgeschrittene: 15–20
Weit Fortgeschrittene: 20–30

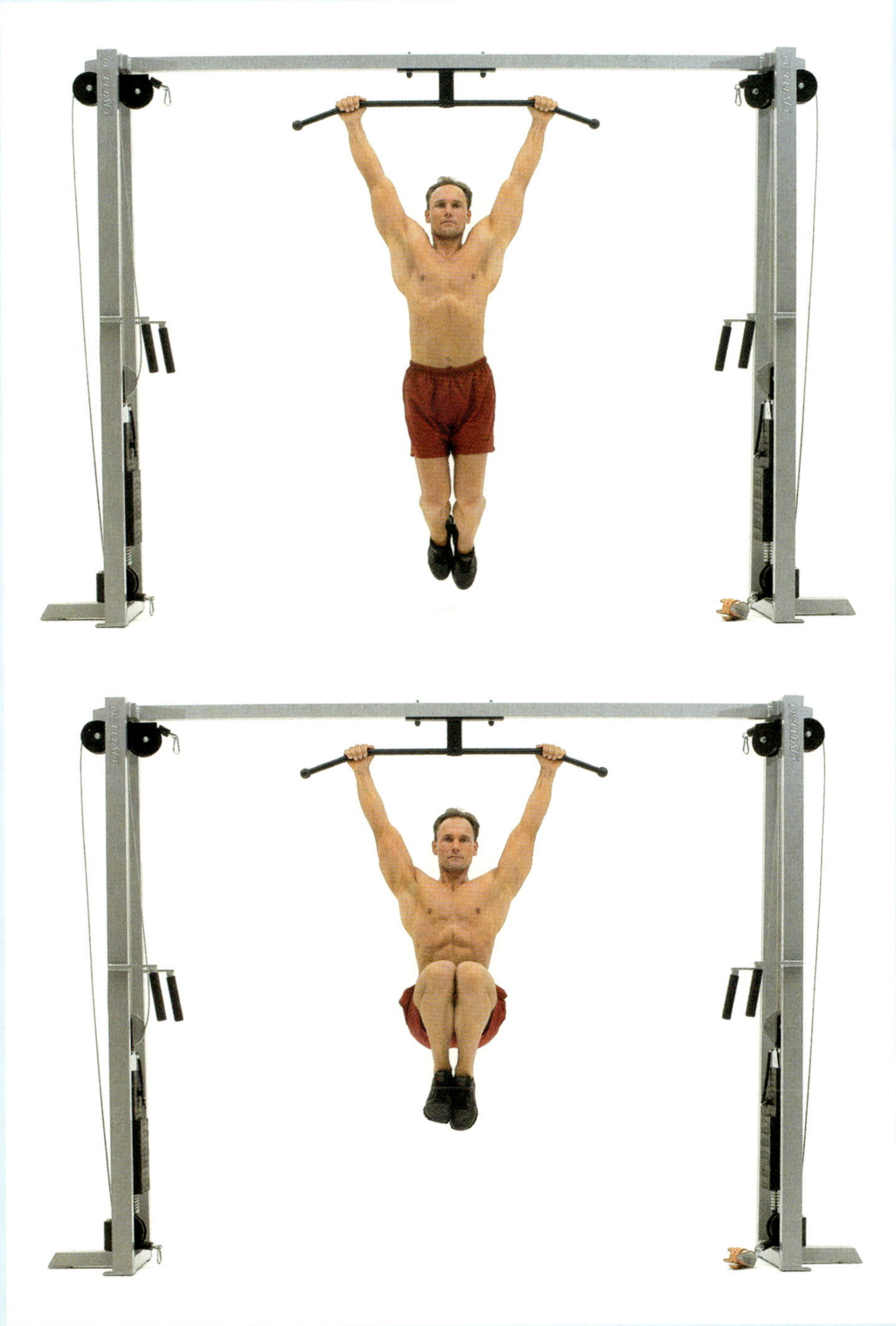

BEINHEBEN AM HOLM

Trainierte Muskulatur

Gerader Bauchmuskel, besonders unterer Bereich

Übungsbeschreibung

- Hängen Sie sich mit auf den Armpolstern abgestützten Unterarmen und gestreckten Beinen an den Holm, fassen Sie mit den Händen die dafür vorgesehenen Griffe. Die Knie sind angewinkelt.
- Heben Sie die Beine so weit in Richtung Brustkorb, dass sich die Oberschenkel in paralleler Position zum Boden befinden.
- Senken Sie die Beine wieder in die Ausgangsposition ab.
- Atmen Sie beim Anziehen aus.

Tipp zur korrekten Technik

- Schwingen Sie nicht mit dem Oberkörper, um die Bauchmuskeln optimal zu belasten.
- Die Übung wird in ihrem Schwierigkeitsgrad wesentlich erhöht, wenn Sie die Beine während der Bewegung fast nach vorne strecken.

Empfohlene Wiederholungen

Beginner: 10–15
Fortgeschrittene: 15–25
Weit Fortgeschrittene: 25–50

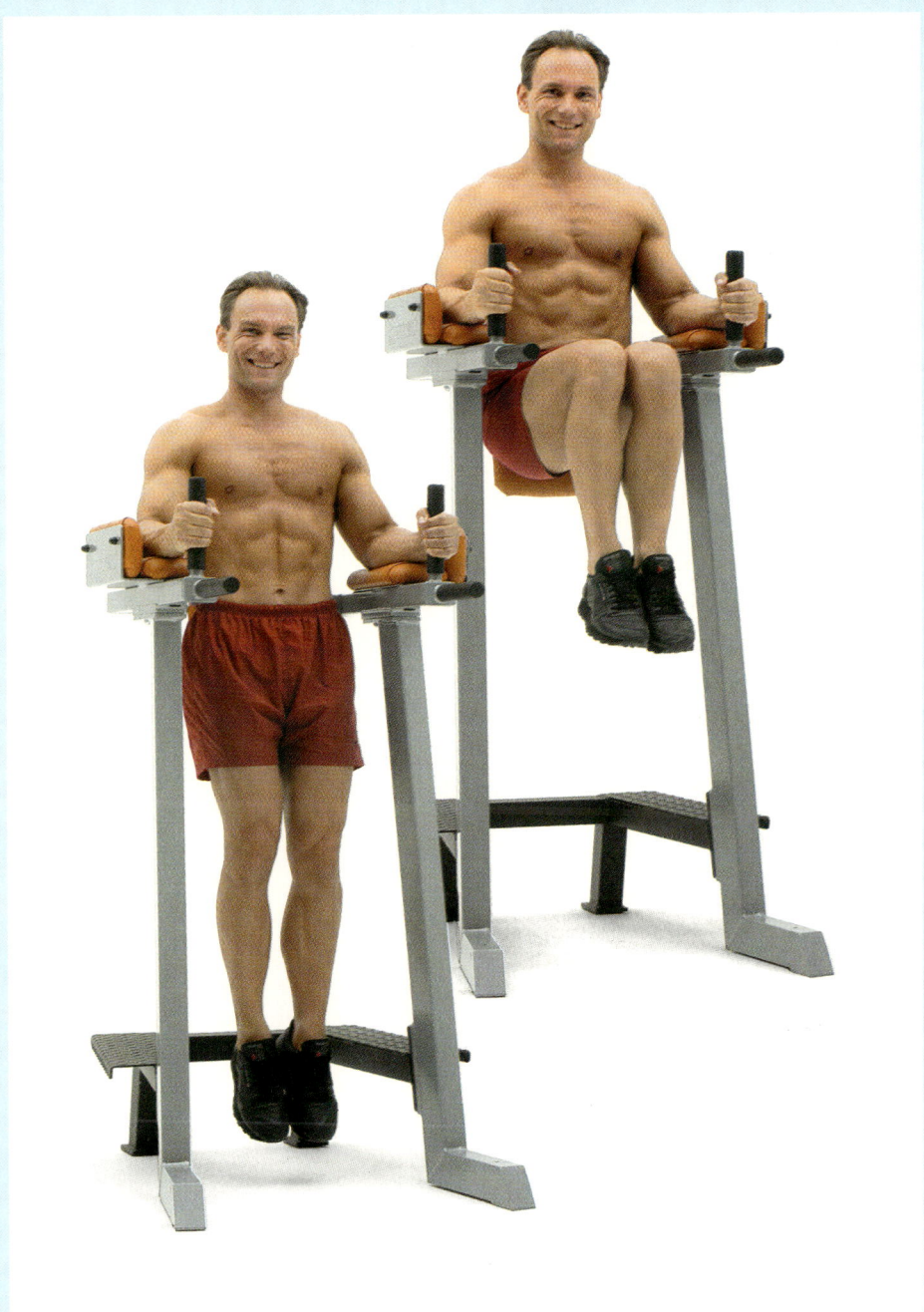

BEINE ANZIEHEN SITZEND AUF DER BANK

Trainierte Muskulatur
Gerader Bauchmuskel, besonders unterer Bereich

Übungsbeschreibung
- Setzen Sie sich mit gestreckten Beinen und leicht nach hinten gebeugtem Oberkörper auf das Ende einer Flachbank. Die Hände stützen den Körper seitlich neben den Hüften auf dem Bankpolster ab.
- Ziehen Sie die Oberschenkel so weit in Richtung Brustkorb, dass eine deutliche Spannung in der Bauchmuskulatur zu spüren ist.
- Bewegen Sie die Beine wieder in die Ausgangsposition zurück.
- Atmen Sie beim Anziehen aus.

Tipp zur korrekten Technik
- Schwingen Sie nicht mit dem Oberkörper, um die Bauchmuskeln optimal zu belasten.

Empfohlene Wiederholungen
Beginner: 10–15
Fortgeschrittene: 15–25
Weit Fortgeschrittene: 25–50

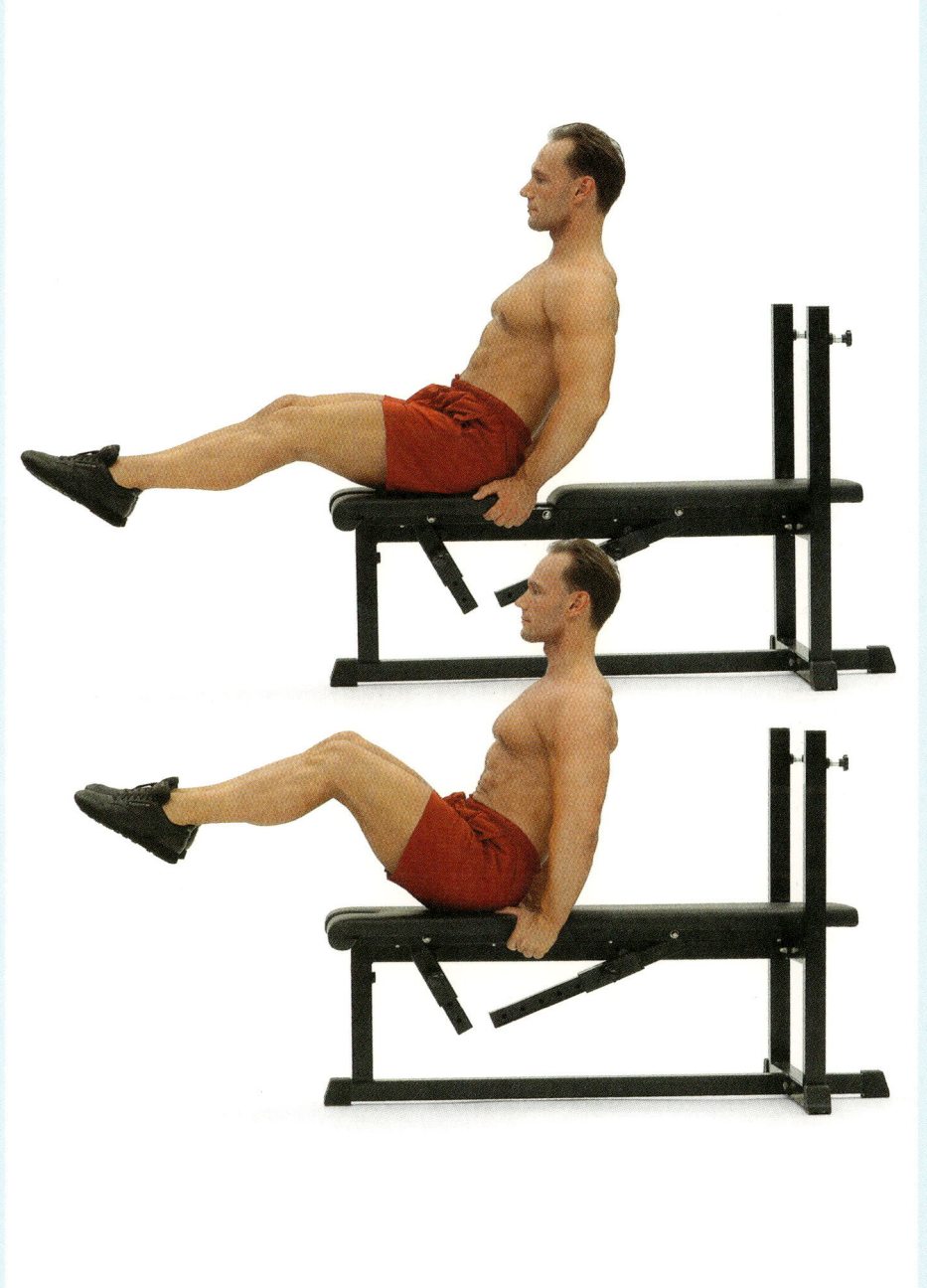

BEINE KREUZEN IM SITZEN

Trainierte Muskulatur
Gerader Bauchmuskel, besonders unterer Bereich

Übungsbeschreibung
- Setzen Sie sich mit leicht nach hinten gebeugtem Oberkörper und hinter dem Po abgestützten Händen auf den Boden. Die Beine sind leicht gespreizt, die Füße haben keinen Bodenkontakt.
- Kreuzen Sie die Beine über einander.
- Bewegen Sie die Beine wieder in die Ausgangsposition zurück.
- Atmen Sie beim Kreuzen aus.

Tipp zur korrekten Technik
- Schwingen Sie während der Bewegung nicht mit dem Oberkörper, um die Bauchmuskulatur optimal zu trainieren

Empfohlene Wiederholungen
Beginner: 10–15
Fortgeschrittene: 15–25
Weit Fortgeschrittene: 25–50

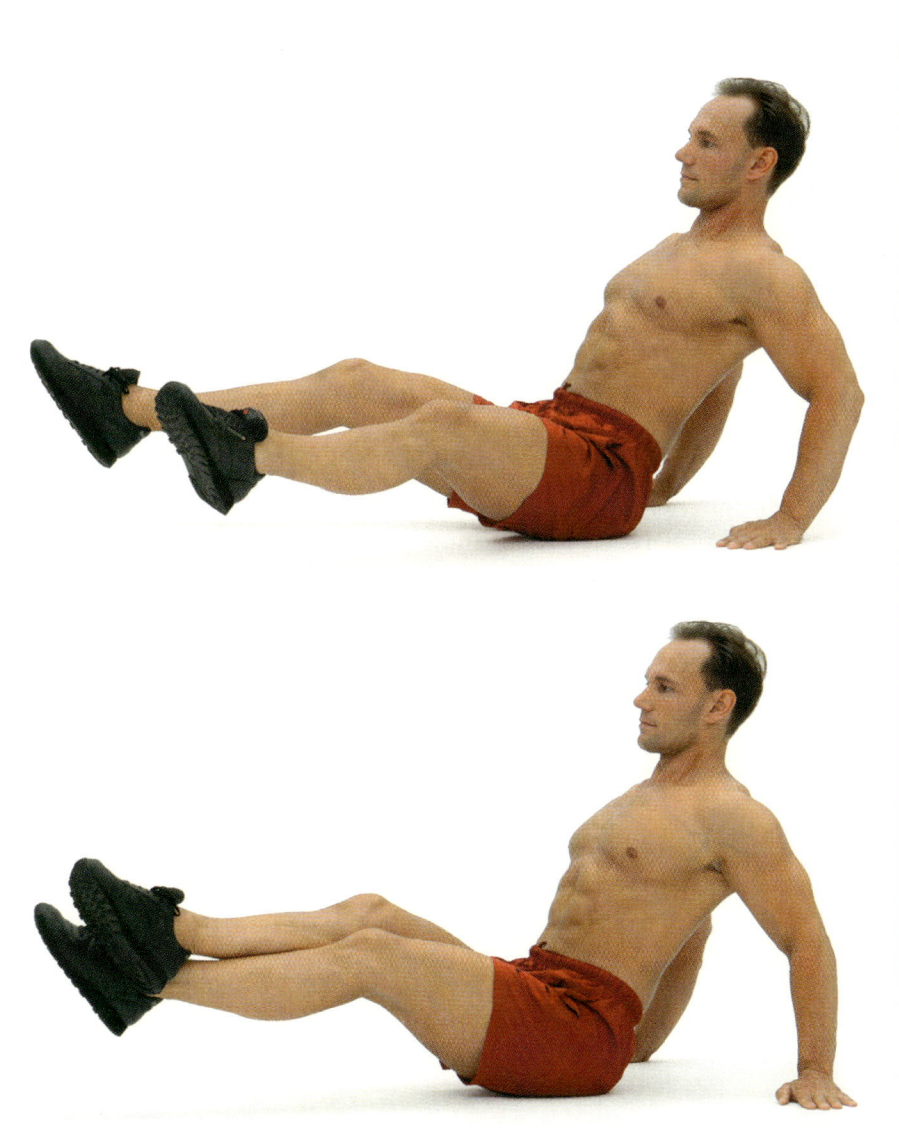

Bauchmuskeln

Schultermuskulatur

FRONTDRÜCKEN STEHEND MIT DER LANGHANTEL

Trainierte Muskulatur

Vorderer und seitlicher Schultermuskel, Trapezmuskel, Trizeps

Übungsbeschreibung

- Sie stehen aufrecht und halten eine Langhantel mit etwas weiter als schulterbreitem Griff auf Höhe der oberen Brustmuskulatur.
- Drücken Sie die Hantel bis zur vollen Streckung der Arme nach oben.
- Senken Sie das Gewicht wieder in die Ausgangsposition ab.
- Beim Hochdrücken ausatmen.

Tipps zur korrekten Übungstechnik

- Winkeln Sie die Knie leicht an, um den unteren Rückenbereich zu entlasten.
- Schwingen Sie während der Bewegung nicht mit dem Oberkörper, sondern halten Sie den Rücken möglichst gerade.

Variation

- Frontdrücken sitzend mit Kurzhanteln (siehe Seite 186).

Ergänzender Übungshinweis

- Frontdrücken stehend mit der Langhantel ist eine sehr effektive Grundübung für den Aufbau der Schultermuskulatur, aufgrund der hohen koordinativen Anforderungen des Bewegungsablaufs aber eher für erfahrene Athleten mit einem guten Körpergefühl zu empfehlen. Beginner sollten Nackendrücken sitzend (siehe Seite 182) oder Nackendrücken sitzend an der Multipresse (siehe Seite 184) bevorzugen.

Empfohlenes Trainingsgewicht

Beginner: nicht empfehlenswert
Fortgeschrittene: 40–60 kg
Weit Fortgeschrittene: 60–90 kg

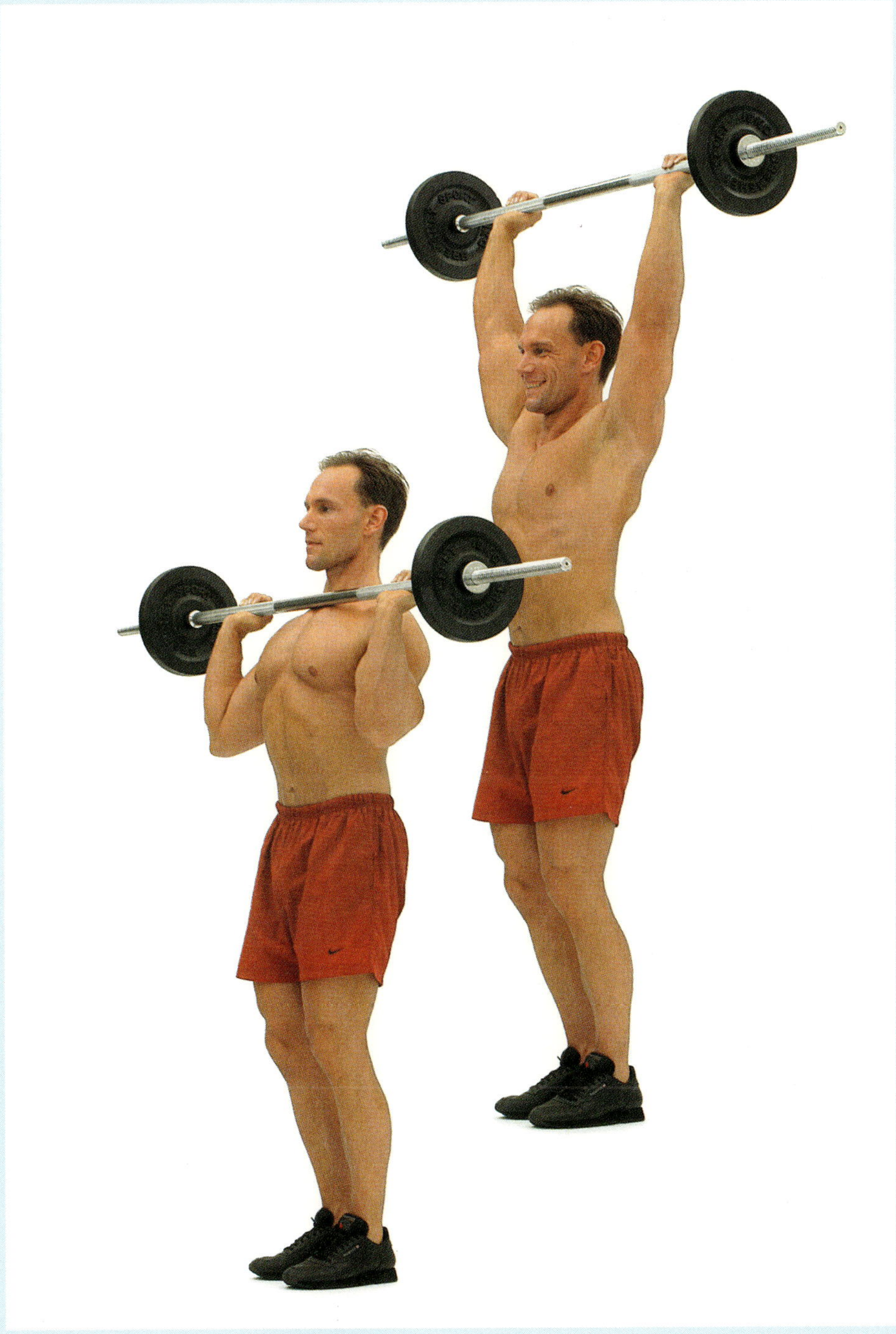

NACKENDRÜCKEN SITZEND

Trainierte Muskulatur

Vorderer und seitlicher Schultermuskel, Trapezmuskel, Trizeps

Übungsbeschreibung

- Sie sitzen am Ende einer Trainingsbank und halten mit weiter als schulterbreitem Griff eine Langhantel hinter Ihrem Nacken.
- Drücken Sie die Hantel bis zur vollen Streckung der Arme nach oben.
- Senken Sie das Gewicht wieder in die Ausgangsposition ab.
- Beim Hochdrücken ausatmen.

Tipp zur korrekten Übungstechnik

- Schwingen Sie während der Bewegung nicht mit dem Oberkörper, sondern halten Sie den Rücken möglichst gerade.

Variation

- Nackendrücken sitzend an der Multipresse (siehe Seite 184).

Ergänzender Übungshinweis

- Nackendrücken sitzend kann auch mit einer steil gestellten Rückenlehne trainiert werden, eine besonders für Beginner empfehlenswerte Übungsausführung. Die Lehne gibt Ihnen während der Bewegung zusätzlichen Halt, entlastet den Rücken und verlagert die Belastung gezielt auf die Schultermuskeln. Nackendrücken ohne Rückenlehne entwickelt durch das Ausbalancieren der Bewegung die Rückenmuskulatur effektiver als die Übungsvariante mit Rückenlehne.

Empfohlenes Trainingsgewicht

Beginner: 20–30 kg
Fortgeschrittene: 40–60 kg
Weit Fortgeschrittene: 60–90 kg

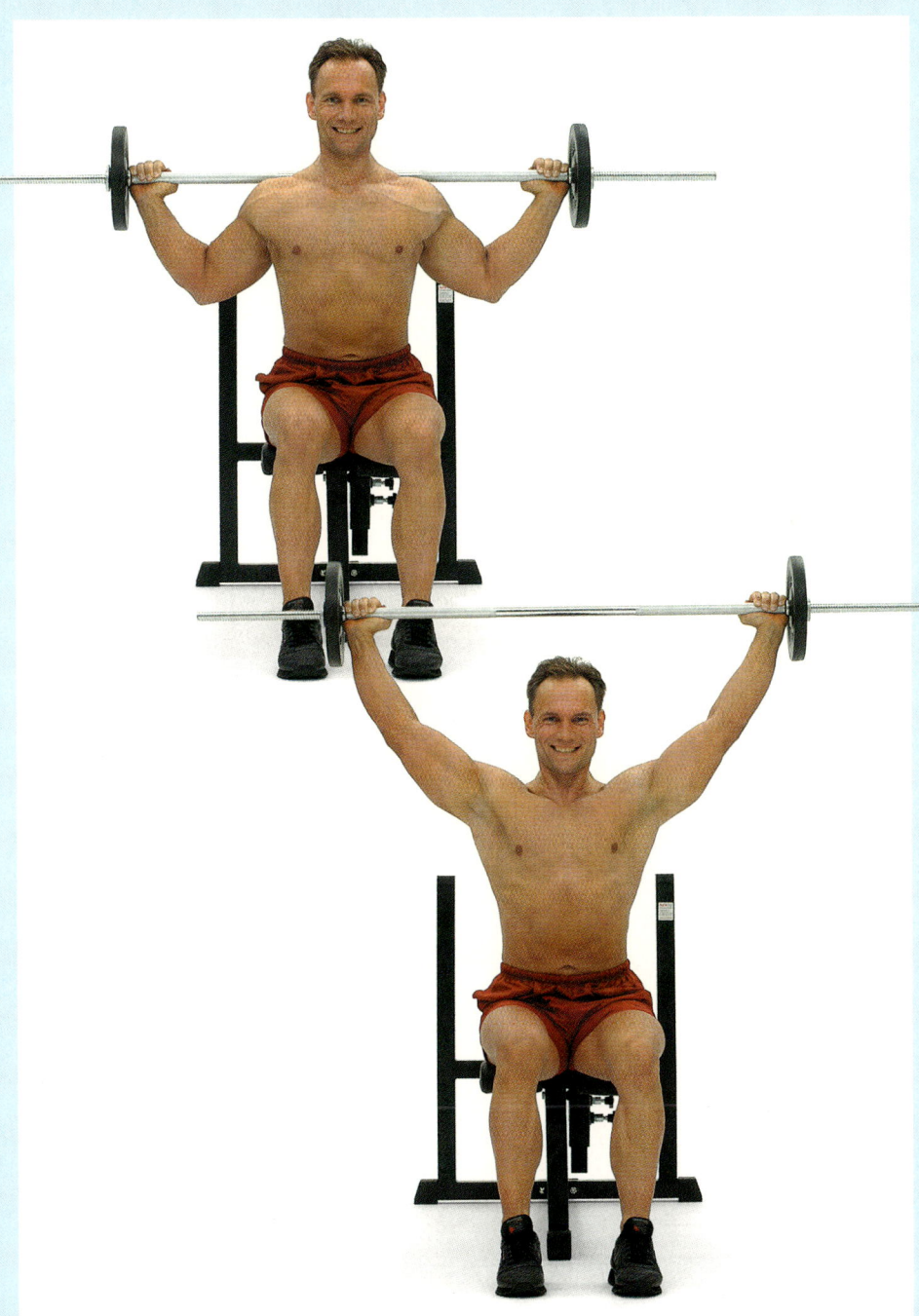

Trainierte Muskulatur

Vorderer und seitlicher Schultermuskel, Trapezmuskel, Trizeps

Übungsbeschreibung

- Sie sitzen in der Multipresse am Ende einer Trainingsbank mit steil gestellter Rückenlehne und halten die Hantelstange mit weiter als schulterbreitem Griff hinter Ihrem Nacken.
- Drücken Sie das Gewicht bis zur vollen Streckung der Arme nach oben.
- Senken Sie den Gewichtsschlitten wieder in die Ausgangsposition ab.
- Beim Hochdrücken ausatmen.

Variation

- Nackendrücken sitzend (siehe Seite 182).

Ergänzende Übungshinweise

- Aufgrund der durch den Gewichtsschlitten geführten Bewegung werden bei dieser Übung geringere koordinative Anforderungen gestellt als bei der Übungsvariante mit freien Gewichten (siehe Seite 182).
- Nackendrücken sitzend an der Multipresse können Sie auch ohne Rücken- lehne trainieren. Das Training ohne Rückenlehne kräftigt den Rücken effektiver, ist aber eher für fortgeschrittene Athleten mit einem guten Körpergefühl zu empfehlen.

Empfohlenes Trainingsgewicht

Beginner: 20–30 kg
Fortgeschrittene: 40–60 kg
Weit Fortgeschrittene: 60–90 kg

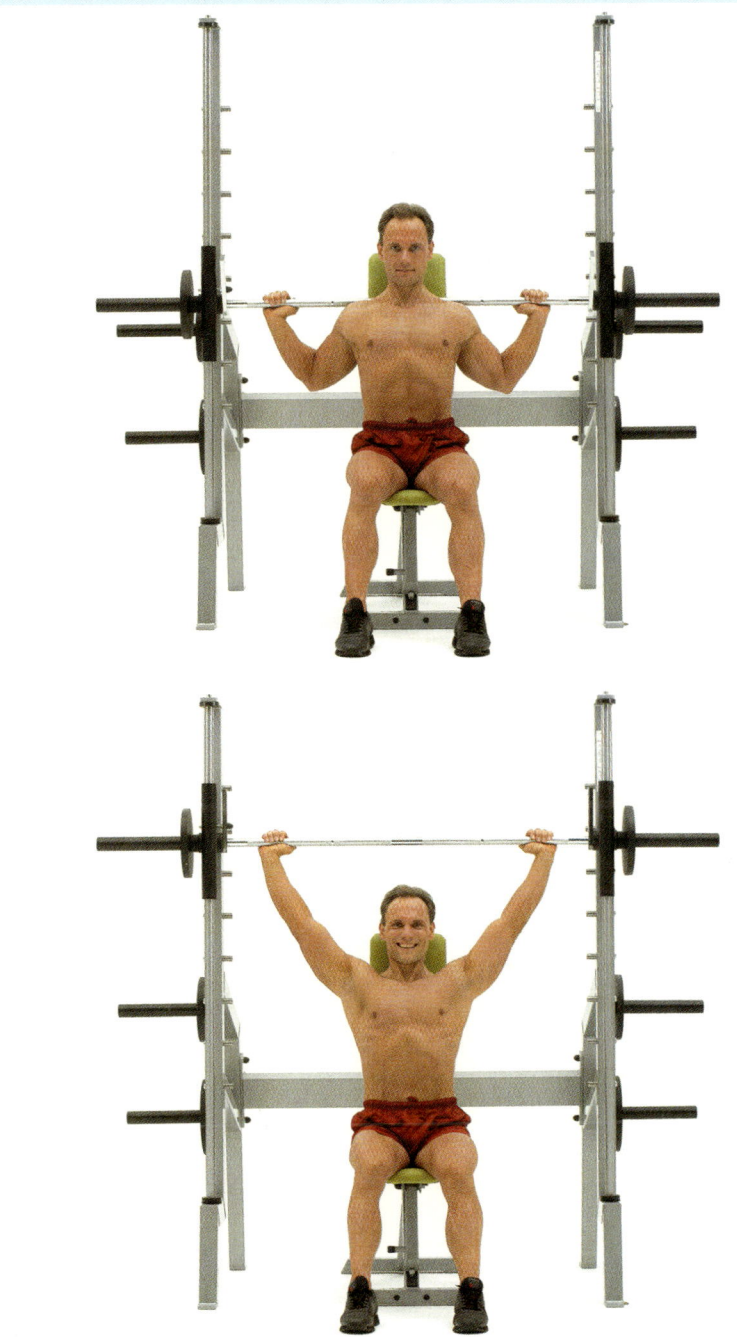

FRONTDRÜCKEN SITZEND MIT KURZHANTELN

Trainierte Muskulatur

Vorderer und seitlicher Schultermuskel, Trapezmuskel, Trizeps

Übungsbeschreibung

- Sie sitzen am Ende einer Trainingsbank und halten in jeder Hand eine Kurzhantel auf Schulterhöhe.
- Drücken Sie die Gewichte bis zur vollen Streckung der Arme nach oben.
- Senken Sie die Hanteln wieder in die Ausgangsposition ab.
- Beim Hochdrücken ausatmen.

Tipp zur korrekten Übungstechnik

- Schwingen Sie während der Bewegung nicht mit dem Oberkörper, sondern halten Sie den Rücken möglichst gerade.

Ergänzende Übungshinweise

- Frontdrücken sitzend kann auch mit steil gestellter Rückenlehne trainiert werden. Die Übungsausführung ohne Rückenlehne entwickelt den Rücken besser, ist aber aufgrund der erhöhten koordinativen Anforderungen eher für fortgeschrittene Athleten empfehlenswert. Das Training mit Rückenlehne verlagert die Belastung gezielt auf die Schultermuskeln.
- Wenn Sie mit sehr schweren Kurzhanteln trainieren, ist es empfehlenswert, sich diese von einem Trainingspartner reichen zu lassen.

Empfohlenes Trainingsgewicht

Beginner: 10–15 kg
Fortgeschrittene: 15–25 kg
Weit Fortgeschrittene: 25–40 kg

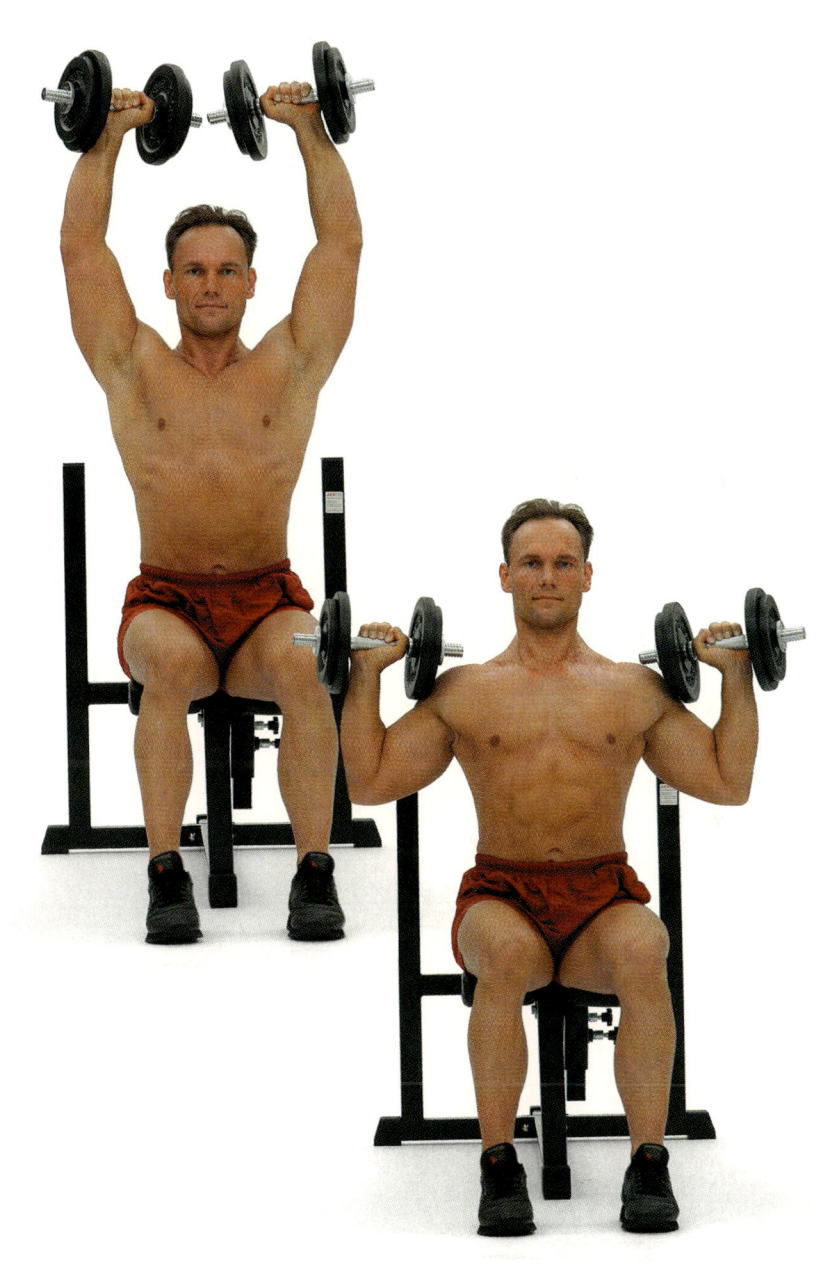

Trainierte Muskulatur

Vorderer, seitlicher und hinterer Schultermuskel, Trapezmuskel

Übungsbeschreibung

- Sie stehen aufrecht und halten eine Langhantel mit engem Griff vor Ihren Oberschenkeln.
- Ziehen Sie das Gewicht so weit nach oben, bis die Hantelstange Ihr Kinn berührt.
- Senken Sie die Hantel wieder in die Ausgangsposition ab.
- Beim Anheben ausatmen.

Tipps zur korrekten Übungstechnik

- Winkeln Sie die Knie leicht an, um den unteren Rückenbereich zu entlasten.
- Schwingen Sie während der Bewegung nicht mit dem Oberkörper, sondern halten Sie den Rücken möglichst gerade.

Ergänzender Übungshinweis

- Ziehen Sie die Ellenbogen in der Endposition mit erhobenen Armen möglichst weit nach hinten und nach oben, um höchstmögliche Spannung im Schulterbereich zu erzielen.

Empfohlenes Trainingsgewicht

Beginner: 20–30 kg
Fortgeschrittene: 40–60 kg
Weit Fortgeschrittene: 60–70 kg

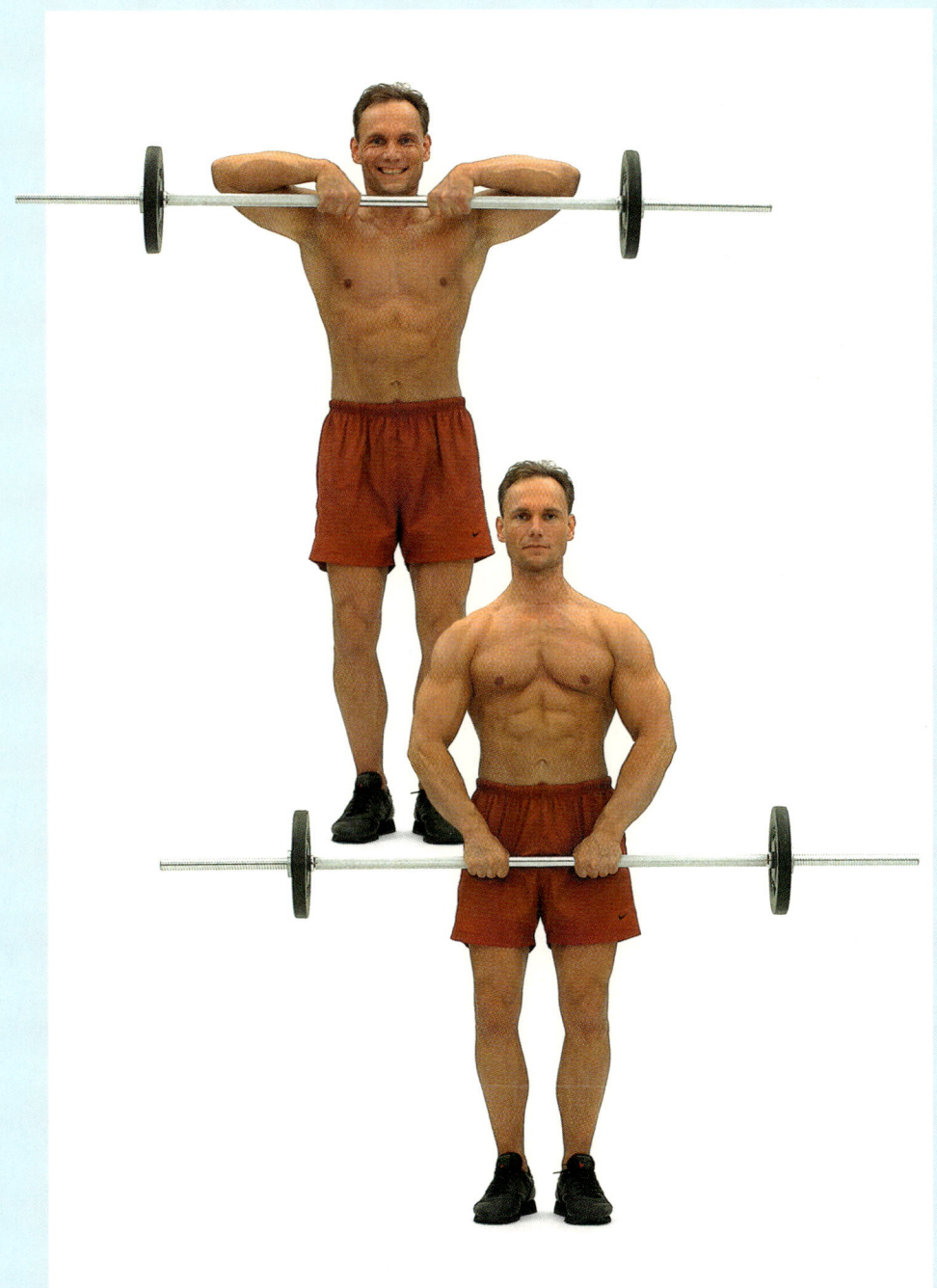

SEITHEBEN STEHEND

Trainierte Muskulatur
Seitlicher Schultermuskel

Übungsbeschreibung
- Sie stehen aufrecht und halten mit leicht gebeugten Ellenbogen in jeder Hand eine Kurzhantel seitlich vor Ihren Oberschenkeln.
- Heben Sie die Gewichte seitlich bis etwas oberhalb Schulterhöhe an.
- Senken Sie die Hanteln wieder in die Ausgangsposition ab.
- Beim Anheben ausatmen.

Tipps zur korrekten Übungstechnik
- Winkeln Sie die Knie leicht an, um den unteren Rückenbereich zu entlasten.
- Halten Sie die Ellenbogen während der Bewegung immer leicht gebeugt, um die Ellenbogengelenke nicht zu überlasten.
- Schwingen Sie nicht mit dem Oberkörper, sondern halten Sie den Rücken möglichst gerade.

Variationen
- Seitheben stehend, einarmig am Seilzug (siehe Seite 192)
- Seitheben sitzend an der Schultermaschine (siehe Seite 194)
- Seitheben auf der Schrägbank, einarmig (siehe Seite 196)

Ergänzender Übungshinweis
- Wenn Sie die Hände in der Position mit erhobenen Armen so drehen, als wenn Sie ein Glas Wasser ausgießen würden, dann wird auch der hintere Schultermuskel sehr gut trainiert.

Empfohlenes Trainingsgewicht
Beginner: 5–7,5 kg
Fortgeschrittene: 10–15 kg
Weit Fortgeschrittene: 15–22,5 kg

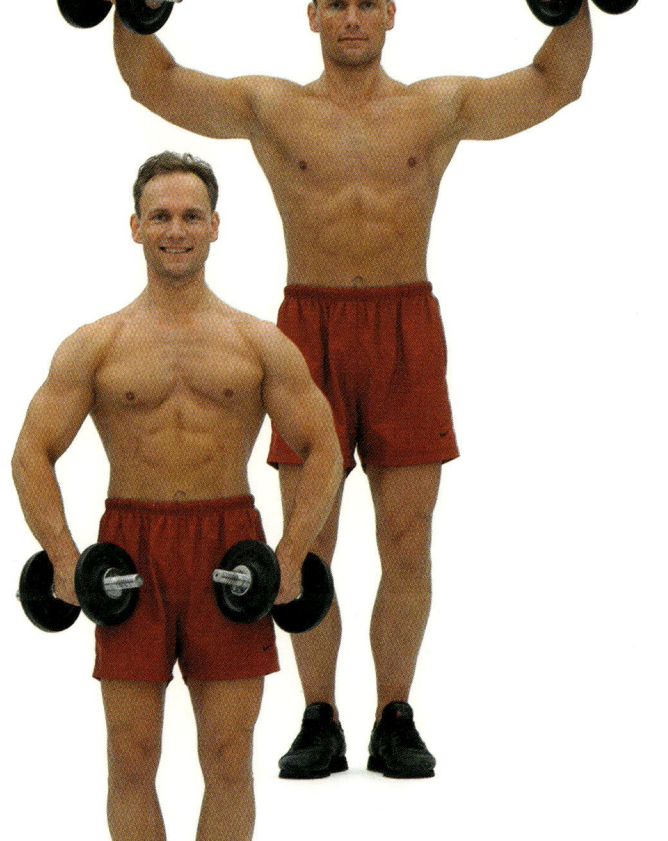

SEITHEBEN STEHEND, EINARMIG AM SEILZUG

Trainierte Muskulatur

Seitlicher Schultermuskel

Übungsbeschreibung

- Sie stehen aufrecht und halten in einer Hand mit leicht gebeugtem Ellenbogen einen Zuggriff vor Ihrem Körper.
- Die freie Hand ist seitlich aufgelegt oder umfasst die Stangen des Zugturms.
- Ziehen Sie den Zuggriff seitlich bis etwas über Schulterhöhe nach oben.
- Senken Sie den Arm wieder bis in die Ausgangsposition ab.
- Beim Anheben ausatmen.

Tipps zur korrekten Übungstechnik

- Winkeln Sie die Knie leicht an, um den unteren Rückenbereich zu entlasten.
- Halten Sie den Ellenbogen während der Bewegung immer leicht gebeugt, um das Ellenbogengelenk nicht zu überlasten.
- Schwingen Sie nicht mit dem Oberkörper, sondern halten Sie den Rücken möglichst gerade.

Variationen

- Seitheben stehend (siehe Seite 190)
- Seitheben sitzend an der Schultermaschine (siehe Seite 194)
- Seitheben auf der Schrägbank, einarmig (siehe Seite 196)

Ergänzender Übungshinweis

- Senken Sie den Arm nur so weit nach unten ab, dass die Gewichtsscheiben keinen Kontakt mit dem Gewichtsschlitten bekommen, um ständige Spannung in der Schultermuskulatur zu halten.

Empfohlenes Trainingsgewicht

Beginner: 7,5–12,5 kg
Fortgeschrittene: 15–20 kg
Weit Fortgeschrittene: 20–25 kg

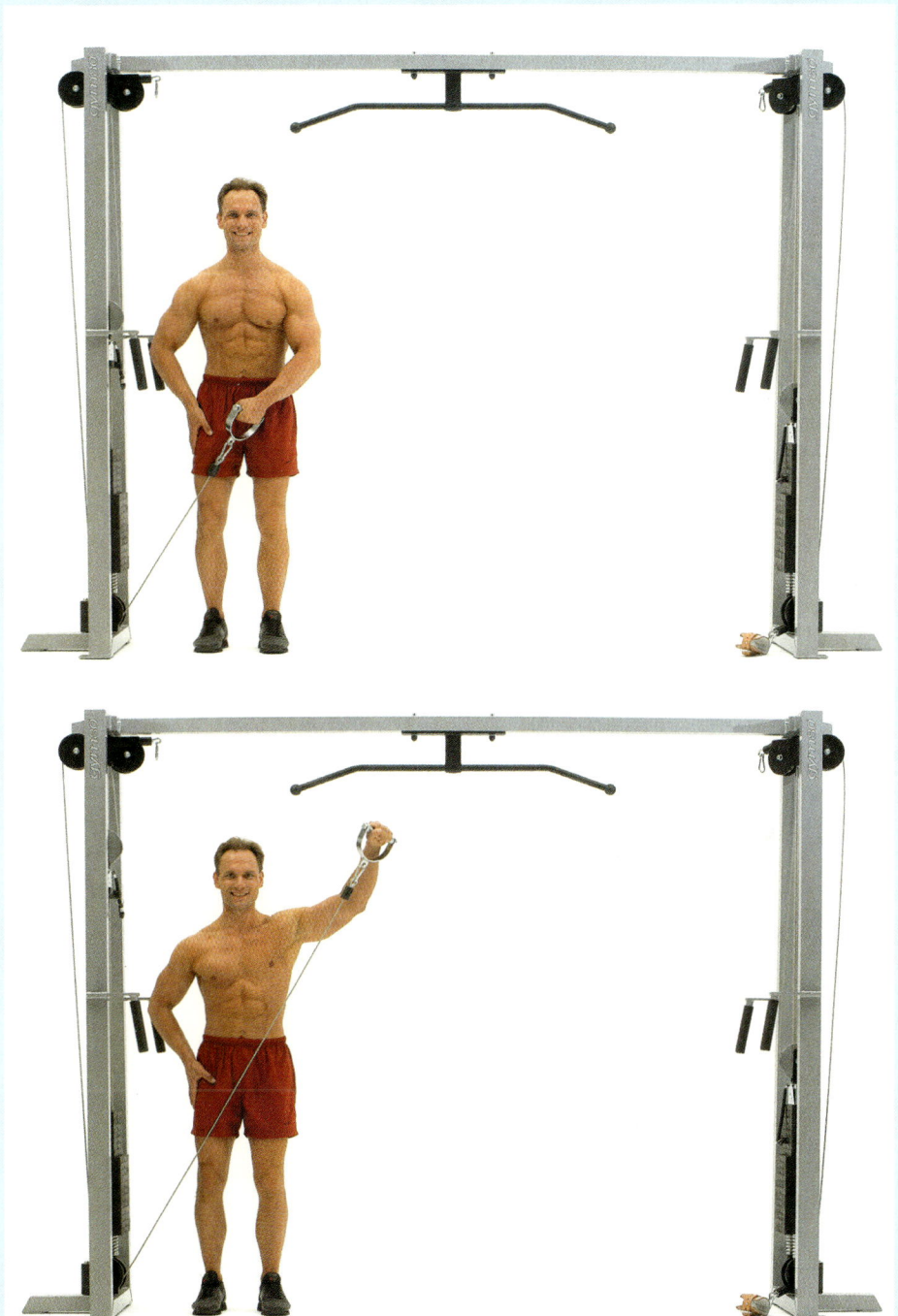

SEITHEBEN SITZEND AN DER SCHULTERMASCHINE

Trainierte Muskulatur

Seitlicher Schultermuskel

Übungsbeschreibung

- Sie sitzen mit unter den Rollen der Schultermaschine positionierten Ellenbogen auf dem Sitzpolster.
- Heben Sie die Ellenbogen seitlich bis auf Schulterhöhe nach oben.
- Senken Sie die Arme wieder in die Ausgangsposition ab.
- Beim Anheben ausatmen.

Tipps zur korrekten Übungstechnik

- Halten Sie die Ellenbogen immer in Kontakt mit den Polsterrollen.
- Schwingen Sie während der Bewegung nicht mit dem Oberkörper, sondern halten Sie den Rücken möglichst gerade.

Variationen

- Seitheben stehend (siehe Seite 190)
- Seitheben stehend, einarmig am Seilzug (siehe Seite 192)
- Seitheben auf der Schrägbank, einarmig (siehe Seite 196)

Ergänzende Übungshinweise

- Senken Sie die Arme nur so weit nach unten ab, dass die Gewichtsscheiben keinen Kontakt mit dem Gewichtsschlitten bekommen, um so ständige Spannung in der Schultermuskulatur zu halten.
- Üblicherweise hat die Schultermaschine eine Rückenlehne, um ein Schwingen im Oberkörper zu vermeiden.

Empfohlenes Trainingsgewicht

Beginner: 10–15 kg
Fortgeschrittene: 15–30 kg
Weit Fortgeschrittene: 30–50 kg

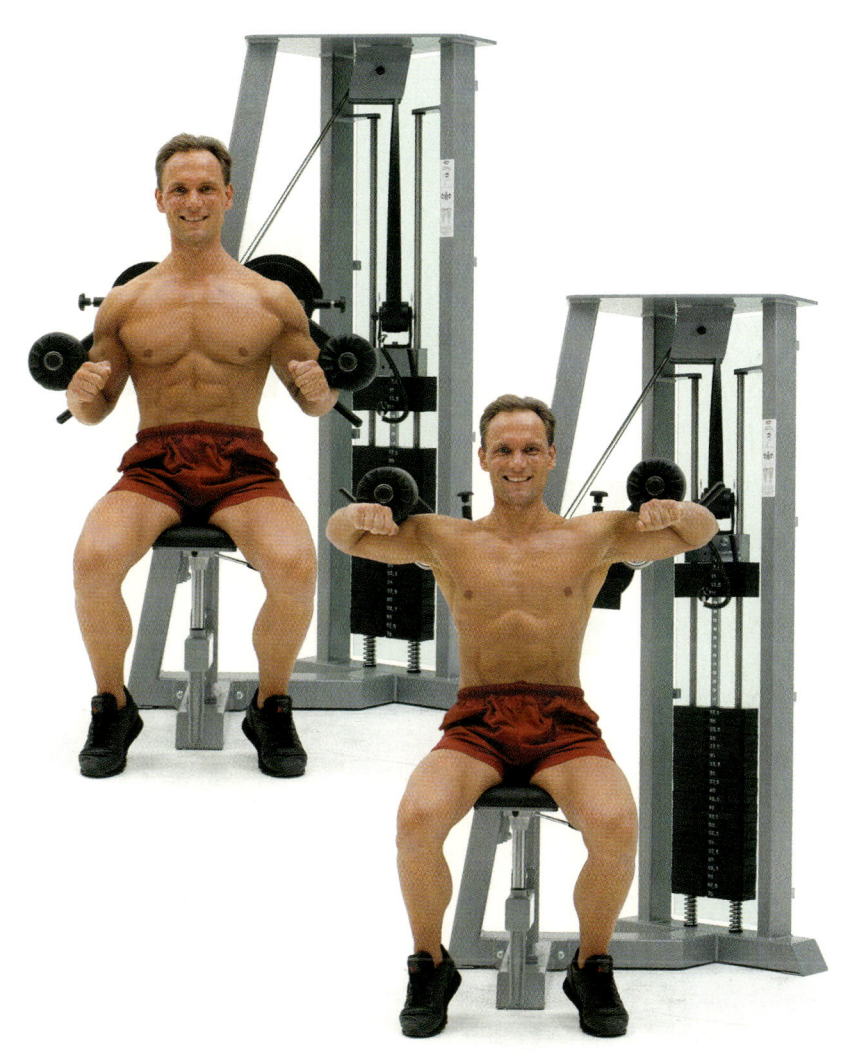

SEITHEBEN AUF DER SCHRÄGBANK, EINARMIG

Trainierte Muskulatur
Seitlicher Schultermuskel

Übungsbeschreibung
- Sie liegen seitlich mit leicht angewinkelten Knien und seitlich abgestütztem Oberkörper auf einer Trainingsbank mit schräg gestellter Rückenlehne und halten in einer Hand eine Kurzhantel mit leicht angewinkeltem Ellenbogen vor Ihrem Körper.
- Heben Sie das Gewicht so weit nach oben, bis sich der Oberarm senkrecht zum Boden befindet.
- Senken Sie den Arm wieder in die Ausgangsposition ab.
- Beim Anheben ausatmen.

Tipps zur korrekten Übungstechnik
- Halten Sie den Ellenbogen während der Bewegung immer leicht gebeugt, um das Ellenbogengelenk nicht zu überlasten.
- Schwingen Sie während der Bewegung nicht mit dem Oberkörper, sondern halten Sie den Rücken möglichst gerade.
- Legen Sie den Kopf nicht auf der Bank ab.

Variationen
- Seitheben stehend (siehe Seite 190)
- Seitheben stehend, einarmig am Seilzug (siehe Seite 192)
- Seitheben sitzend an der Schultermaschine (siehe Seite 194)

Ergänzender Übungshinweis
- Um ständige Spannung in der Schultermuskulatur zu halten, stoppen Sie die Abwärtsbewegung, kurz bevor die Hantel Kontakt mit Ihrem Oberschenkel bekommt.

Empfohlenes Trainingsgewicht
Beginner: 5–7,5 kg
Fortgeschrittene: 10–15 kg
Weit Fortgeschrittene: 15–20 kg

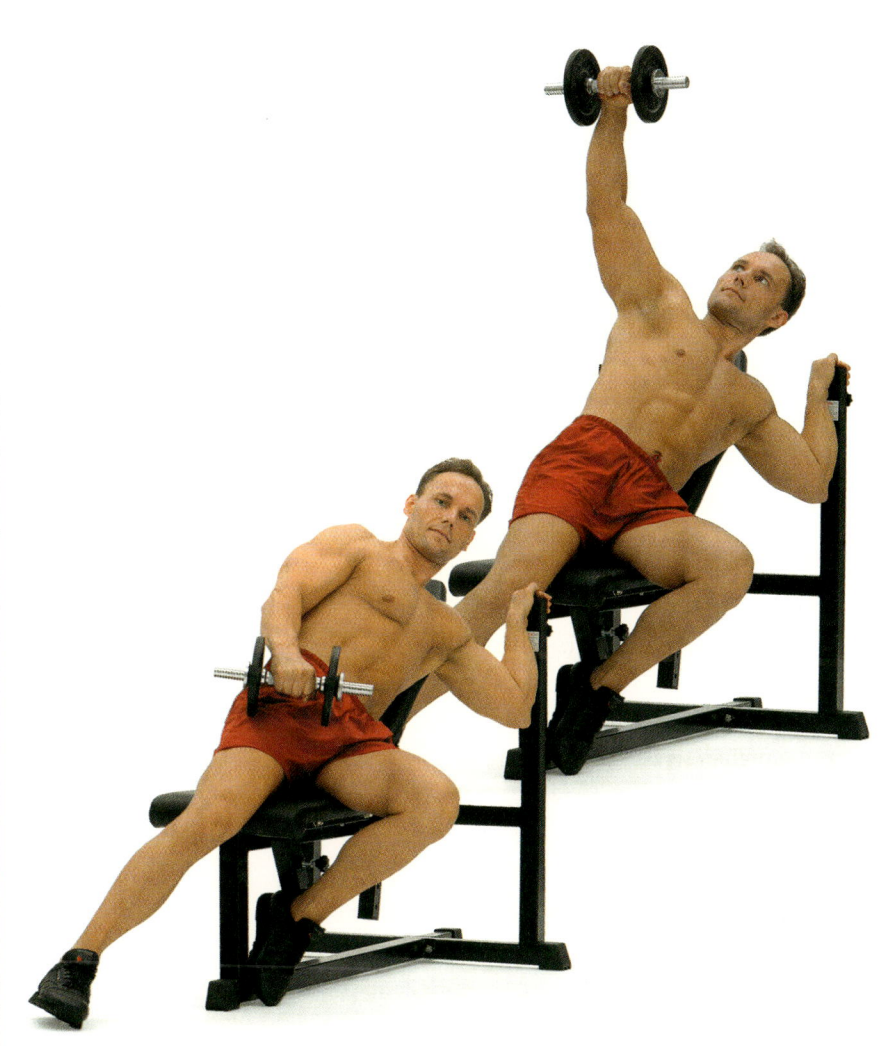

SEITHEBEN VORGEBEUGT

Trainierte Muskulatur
Hinterer Schultermuskel, Trapezmuskel, Rückenstrecker

Übungsbeschreibung
- Sie stehen mit angewinkelten Knien und parallel zum Boden vorgebeugtem Oberkörper und halten mit leicht angewinkelten Ellenbogen in jeder Hand eine Kurzhantel vor Ihren Schienbeinen.
- Heben Sie die Hanteln so weit wie möglich seitlich nach oben an.
- Senken Sie die Gewichte wieder in die Ausgangsposition ab.
- Beim Anheben ausatmen.

Tipps zur korrekten Übungstechnik
- Schwingen Sie während der Bewegung nicht mit dem Oberkörper, sondern halten Sie den Rücken möglichst gerade.
- Halten Sie die Ellenbogen während der Bewegung immer leicht gebeugt, um die Ellenbogengelenke nicht zu überlasten.

Variationen
- Seitheben vorgebeugt auf der Schrägbank (siehe Seite 200)
- Butterfly revers (siehe Seite 202)

Ergänzende Übungshinweise
- Beginner sollten für vorgebeugtes Seitheben eher die Variation auf der Schrägbank oder Butterfly revers wählen, da hier der Rücken abgestützt ist und so die Verletzungsgefahr im unteren Rückenbereich minimiert ist.
- Je stärker Sie die Ellenbogen während der Bewegung anwinkeln, umso schwerere Gewichte können verwendet werden. Stark angewinkelte Ellenbogen verlagern einen Großteil der Belastung von der hinteren Schultermuskulatur auf die Trapezmuskulatur.

Empfohlenes Trainingsgewicht
Beginner: nicht empfehlenswert
Fortgeschrittene: 15–20 kg
Weit Fortgeschrittene: 20–25 kg

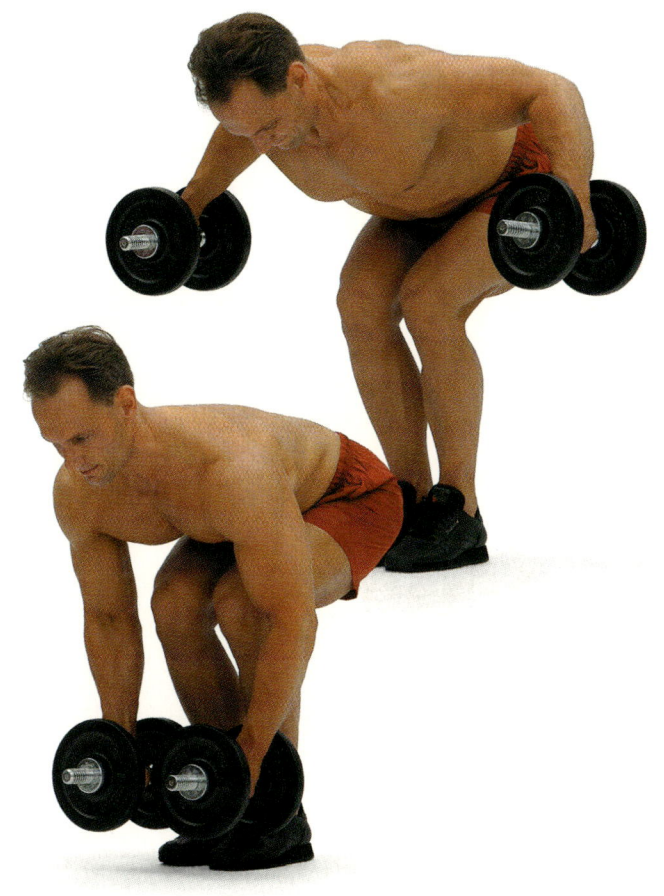

SEITHEBEN VORGEBEUGT AUF DER SCHRÄGBANK

Trainierte Muskulatur

Hinterer Schultermuskel, Trapezmuskel

Übungsbeschreibung

- Sie liegen mit aufgestütztem Oberkörper bäuchlings auf der schräg gestellten Trainingsbank und halten in jeder Hand mit leicht angewinkelten Ellenbogen eine Kurzhantel.
- Heben Sie die Gewichte so weit wie möglich seitlich nach oben.
- Senken Sie die Arme wieder in die Ausgangsposition ab.
- Beim Anheben ausatmen.

Tipp zur korrekten Übungstechnik

- Halten Sie die Ellenbogen während der Bewegung immer leicht gebeugt, um die Ellenbogengelenke nicht zu überlasten.

Variationen

- Seitheben vorgebeugt (siehe Seite 198)
- Butterfly revers (siehe Seite 202)

Ergänzende Übungshinweise

- Bei stark angewinkelten Ellenbogen können zwar schwerere Gewichte verwendet werden, dafür wird ein Großteil der Belastung aber von der hinteren Schultermuskulatur auf den Trapezmuskel verlagert.
- Diese Übung entlastet aufgrund des aufgestützten Oberkörpers den unteren Rücken und minimiert die Möglichkeit, während der Bewegung mit dem Oberkörper zu schwingen. Daher ist Seitheben vorgebeugt auf der Schrägbank eine besonders empfehlenswerte Variante des vorgebeugten Seithebens für Beginner.

Empfohlenes Trainingsgewicht

Beginner: 5–7,5 kg
Fortgeschrittene: 10–17,5 kg
Weit Fortgeschrittene: 20–27,5 kg

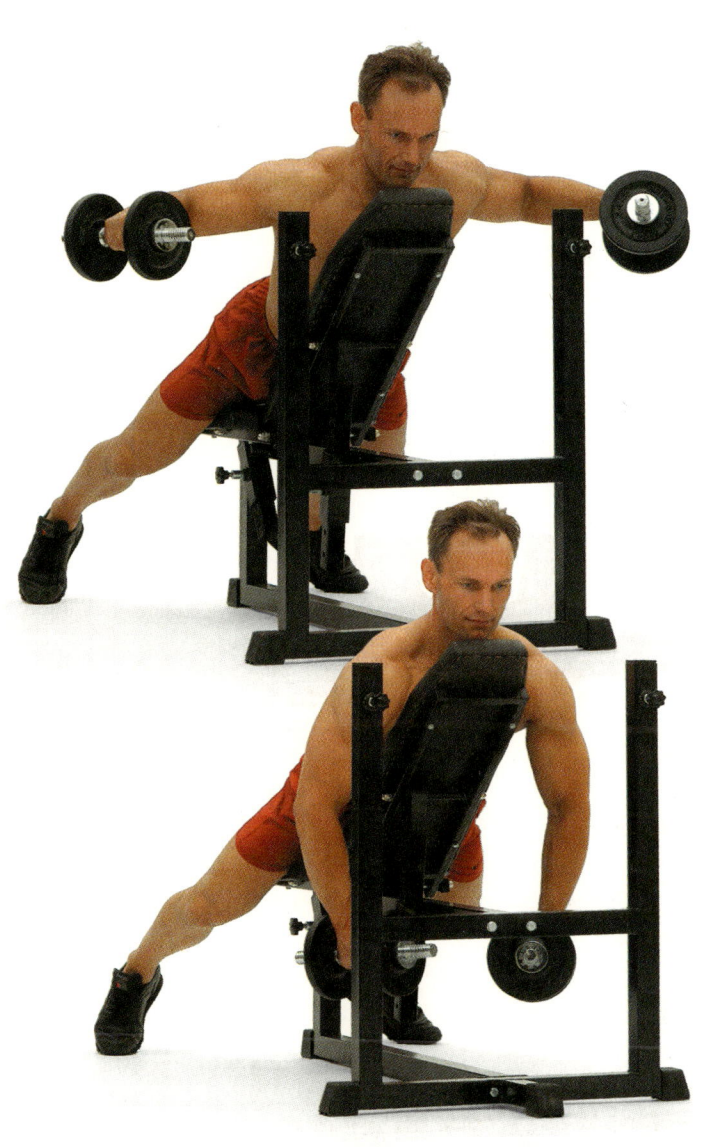

BUTTERFLY REVERS

Trainierte Muskulatur
Hinterer Schulterbereich, Trapezmuskel

Übungsbeschreibung
- Sie sitzen mit an der Lehne abgestütztem Bauchbereich auf dem Sitzpolster der Butterfly-revers-Maschine und fassen mit leicht gebeugten Ellenbogen die Haltegriffe, sodass sich diese auf Schulterhöhe befinden.
- Ziehen Sie die Arme so weit wie möglich nach hinten.
- Bringen Sie die Arme wieder nach vorne in die Ausgangsposition zurück.
- Beim Zurückziehen ausatmen.

Tipps zur korrekten Übungstechnik
- Halten Sie die Ellenbogen während der Bewegung immer leicht gebeugt, um die Ellenbogengelenke nicht zu überlasten.
- Schwingen Sie während der Bewegung nicht im Oberkörper, sondern halten Sie den Rücken möglichst gerade.

Variationen
- Seitheben vorgebeugt (siehe Seite 198)
- Seitheben vorgebeugt auf der Schrägbank (siehe Seite 200)

Ergänzende Übungshinweise
- Butterfly revers ist besonders für Beginner eine sehr empfehlenswerte Übung zum gezielten Training der hinteren Schultermuskulatur und des Trapezmuskels, da der Oberkörper durch die am Gerät befindliche Lehne abgestützt ist (nicht aus dem Foto ersichtlich).
- Bringen Sie die Arme nur so weit nach vorne, dass die Gewichtsscheiben keinen Kontakt mit dem Gewichtsschlitten bekommen, um ständige Spannung in der Schultermuskulatur zu halten.

Empfohlenes Trainingsgewicht
Beginner: 15–25 kg
Fortgeschrittene: 25–45 kg
Weit Fortgeschrittene: 50–65 kg

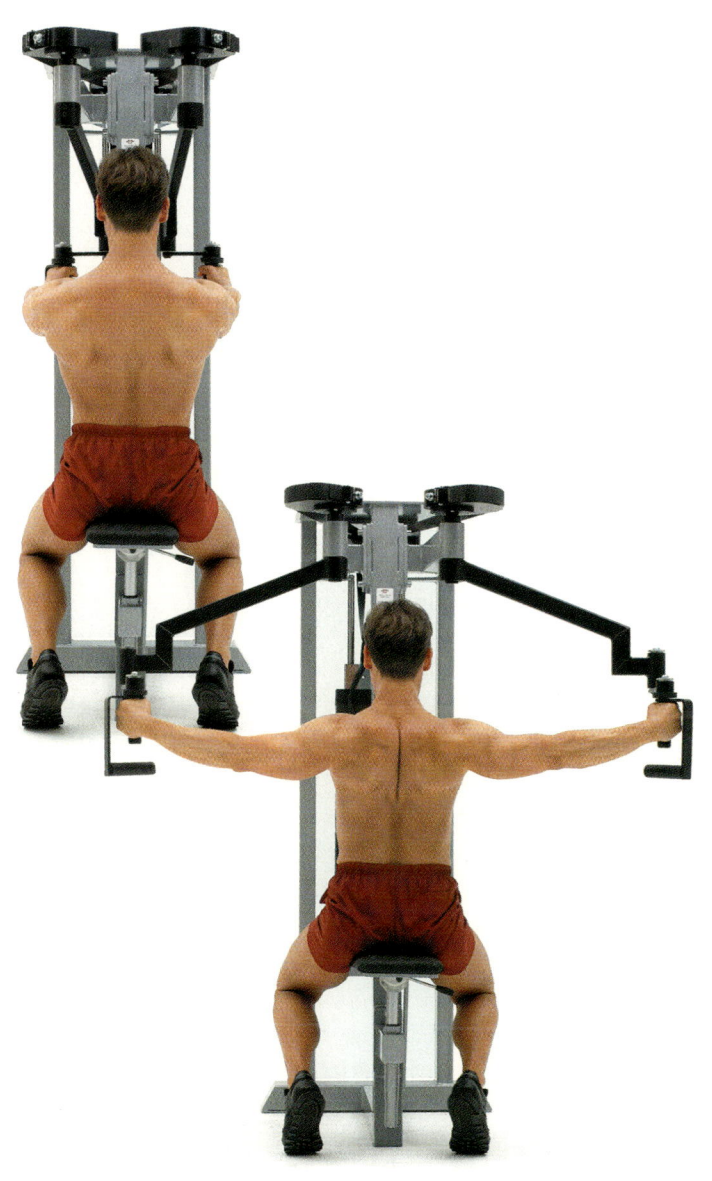

Schulterheben

Trainierte Muskulatur

Trapezmuskel

Übungsbeschreibung

- Sie stehen aufrecht und halten mit ca. schulterbreitem Griff und leicht angewinkelten Ellenbogen eine Langhantel vor Ihrem Körper.
- Ziehen Sie die Schultern so weit wie möglich nach oben.
- Senken Sie die Hantel wieder in die Ausgangsposition ab.
- Beim Hochziehen ausatmen.

Tipps zur korrekten Übungstechnik

- Winkeln Sie die Ellenbogen während der Bewegung nur leicht an. Betrachten Sie Ihre Arme als Hebel, die dem Bewegungsablauf dienen.
- Beugen Sie die Knie während der Übungsausführung leicht an, um den unteren Rückenbereich zu entlasten.

Ergänzender Übungshinweis

- Bei sehr schweren Gewichten empfiehlt sich die Verwendung von Handgelenksschlaufen («Straps»), um die Griffkraft zu unterstützen.

Empfohlenes Trainingsgewicht

Beginner: 40–50 kg
Fortgeschrittene: 70–100 kg
Weit Fortgeschrittene: 110–140 kg

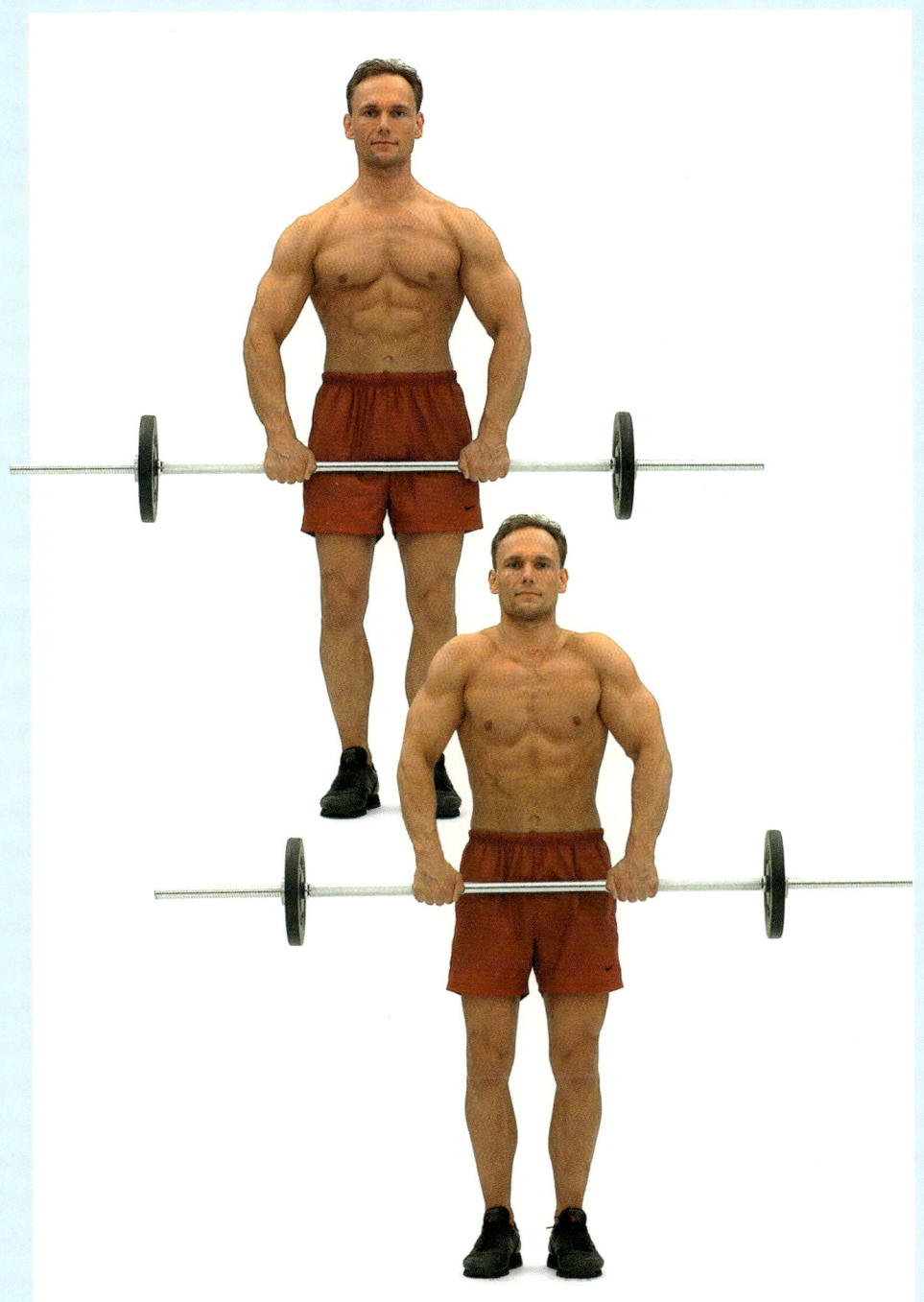

Bizeps

LANGHANTEL-CURL

Trainingswirkung

Der Langhantel-Curl ist eine der wichtigsten Übungen für den Aufbau von massiven, kompakten Bizepsmuskeln und sollte in keinem Massetrainingsprogramm fehlen.

Übungsbeschreibung

- Sie stehen aufrecht mit eng zusammengestellten Füßen und leicht gebeugten Knien.
- Halten Sie eine Langhantel mit voll gestreckten Armen und etwas weiter als schulterbreitem Griff vor Ihrem Körper.
- Beugen Sie die Arme so weit nach oben an, bis sich die Langhantelstange ca. auf Höhe Ihres Kinns befindet.
- Senken Sie das Gewicht wieder in die Anfangsposition ab.
- Beim Anbeugen ausatmen.

Tipps zur korrekten Technik

- Schwingen Sie nicht mit dem Oberkörper, um den unteren Rückenbereich nicht zu überlasten.
- Halten Sie die Ellenbogen während der Bewegung seitlich dicht am Körper.
- Halten Sie die Handgelenke gerade.

Ergänzender Übungshinweis

- Spannen Sie die Bizepsmuskeln in der Endposition mit gebeugten Armen stark an.

Empfohlenes Trainingsgewicht

Beginner: 15–25 kg
Fortgeschrittene: 40–50 kg
Weit Fortgeschrittene: 50–70 kg

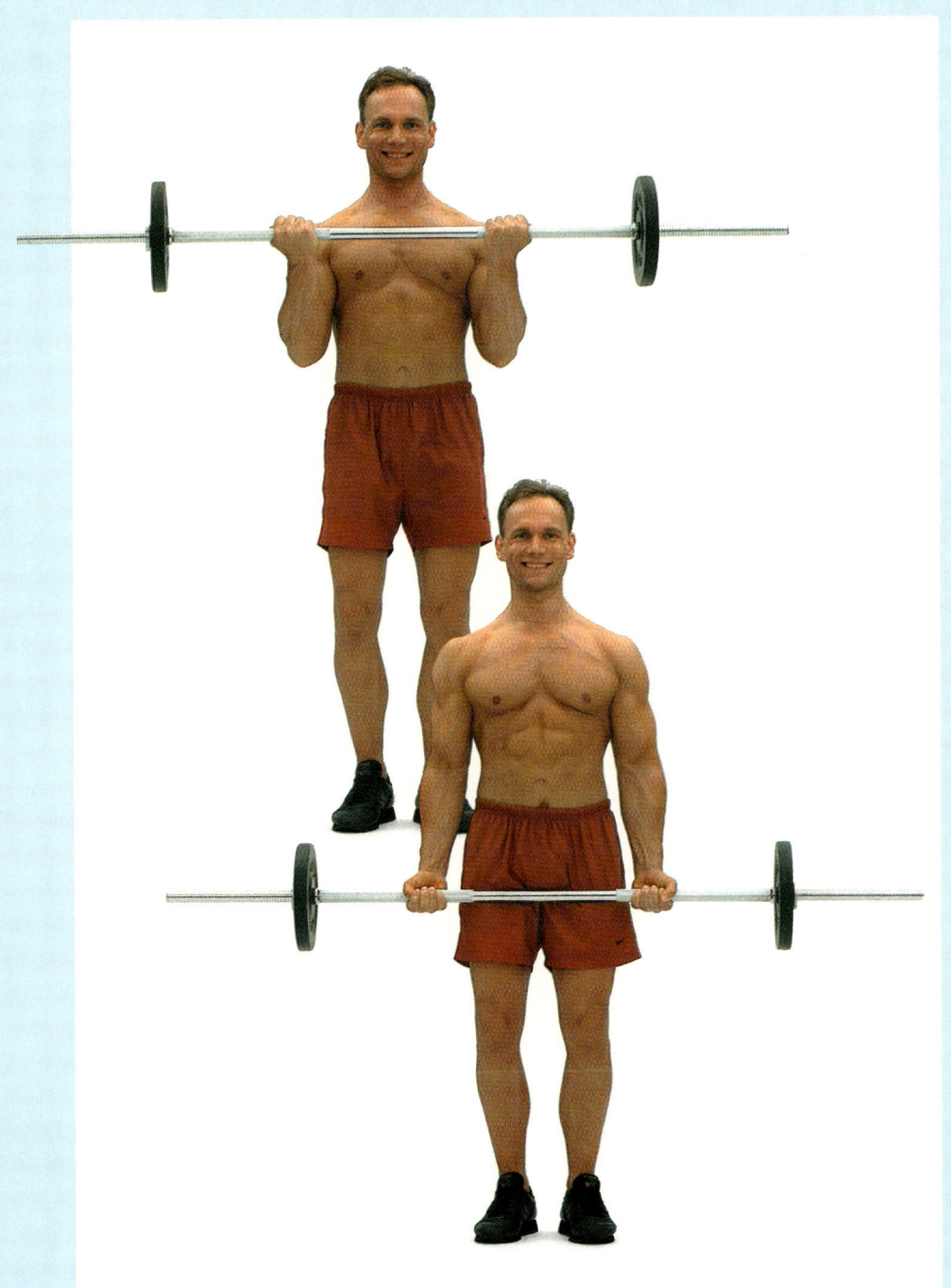

Scott-Curl mit der Langhantel

Trainingswirkung
Scott-Curls sind eine erstklassige Übung für den Aufbau von vollen, kompakten Bizepsmuskeln.

Übungsbeschreibung
- Sie sitzen so hinter der Scott-Bank, dass sich das obere Ende des Armpolsters am oberen Bereich Ihres Brustkorbs befindet.
- Fassen Sie die Langhantel mit ca. schulterbreitem Griff. Die Arme sind voll gestreckt.
- Beugen Sie das Gewicht so weit nach oben an, bis sich die Hantelstange ca. auf Höhe Ihres Kinns befindet.
- Senken Sie das Gewicht wieder bis zur vollen Streckung der Arme ab.
- Beim Anbeugen ausatmen.

Tipps zur korrekten Technik
- Die Ellenbogen sollen während der Bewegung stets Kontakt mit dem Armpolster haben.
- Schultern, Ellenbogen und Handgelenke sollen immer in einer Linie gehalten werden.
- Die Handgelenke sollen gerade gehalten werden.

Variation
- Scott-Curl mit der Kurzhantel einarmig (siehe S. 214)

Ergänzender Übungshinweis
- Spannen Sie die Bizepse in der Position mit angebeugten Armen stark an.

Empfohlenes Trainingsgewicht
Beginner: 25–30 kg
Fortgeschrittene: 35–50 kg
Weit Fortgeschrittene: 50–65 kg

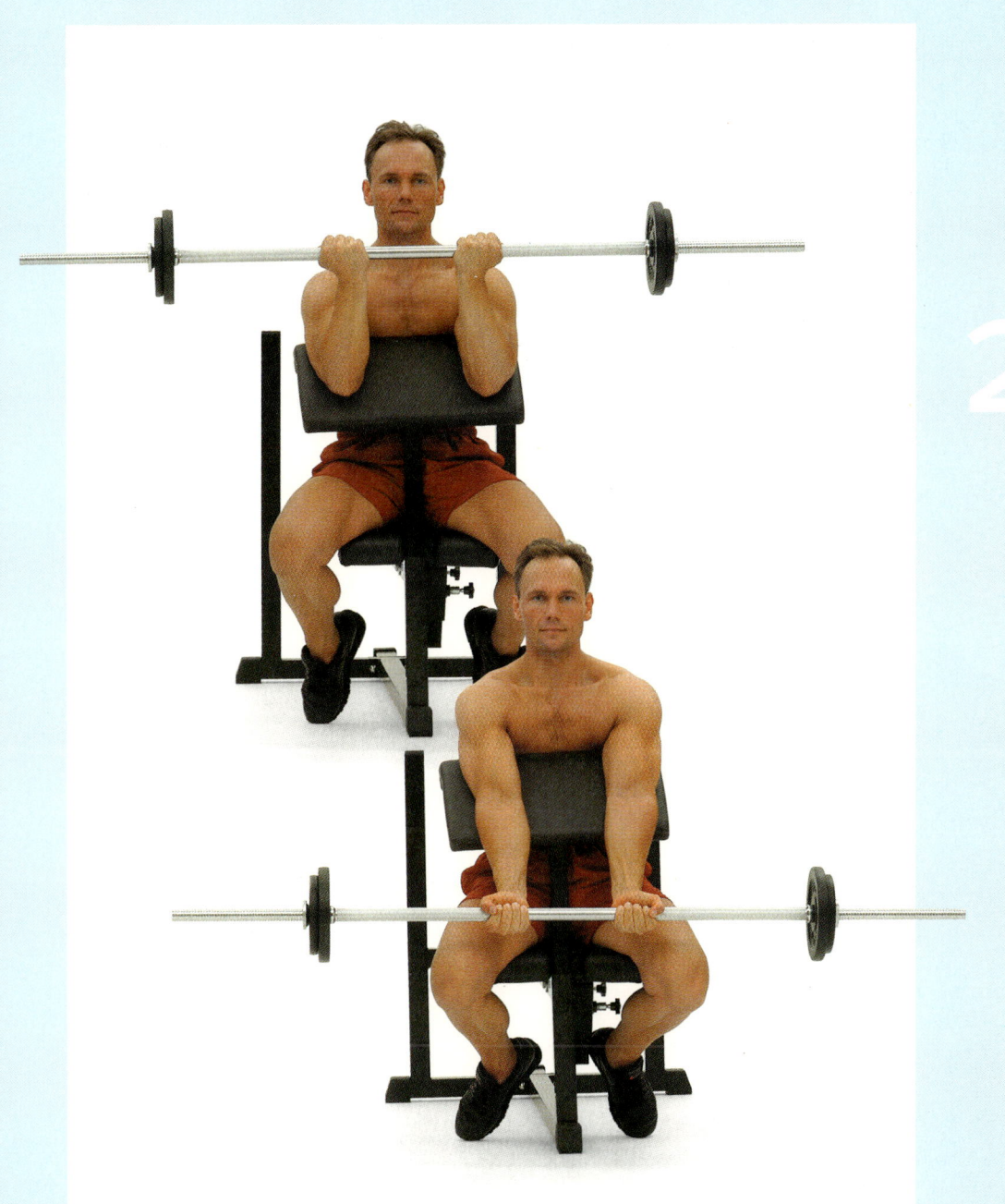

KURZHANTEL-CURL STEHEND

Trainingswirkung

Kurzhantel-Curl stehend trainiert sehr effektiv die Bizepsmuskeln und erlaubt das zeitweise Training von einem Arm.

Übungsbeschreibung

- Sie stehen aufrecht und halten mit gestreckten Armen in jeder Hand eine Kurzhantel.
- Die Handflächen sind einander zugewandt.
- Beugen Sie einen Arm so weit nach oben an, bis sich die Hantel ungefähr auf Schulterhöhe befindet.
- Drehen Sie beim Anheben der Kurzhanteln die Hände so, dass die Handflächen in der Position mit angewinkelten Ellenbogen nach oben zeigen.
- Senken Sie das Gewicht wieder in die Ausgangsposition zurück, und wiederholen Sie die Bewegung mit dem anderen Arm.
- Beim Anbeugen ausatmen.

Tipps zur korrekten Technik

- Schwingen Sie nicht mit dem Oberkörper, winkeln Sie die Knie leicht an, und halten Sie den Rücken gerade, um die Lendenwirbelsäule nicht zu überlasten.
- Halten Sie die Ellenbogen während der Bewegung seitlich dicht am Körper.
- Halten Sie die Handgelenke gerade.

Ergänzende Übungshinweise

- Statt Kurzhantel-Curl stehend und einarmig kann diese Übung auch mit beiden Armen gleichzeitig trainiert werden.
- Durch leichtes Nach-innen-Drehen der Hände in der Endposition mit angebeugtem Arm, sodass der kleine Finger in Richtung Schulter zeigt, wird eine besonders hohe Spannung im Bizepsmuskel erzielt.

Empfohlenes Trainingsgewicht

Beginner: 8–12 kg pro Kurzhantel
Fortgeschrittene: 15–20 kg pro Kurzhantel
Weit Fortgeschrittene: 20–30 kg pro Kurzhantel

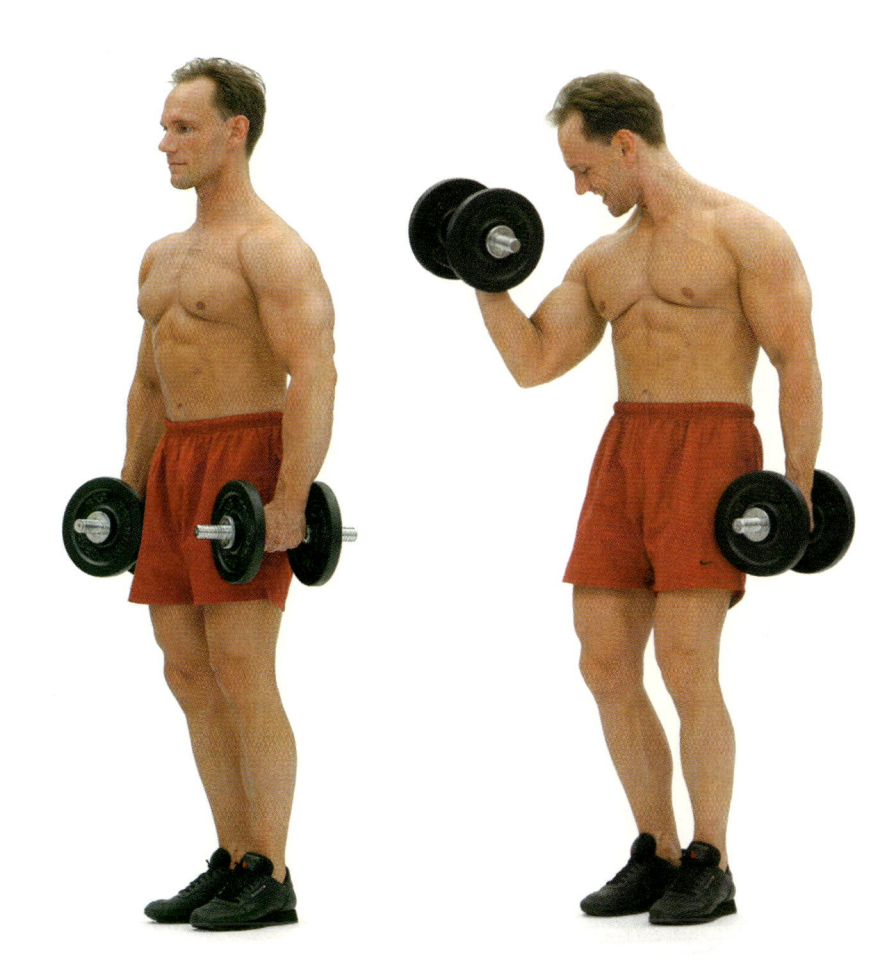

Kurzhantel-Curl sitzend

Trainingswirkung

Kurzhantel-Curl sitzend trainiert sehr effektiv die Bizepsmuskeln und erlaubt das zeitweise Training von einem Arm.

Übungsbeschreibung

- Sie sitzen auf einer Trainingsbank und halten mit voll gestreckten Armen in jeder Hand eine Kurzhantel.
- Beugen Sie einen Arm so weit nach oben an, bis die Hantel sich ungefähr auf Schulterhöhe befindet.
- Senken Sie das Gewicht wieder in die Ausgangsposition ab und wiederholen Sie die Bewegung mit dem anderen Arm.
- Beim Anbeugen ausatmen.

Tipps zur korrekten Technik

- Schwingen Sie nicht mit dem Oberkörper, und halten Sie den Rücken gerade, um die Lendenwirbelsäule nicht zu überlasten.
- Halten Sie die Ellenbogen während der Bewegung seitlich dicht am Körper.
- Halten Sie die Handgelenke gerade.
- Die Handflächen sollen während der Bewegung immer leicht nach außen zeigen, um die Bizepsmuskeln besonders gezielt zu belasten.

Ergänzende Übungshinweise

- Um die Bewegung besonders sauber zu trainieren, empfiehlt es sich, die Übung auf einer Bank mit steil gestellter Rückenlehne zu machen.
- Statt Kurzhantel-Curl sitzend einarmig kann diese Übung auch mit beiden Armen gleichzeitig trainiert werden.
- Durch leichtes Nach-innen-Drehen der Hand in der Endposition mit angebeugtem Arm, sodass der kleine Finger in Richtung Schulter zeigt, wird eine besonders hohe Spannung im Bizepsmuskel erzielt.

Empfohlenes Trainingsgewicht

Beginner: 8–12 kg
Fortgeschrittene: 15–20 kg
Weit Fortgeschrittene: 20–30 kg

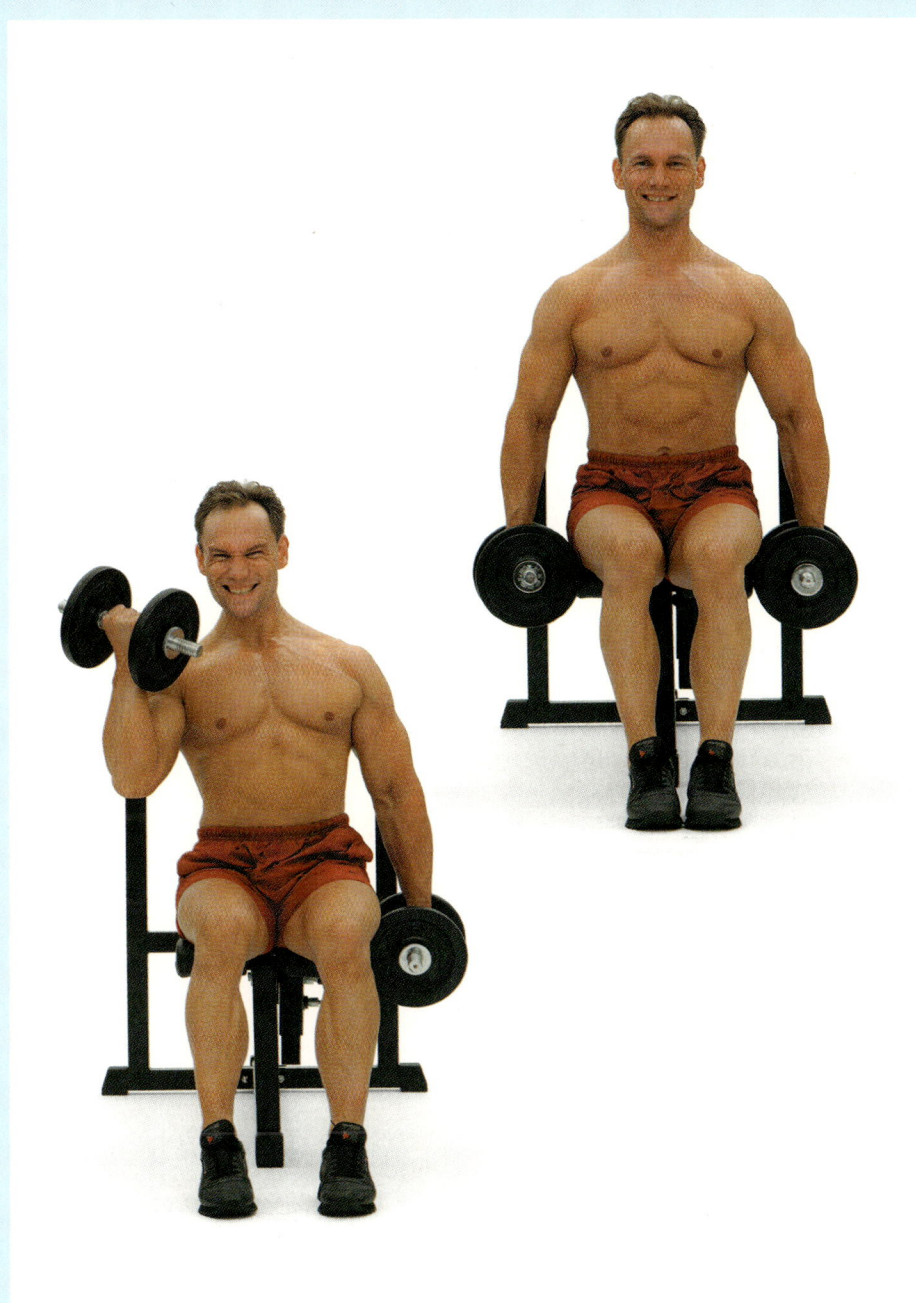

Scott-Curl mit der Kurzhantel einarmig

Trainingswirkung

Scott-Curl mit der Kurzhantel ist eine ausgezeichnete Übung für den Aufbau von vollen, kompakten Bizepsmuskeln und erlaubt das zeitweise Training eines Armes.

Übungsbeschreibung

- Sie sitzen so auf der Scott-Bank, das sich das obere Ende des Armpolsters am oberen Bereich Ihres Brustkorbs befindet, und halten in einer Hand eine Kurzhantel mit gestrecktem Arm.
- Die Hand des anderen Armes liegt locker auf dem Armpolster auf.
- Beugen Sie das Gewicht so weit nach oben, bis sich die Kurzhantel ungefähr auf Höhe Ihres Kinns befindet.
- Senken Sie das Gewicht wieder bis zur vollen Streckung des Armes ab.
- Beim Anbeugen ausatmen.

Tipps zur korrekten Technik

- Der Ellenbogen des trainierten Armes soll während der Bewegung stets Kontakt mit dem Armpolster haben.
- Schultern, Ellenbogen und Handgelenke sollen immer in einer Linie gehalten werden.
- Halten Sie die Handgelenke gerade.

Variation

- Scott-Curl mit der Langhantel (siehe S. 208)

Ergänzender Übungshinweis

Spannen Sie den Bizeps während der Beugung stark an.

Empfohlenes Trainingsgewicht

Beginner: 5–10 kg pro Kurzhantel
Fortgeschrittene: 12,5–17,5 kg pro Kurzhantel
Weit Fortgeschrittene: 20–29 kg pro Kurzhantel

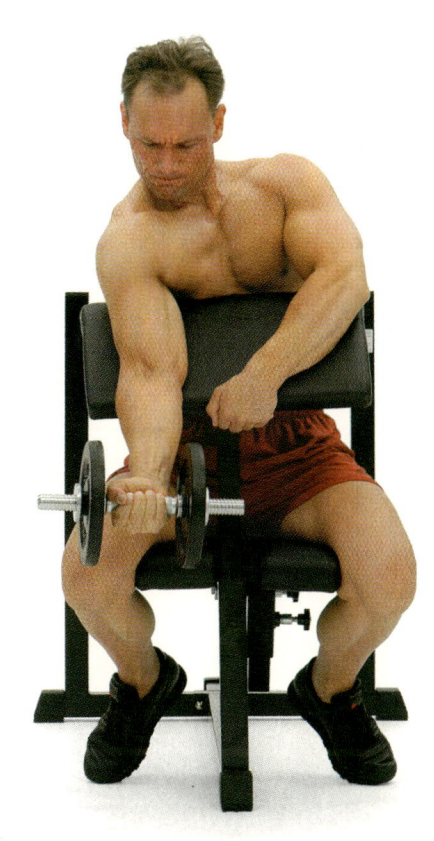
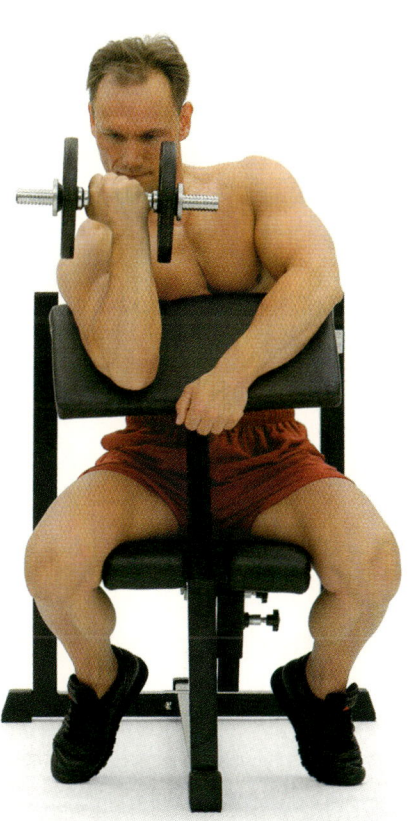

SCHRÄGBANK-CURL

Trainingswirkung

Schrägbank-Curl ist eine sehr gute Übung für das gezielte und isolierte Training der Bizepsmuskulatur.

Übungsbeschreibung

- Sie sitzen auf der geneigten Trainingsbank und halten mit voll gestreckten Armen in jeder Hand eine Kurzhantel.
- Beugen Sie die Arme so weit nach oben an, bis sich die Hanteln ungefähr auf Schulterhöhe befinden.
- Senken Sie die Gewichte wieder bis in die Ausgangsposition mit gestreckten Armen ab.
- Beim Anbeugen ausatmen.

Tipps zur korrekten Technik

- Schwingen Sie nicht mit dem Oberkörper, um die Schultermuskulatur nicht mit in die Bewegung einzubeziehen.
- Halten Sie die Handflächen während der gesamten Bewegung stets nach außen gedreht, um den Bizeps höchstmöglich zu belasten.
- Halten Sie die Handgelenke gerade.

Ergänzende Übungshinweise

- Statt Schrägbank-Curl beidarmig zu machen, können Sie diese Übung auch im einarmigen Wechsel der Arme trainieren.
- Durch leichtes Nach-innen-Drehen der Hände in der Endposition mit angebeugten Armen, sodass der kleine Finger in Richtung Schulter zeigt, wird eine besonders hohe Spannung in der Bizepsmuskulatur erzielt.

Empfohlenes Trainingsgewicht

Beginner: 5–8 kg pro Kurzhantel
Fortgeschrittene: 10–17,5 kg pro Kurzhantel
Weit Fortgeschrittene: 20–24,5 kg pro Kurzhantel

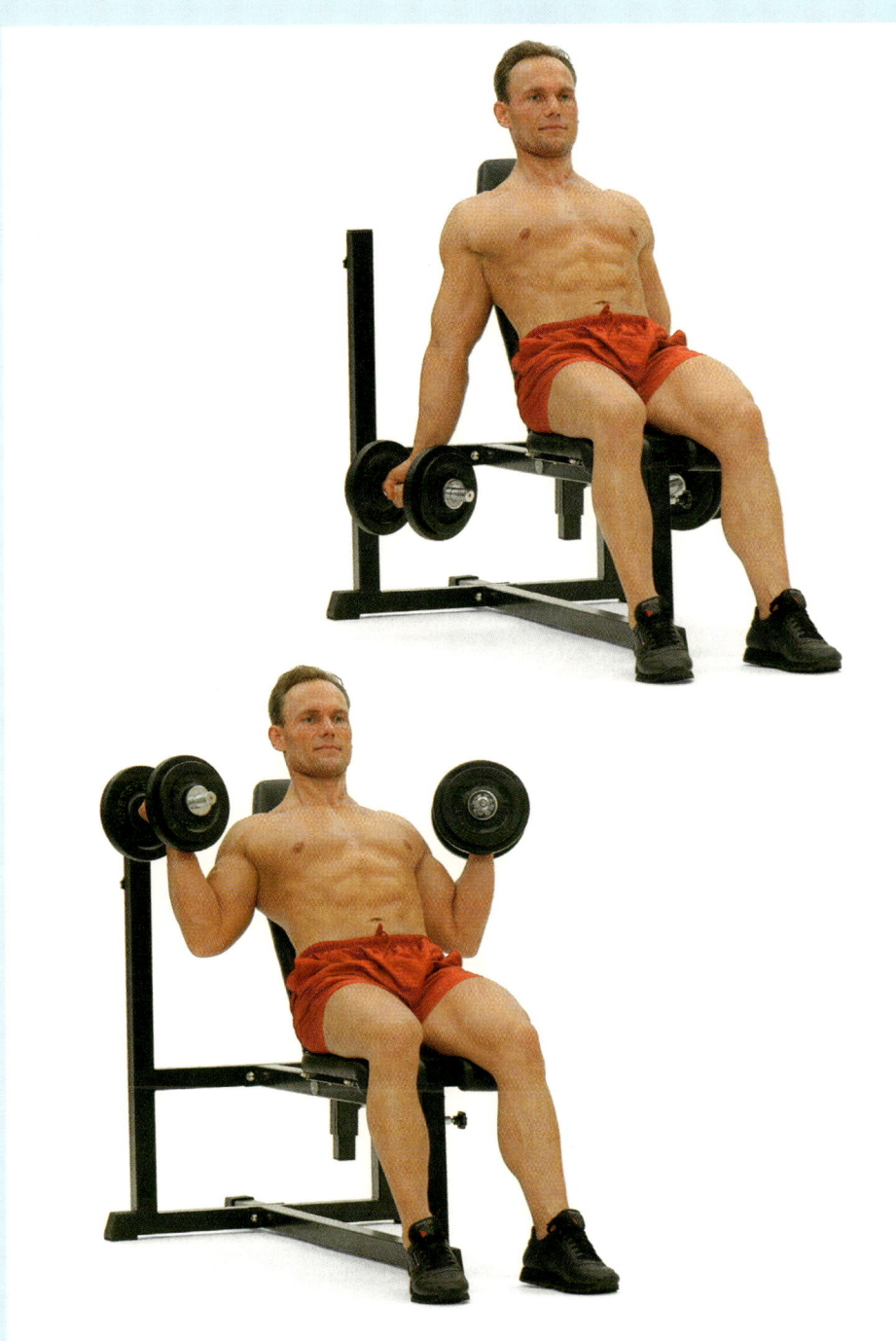

KONZENTRATIONSCURL

Trainingswirkung

Konzentrationscurls sind eine sehr gute Übung für das zeitweise gezielte Training eines Arms.

Übungsbeschreibung

- Sie sitzen mit vorgebeugtem Oberkörper auf einer Trainingsbank und halten mit voll gestrecktem Arm eine Kurzhantel in einer Hand.
- Der Ellenbogen hat Kontakt mit der Innenseite des Oberschenkels.
- Die freie Hand ist auf dem anderen Bein abgestützt.
- Beugen Sie die Hantel so weit nach oben an, bis sich diese ungefähr auf Schulterhöhe befindet.
- Senken Sie das Gewicht wieder bis zur vollen Streckung des Arms nach unten ab.
- Beim Anbeugen ausatmen.

Tipps zur korrekten Technik

- Schwingen Sie nicht mit dem Oberkörper, um den Bizeps optimal zu isolieren.
- Halten Sie die Handgelenke gerade.

Ergänzende Übungshinweise

- Spannen Sie den Bizeps in der Position mit angebeugtem Arm stark an.
- Statt mit auf dem Bein gestützten Ellenbogen können Konzentrationscurls auch mit frei hängenden Ellenbogen trainiert werden.

Empfohlenes Trainingsgewicht

Beginner: 8–12 kg
Fortgeschrittene: 15–22,5 kg
Weit Fortgeschrittene: 22,5–27,5 kg

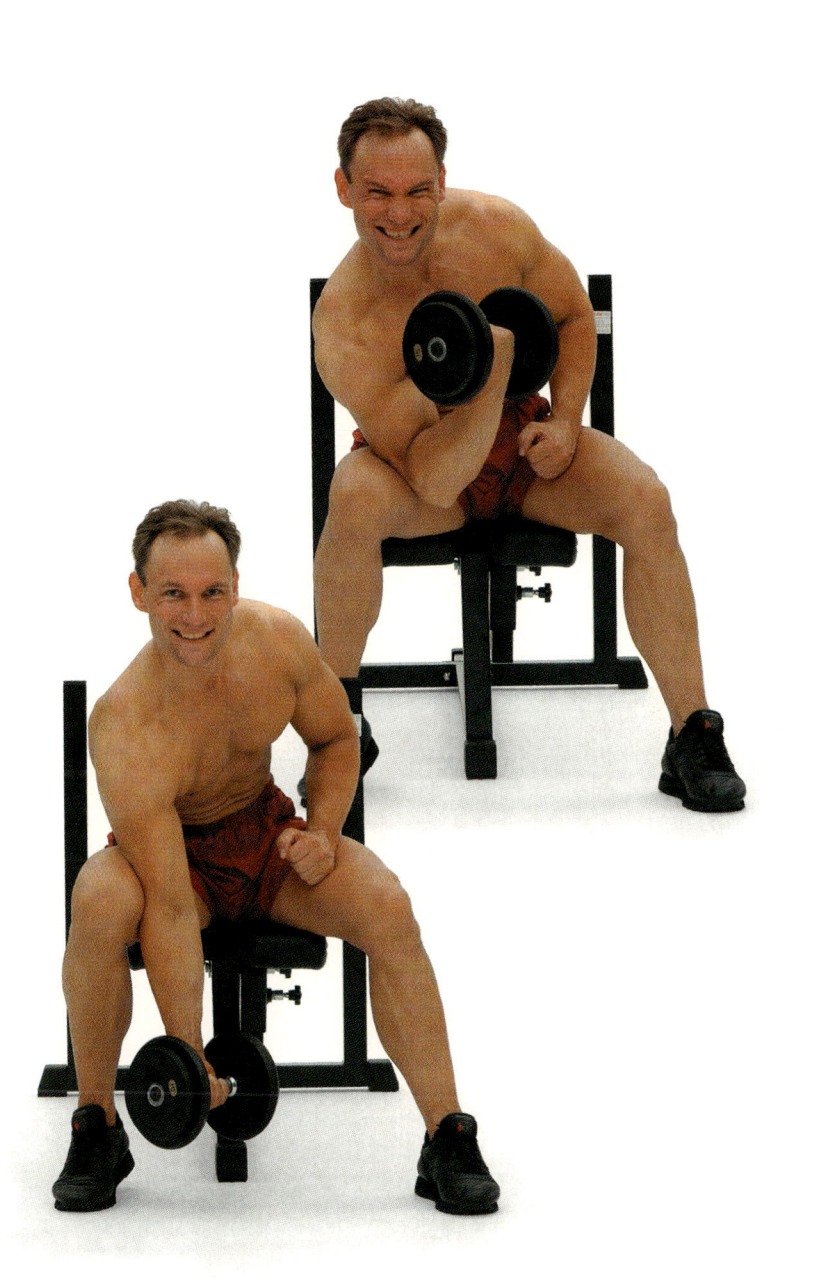

CABLE-CURL STEHEND

Trainingswirkung

Cable-Curl ist eine sehr gute Übung, um die Bizepsmuskulatur zu isolieren und ständige Spannung in den Armen zu halten.

Übungsbeschreibung

- Sie stehen aufrecht mit engem Fußabstand und leicht gebeugten Knien vor dem Kabelzug.
- Halten Sie den Zuggriff mit etwa schulterweitem Handabstand und voll gestreckten Armen vor Ihren Oberschenkeln.
- Beugen Sie die Arme so weit nach oben, bis sich der Zuggriff in etwa auf Höhe Ihres Halses befindet.
- Senken Sie die Gewichte wieder bis zur vollen Streckung der Arme nach unten ab.
- Beim Anbeugen ausatmen.

Tipps zur korrekten Technik

- Schwingen Sie nicht mit dem Oberkörper, und winkeln Sie die Knie leicht an, um den unteren Rückenbereich nicht zu überlasten.
- Halten Sie die Ellenbogen während der Bewegung seitlich dicht am Körper.
- Halten Sie die Handgelenke gerade.
- Um ständige Spannung in der Bizepsmuskulatur zu halten, sollten die Gewichtsscheiben während der Armstreckung keinen Kontakt mit dem Gewichtsschlitten haben.

Ergänzender Übungshinweis

- Spannen Sie den Bizeps während der Beugung stark an.

Empfohlenes Trainingsgewicht

Beginner: 20–25 kg
Fortgeschrittene: 30–40 kg
Weit Fortgeschrittene: 40–55 kg

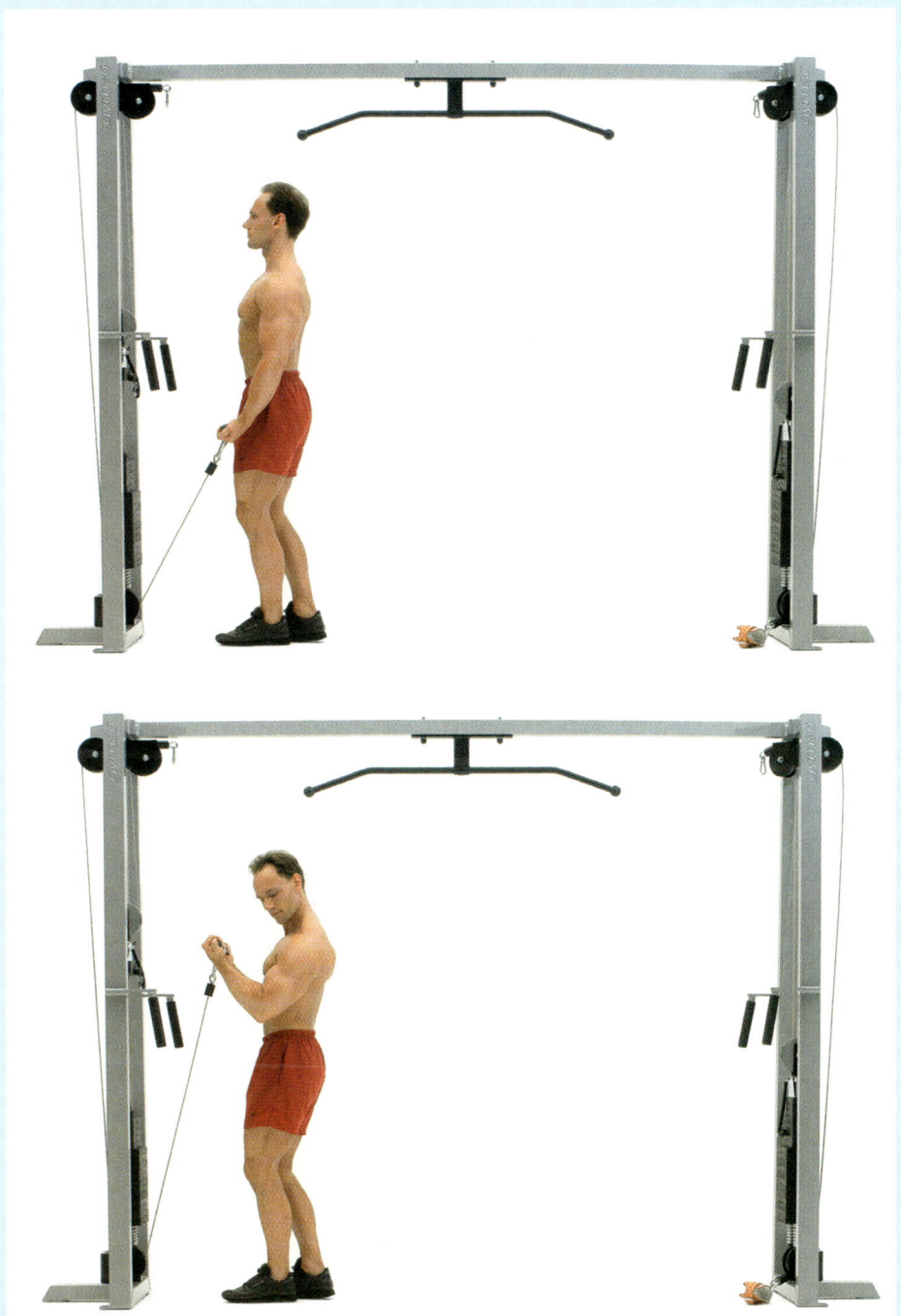

Bizeps-Curl am Seil stehend

Trainingswirkung

Stehende Bizeps-Curls am Seil sind eine sehr gute Übung, um den Bizepsmuskeln den letzten Schliff zu verleihen und ständige Spannung in den Oberarmen zu erzeugen.

Übungsbeschreibung

- Sie stehen aufrecht mit engem Fußabstand im Zugturm und fassen mit jeder Hand und gestreckten Armen die Zuggriffe, die sich etwas höher als Ihre Schultern befinden.
- Beugen Sie die Arme so weit an, bis sich Ihre Handgelenke in einer Linie oberhalb der Schultern, in etwa auf Schulterhöhe, befinden.
- Bewegen Sie die Arme wieder bis zur vollen Streckung zur Seite.
- Beim Anbeugen ausatmen.

Tipps zur korrekten Technik

- Schwingen Sie nicht mit dem Oberkörper, und halten Sie die Knie leicht gebeugt, um den unteren Rückenbereich nicht zu überlasten.
- Halten Sie die Ellenbogen während der Bewegung stets auf Schulterhöhe.
- Halten Sie die Handgelenke gerade.
- Um ständige Spannung in der Bizepsmuskulatur zu halten, sollten die Gewichtsscheiben während der Armstreckung keinen Kontakt mit dem Gewichtsschlitten haben.

Ergänzender Übungshinweis

Spannen Sie die Bizepse in der Position mit gebeugten Armen stark an.

Empfohlenes Trainingsgewicht

Beginner: 7,5–12,5 kg
Fortgeschrittene: 12,5–17,5 kg
Weit Fortgeschrittene: 20–27,5 kg

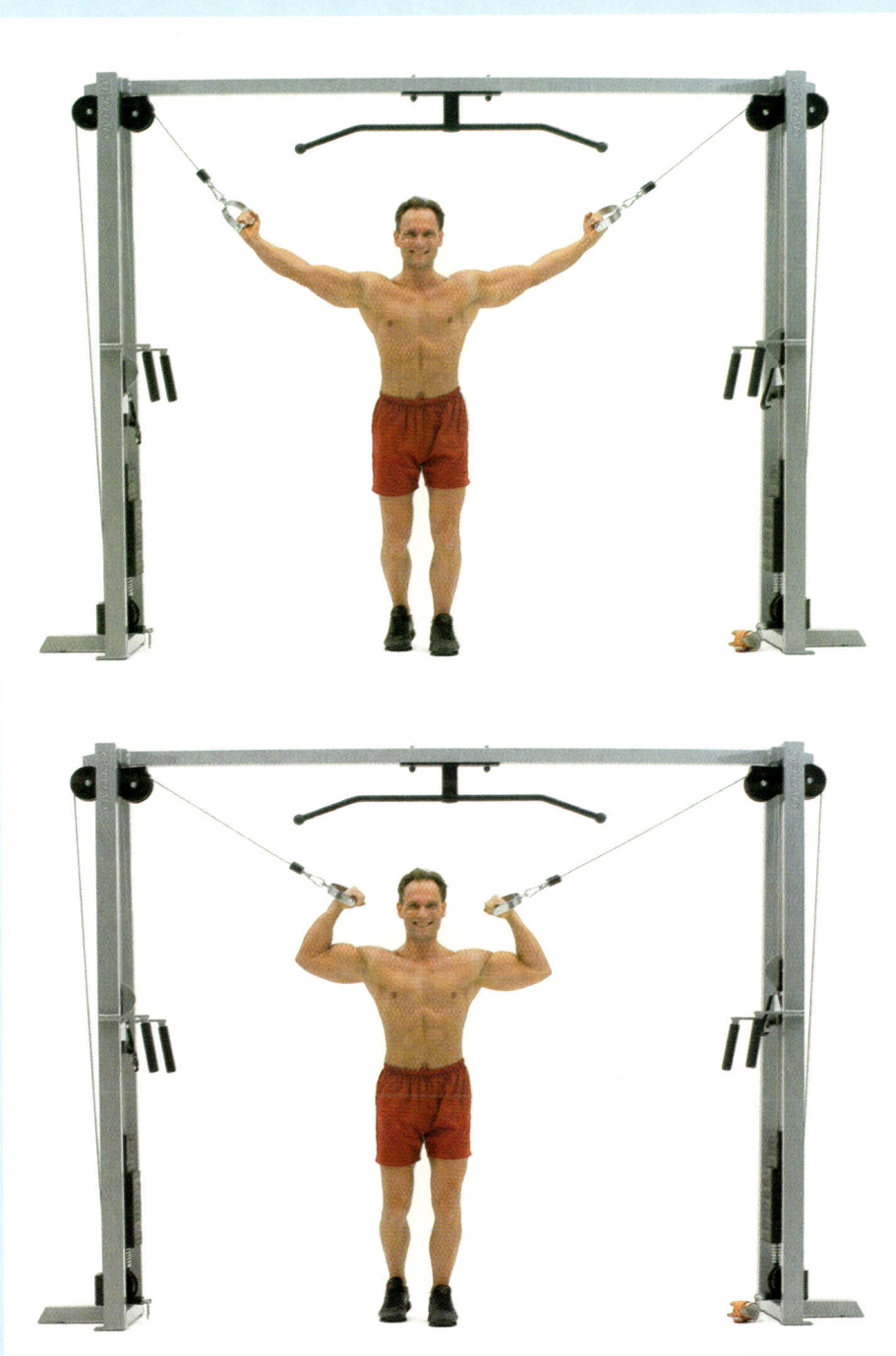

Trizeps

Trainingswirkung

Engbankdrücken ist eine der effektivsten Masseaufbauübungen für die Trizepsmuskulatur, und auch die Brust- und vorderen Schultermuskeln werden gut trainiert.

Übungsbeschreibung

- Sie liegen auf einer Flachbank und fassen eine Langhantel mit enger als schulterbreitem Griff. Die Füße haben Kontakt mit dem Boden.
- Drücken Sie das Gewicht so weit aus der Halterung, bis die Arme voll gestreckt sind.
- Senken Sie die Langhantel bis zu Ihrem unteren Brustansatz ab.
- Drücken Sie das Gewicht wieder bis zur vollen Streckung der Arme nach oben.
- Beim Hochdrücken ausatmen.

Tipps zur korrekten Technik

- Die Ellenbogen sollen während der Bewegung dicht seitlich am Körper geführt werden.
- Halten Sie die Handgelenke gerade.
- Sollten Sie zu starkem Hohlkreuz neigen, dann heben Sie die Beine an, kreuzen die Füße und ziehen die Oberschenkel leicht in Richtung Brustkorb an.

Variation

- Engbankdrücken an der Multipresse (siehe S. 226)

Ergänzende Übungshinweise

- Federn Sie das Gewicht nicht von Ihrem Brustkorb ab, sondern drücken Sie die Hantel durch den kraftvollen und kontrollierten Einsatz Ihrer Trizeps- und Brustmuskulatur nach oben.

Empfohlenes Trainingsgewicht

Beginner: 20–30 kg
Fortgeschrittene: 50–80 kg
Weit Fortgeschrittene: 80–110 kg

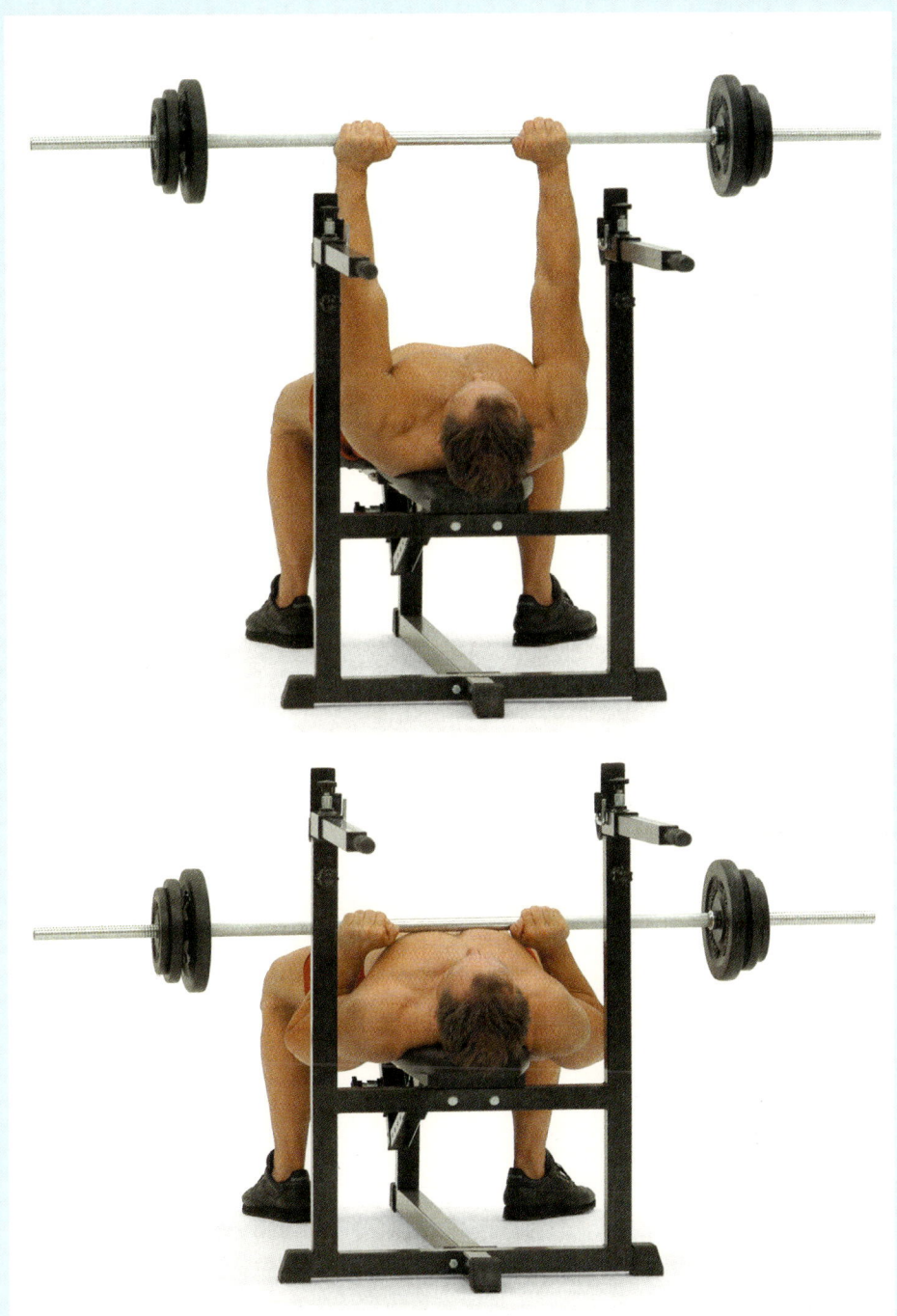

ENGBANKDRÜCKEN AN DER MULTIPRESSE

Trainingswirkung

Engbankdrücken an der Multipresse ermöglicht durch die geführte Bewegung an der Maschine ein sehr gezieltes Training der Trizeps-, Brust- und vorderen Schultermuskulatur.

Übungsbeschreibung

- Sie liegen auf einer Flachbank und fassen die Druckstange der Multipresse mit schulterbreitem Griff.
- Drücken Sie das Gewicht aus der Halterung, bis die Arme voll gestreckt sind.
- Senken Sie Arme so weit nach unten ab, bis die Druckstange Kontakt mit Ihrem unteren Brustansatz bekommt.
- Drücken Sie das Gewicht wieder bis zur vollen Streckung der Arme nach oben.
- Beim Hochdrücken ausatmen.

Tipps zur korrekten Technik

- Die Ellenbogen sollen während der Bewegung seitlich dicht am Körper entlang geführt werden.
- Halten Sie die Handgelenke gerade.
- Wenn Sie ein Hohlkreuz haben, dann heben Sie die Beine an, kreuzen die Füße und ziehen die Oberschenkel leicht in Richtung Brustkorb an.

Variation

- Engbankdrücken mit der Langhantel (siehe S. 224)

Ergänzender Übungshinweis

- Federn Sie das Gewicht nicht von Ihrem Brustkorb ab, sondern drücken Sie Arme durch den kraftvollen Einsatz Ihrer Trizeps- und Brustmuskulatur nach oben.

Empfohlenes Trainingsgewicht

Beginner: 20–30 kg
Fortgeschrittene: 50–80 kg
Weit Fortgeschrittene: 90–110 kg

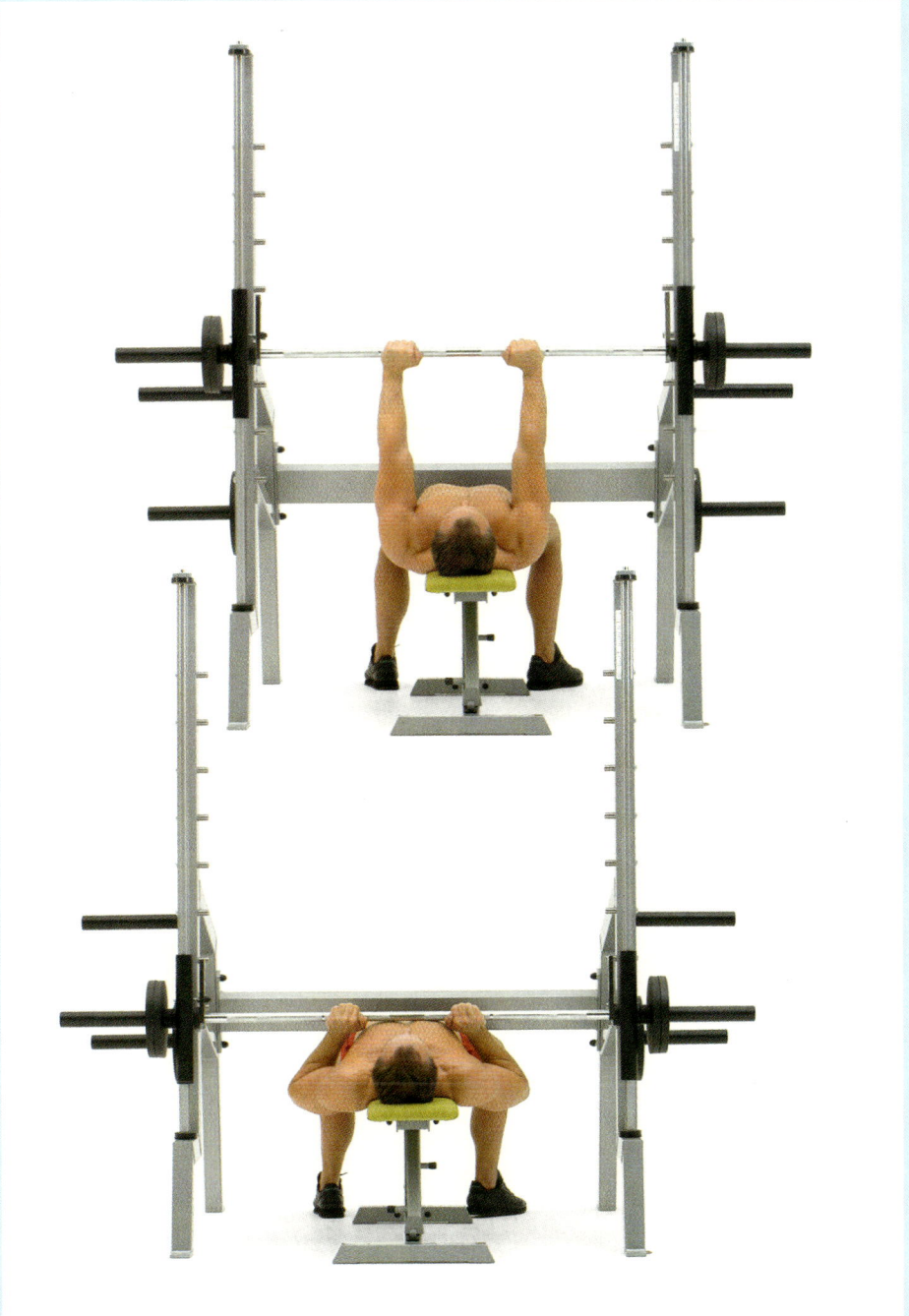

Dips am Holm

Trainingswirkung

Dips sind eine sehr gute Übung für das Training der Brust-, Schulter- und Trizeps-muskulatur und sollten in keinem Masseaufbauprogramm fehlen.

Übungsbeschreibung

- Sie befinden sich mit durchgedrückten Armen, leicht angewinkelten Knien und überkreuzten Füßen im Dip-Holm.
- Senken Sie den Körper bis zum tiefsten Punkt zwischen dem Holm ab.
- Drücken Sie sich wieder in die Ausgangsposition mit durchgedrückten Armen.
- Beim Hochdrücken ausatmen.

Tipps zur korrekten Technik

- Beugen Sie den Körper während der Bewegung leicht nach vorne und winkeln Sie die Ellenbogen seitlich ab, um die Brustmuskulatur besonders effektiv zu trainieren.
- Blicken Sie immer geradeaus, nicht nach unten, um die Halswirbelsäule nicht zu überlasten.

Ergänzender Übungshinweis

- Für fortgeschrittene Athleten empfiehlt es sich, Dips mit Zusatzgewicht zu trainieren, um so den Widerstand zu erhöhen.

Empfohlenes Trainingsgewicht

Beginner: ohne Gewicht
Fortgeschrittene: 10–20 kg
Weit Fortgeschrittene: 20–40 kg

Tipp Für das gezielte Training der Trizepsmuskulatur empfiehlt es sich, die Ellenbogen seitlich möglichst dicht am Körper zu führen und den Oberkörper während der Bewegung möglichst gerade zwischen dem Holm abzusenken.

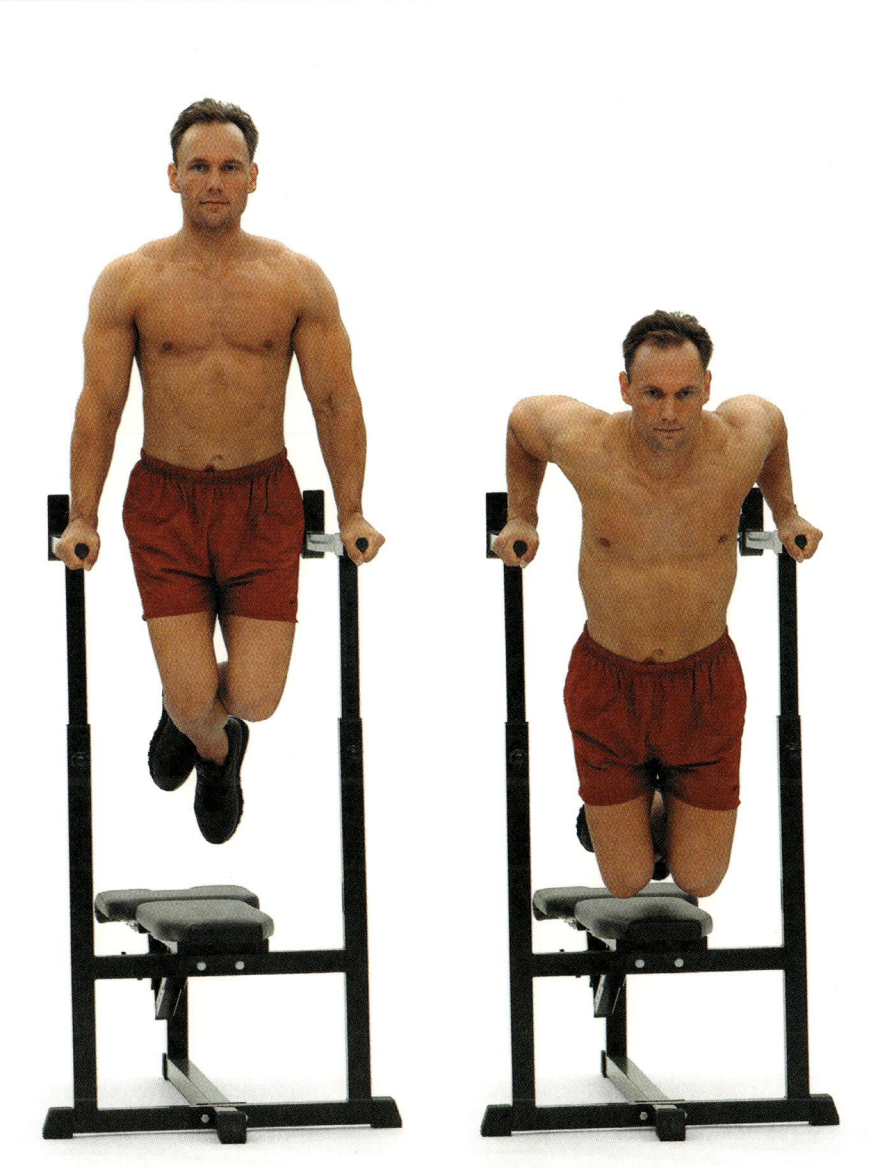

2

DIPS AN DER MASCHINE

Trainingswirkung

Dips an der Maschine sind eine sehr gute Übung für das Training der Trizeps-, Brust- und Schultermuskulatur und ermöglichen durch die geführte Bewegung die sehr gezielte Belastung dieser Muskelgruppen.

Übungsbeschreibung

- Sie sitzen mit geradem Oberkörper und angewinkelten Armen auf dem Polster der Dips-Maschine und fassen die Druckstange mit schulterbreitem Handabstand.
- Die Füße befinden sich in der dafür vorgesehenen Halterung.
- Drücken Sie die Arme bis zur vollen Streckung nach unten.
- Bringen Sie die Ellenbogen so weit wie möglich wieder nach oben.
- Beim Runterdrücken ausatmen.

Tipps zur korrekten Technik

- Halten Sie den Oberkörper während der Bewegung möglichst gerade und vermeiden Sie ein Schwingen des Körpers.
- Bewegen Sie die Arme während der Übung stets seitlich dicht am Körper entlang, um die Trizepsmuskeln gezielt zu trainieren.
- Um ständige Spannung in der Muskulatur zu halten, sollten die Gewichtsscheiben keinen Kontakt mit dem Gewichtsschlitten haben, wenn Ihre Arme angewinkelt sind.

Ergänzender Übungshinweis

- Dips an der Maschine eignen sich besonders gut für Athleten, die noch Schwierigkeiten haben, Dips am Holm (siehe Seite 228) zu trainieren. Aber auch fortgeschrittene und weit fortgeschrittene Athleten profitieren mit entsprechender Gewichtsbelastung sehr gut von dieser Übung.

Empfohlenes Trainingsgewicht

Beginner: 25–35 kg
Fortgeschrittene: 45–75 kg
Weit Fortgeschrittene: 80–100 kg

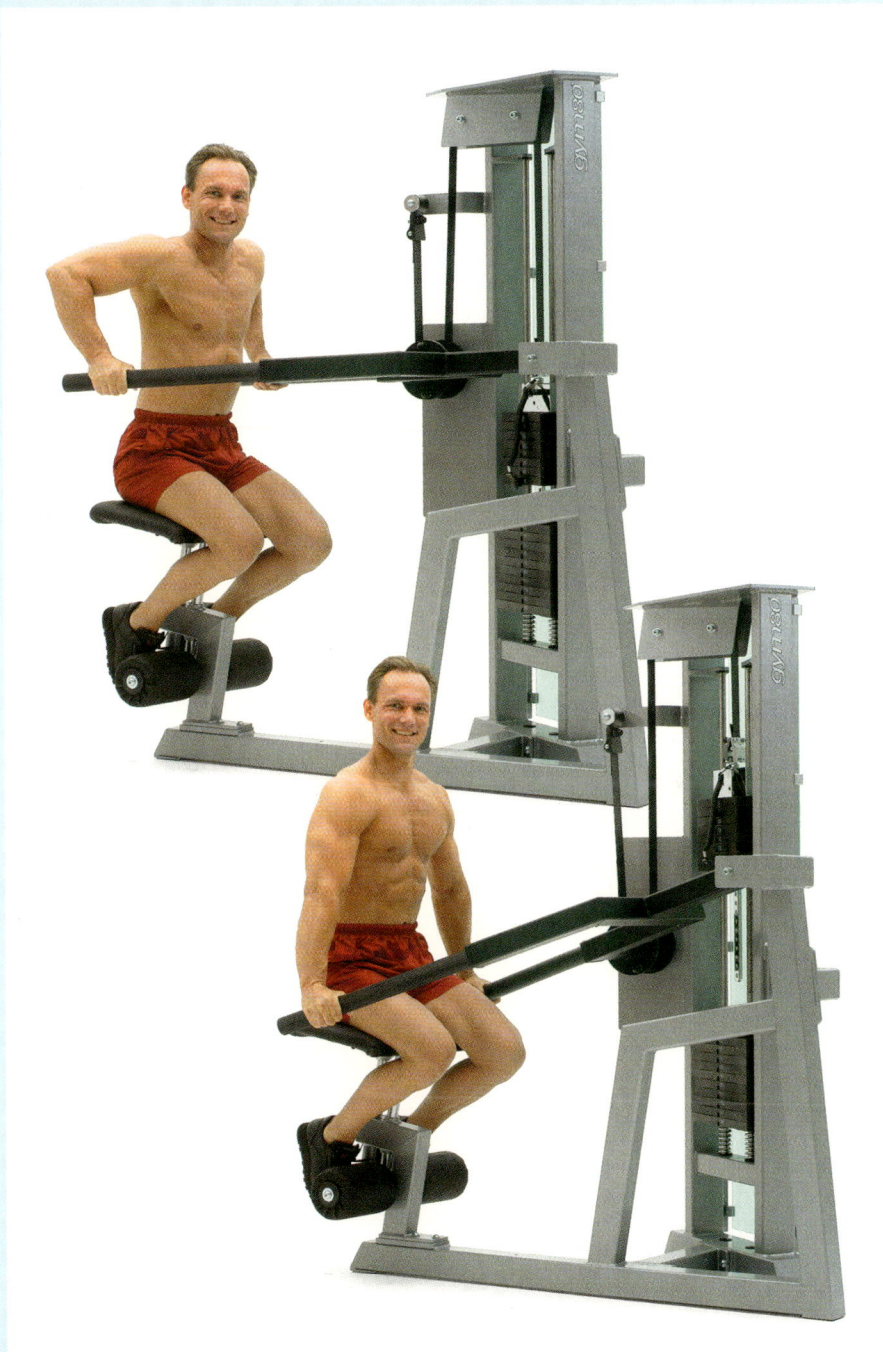

FRENCH PRESS LIEGEND MIT LANGHANTEL

Trainingswirkung

French Press liegend trainiert sehr effektiv die Trizepsmuskeln und baut kompakte Masse im Oberarm auf.

Übungsbeschreibung

- Sie liegen auf einer Flachbank und halten mit etwas engerem als schulterbreitem Griff eine Langhantel mit voll gestreckten Armen über dem Kopf.
- Die Füße haben Kontakt mit dem Boden.
- Senken Sie die Langhantel so weit nach unten ab, bis die Stange Kontakt mit Ihrer Stirn bekommt.
- Drücken Sie das Gewicht wieder bis zur vollen Streckung der Arme nach oben.
- Beim Hochdrücken ausatmen.

Tipps zur korrekten Technik

- Halten Sie die Ellenbogen während der Bewegung möglichst dicht seitlich am Kopf. Bei zu schweren Gewichten werden die Ellenbogen seitlich stark abgewinkelt, um das Gewicht nach oben drücken zu können.
- Sollten Sie zu starkem Hohlkreuz neigen, winkeln Sie die Beine an, kreuzen die Füße und ziehen die Oberschenkel leicht in Richtung Brustkorb an.

Variation

- French Press sitzend mit der Kurzhantel (siehe S. 236)

Ergänzender Übungshinweis

- Um eine besonders intensive Dehnung in der Trizepsmuskulatur zu erzielen, kann die Langhantel auch statt bis zur Stirn weit hinter den Kopf abgesenkt werden.

Empfohlenes Trainingsgewicht

Beginner: 20–25 kg
Fortgeschrittene: 30–45 kg
Weit Fortgeschrittene: 50–70 kg

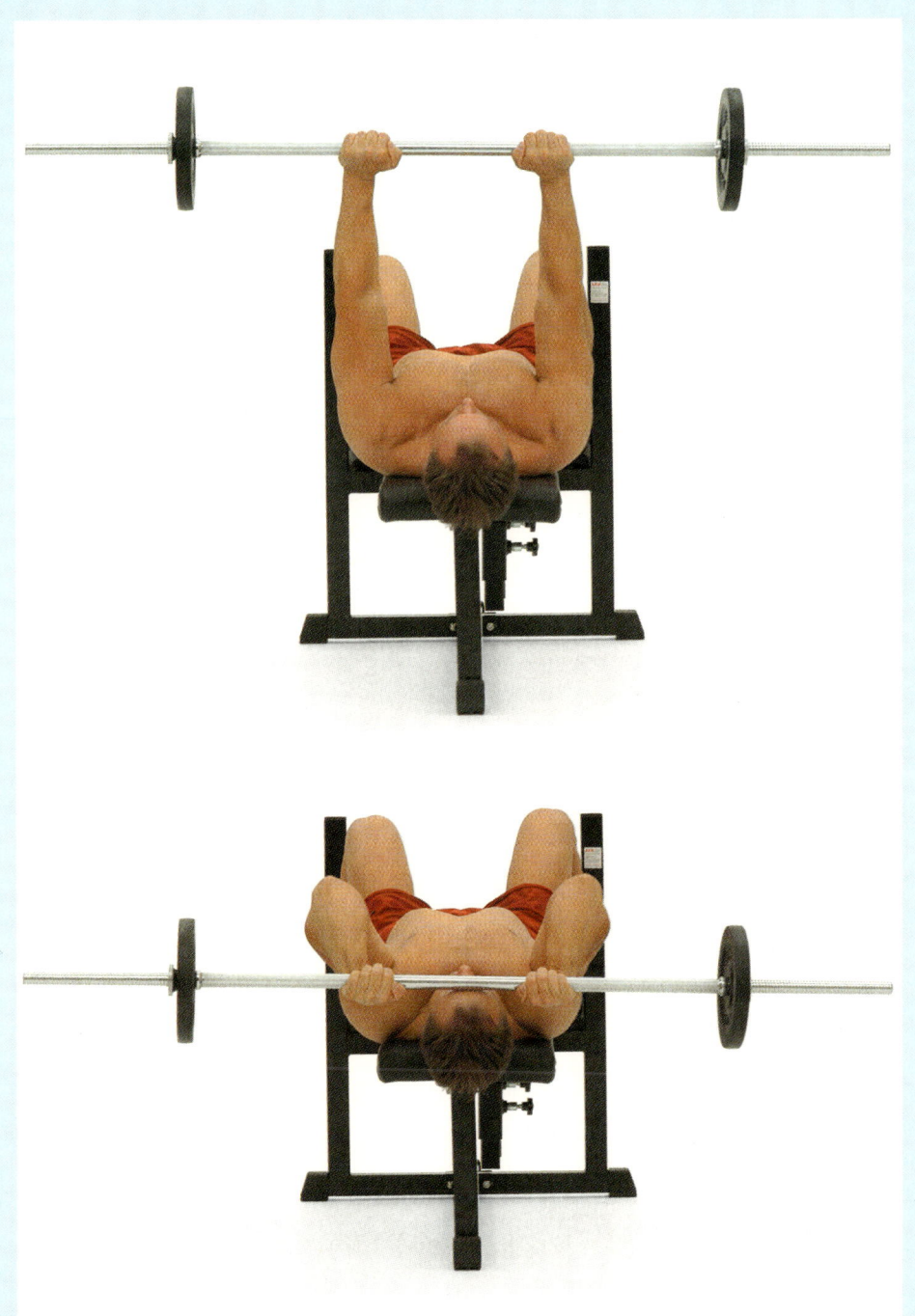

FRENCH PRESS MIT DER SZ-STANGE AUF DER SCHRÄGBANK

Trainingswirkung

French Press mit der SZ-Stange auf der Schrägbank ist eine sehr gute Übung, um massive und kompakte Trizepsmuskeln aufzubauen.

Übungsbeschreibung

- Sie liegen auf der Schrägbank und halten mit etwas engerem als schulterbreitem Griff eine SZ-Stange mit voll gestreckten Armen über dem Kopf.
- Die Füße haben Bodenkontakt.
- Senken Sie die SZ-Stange bis zum tiefsten Punkt nach unten ab.
- Drücken Sie das Gewicht wieder bis zur vollen Streckung der Arme nach oben.
- Beim Hochdrücken ausatmen.

Tipp zur korrekten Technik

- Halten Sie die Ellenbogen während der Bewegung möglichst dicht seitlich am Kopf. Bei zu schweren Gewichten werden die Ellenbogen seitlich stark abgewinkelt, um das Gewicht nach oben drücken zu können.

Variationen

- French Press liegend mit der Langhantel (siehe S. 232)
- French Press sitzend mit der Kurzhantel (siehe S. 236)

Empfohlenes Trainingsgewicht

Beginner: 20–25 kg
Fortgeschrittene: 35–45 kg
Weit Fortgeschrittene: 50–60 kg

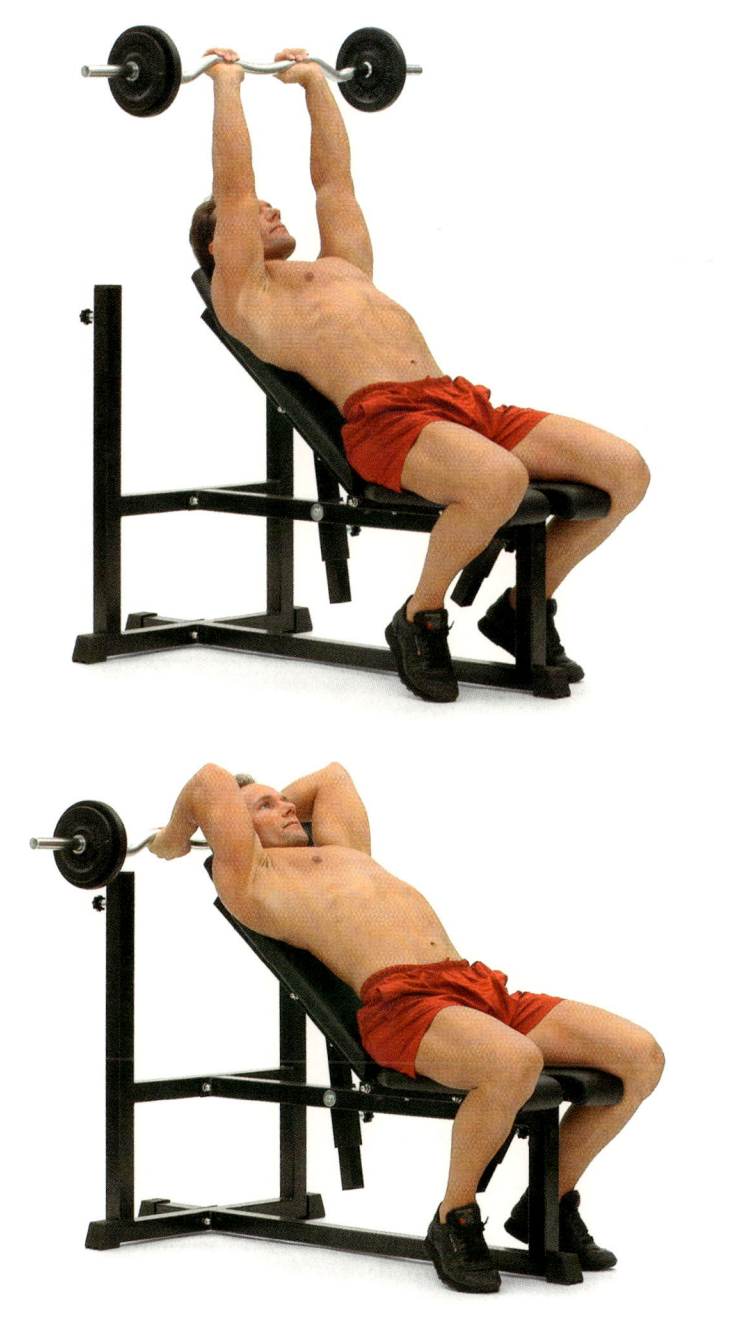

French Press sitzend mit Kurzhantel

Trainingswirkung

French Press sitzend mit der Kurzhantel ist eine sehr gute Übung für den Aufbau der Trizepsmuskulatur und erlaubt das zeitweise gezielte Training eines Arms.

Übungsbeschreibung

- Sie sitzen auf einer Trainingsbank mit steil gestellter Rückenlehne und halten in einer Hand mit gestrecktem Arm eine Kurzhantel.
- Die freie Hand ist auf dem Oberschenkel abgestützt.
- Senken Sie die Kurzhantel so weit wie möglich hinter Ihren Kopf ab.
- Drücken Sie das Gewicht wieder bis zur vollen Streckung des Arms nach oben.
- Beim Hochdrücken ausatmen.

Tipp zur korrekten Technik

- Halten Sie den Oberarm während der Bewegung möglichst immer seitlich dicht am Kopf. Bei zu schwerem Trainingsgewicht wird der Ellenbogen seitlich stark abgewinkelt.

Variationen

- French Press liegend mit der Langhantel (siehe S. 232)
- French Press mit der SZ-Stange auf der Schrägbank (siehe S. 234)

Ergänzender Übungshinweis

- Fortgeschrittene Athleten mit guter Körperkoordination können diese Übung auch auf einer Trainingsbank ohne Rückenlehne machen (siehe Foto).

Empfohlenes Trainingsgewicht

Beginner: 6–10 kg
Fortgeschrittene: 12,5–20 kg
Weit Fortgeschrittene: 20–25 kg

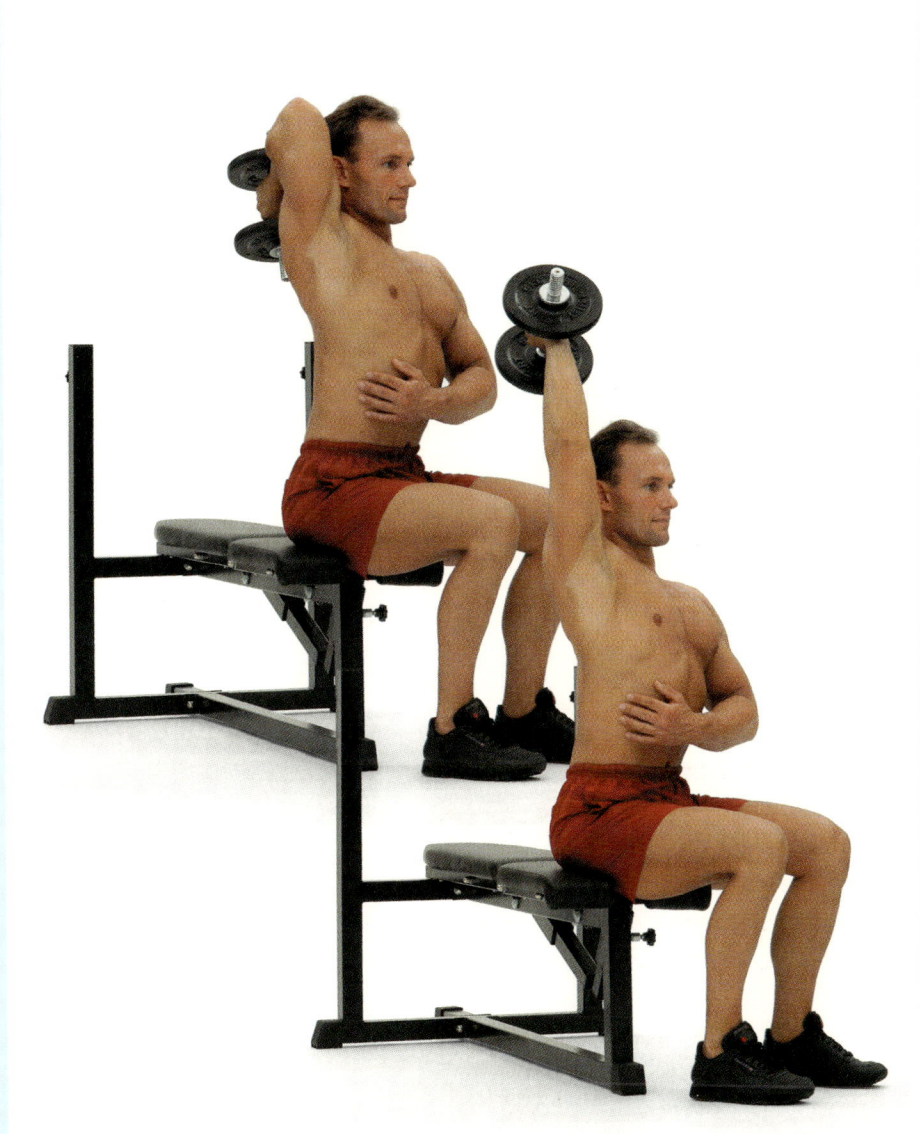

CABLE-PUSHDOWNS

Trainingswirkung

Cable-Pushdowns sind eine hervorragende Übung für die Entwicklung der Trizeps-muskulatur, speziell des äußeren langen Kopfes dieses Muskels.

Übungsbeschreibung

- Sie stehen mit leicht gebeugten Knien vor dem Seilzug und fassen den Zuggriff mit etwas weniger als schulterbreitem Handabstand im Obergriff.
- Drücken Sie den Zuggriff von der Höhe Ihrer unteren Brustmuskulatur bis zur vollständigen Streckung der Ellenbogen nach unten.
- Führen Sie die Arme wieder nach oben in die Ausgangsposition zurück.
- Beim Herunterdrücken ausatmen.

Tipps zur korrekten Technik

- Winkeln Sie die Knie leicht an, und schwingen Sie nicht mit dem Oberkörper, um den unteren Rückenbereich nicht zu überlasten.
- Halten Sie die Ellenbogen während der Bewegung stets dicht seitlich am Körper, und bewegen Sie diese nicht zu weit nach vorne, damit die vorderen Schultermuskeln nicht in die Bewegung mit einbezogen werden.
- Die Gewichtsscheiben sollten keinen Kontakt mit dem Gewichtsschlitten haben, wenn Ihre Arme angewinkelt sind, damit ständige Spannung in der Trizepsmuskulatur gehalten wird.

Ergänzender Übungshinweis

- Spannen Sie die Trizepsmuskeln stark an, wenn Ihre Arme gestreckt sind.

Empfohlenes Trainingsgewicht

Beginner: 20–25 kg
Fortgeschrittene: 40–50 kg
Weit Fortgeschrittene: 50–60 kg

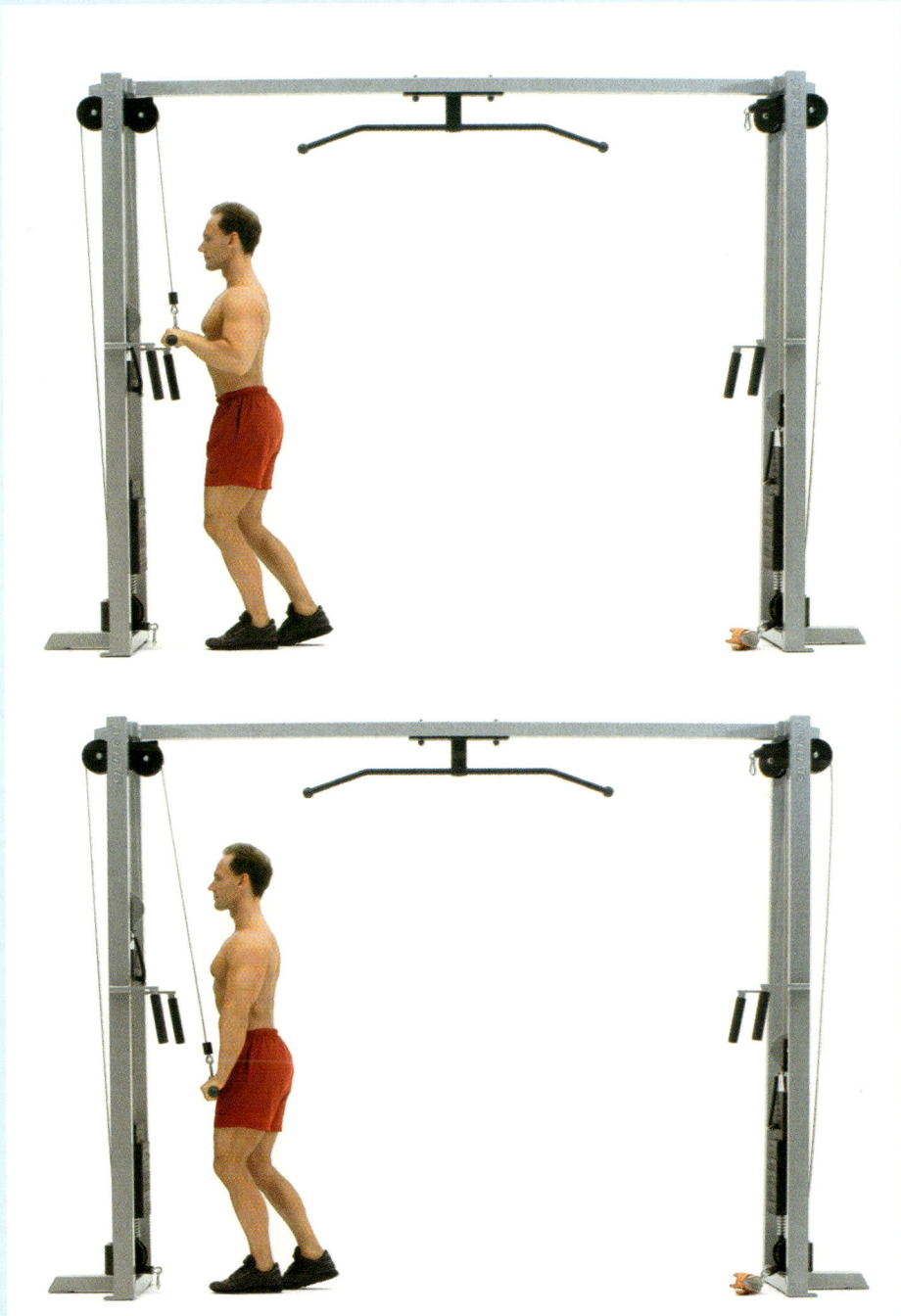

REVERSE CABLE-PUSHDOWNS EINARMIG

Trainingswirkung

Einarmiges Reverse-Pushdown am Seilzug ist eine hervorragende Übung für das isolierte Training des inneren Bereiches des Trizepsmuskels und erlaubt das zeitweise Training von einem Arm.

Übungsbeschreibung

- Sie stehen mit leicht gebeugten Knien vor dem Seilzug und halten mit einer Hand den Zuggriff auf Schulterhöhe.
- Die freie Hand liegt auf dem gegenseitigen Oberschenkel oder greift das Gestänge des Seilzuges.
- Drücken Sie den Arm bis zur vollständigen Streckung auf Höhe des Oberschenkels nach unten.
- Bewegen Sie die Hand wieder in die Ausgangsposition zurück.
- Beim Herunterdrücken ausatmen.

Tipps zur korrekten Technik

- Schwingen Sie nicht mit dem Oberkörper, und halten Sie die Knie leicht gebeugt, um den unteren Rückenbereich nicht zu überlasten.
- Halten Sie den Ellenbogen während der Bewegung stets seitlich dicht am Körper, und bewegen Sie ihn nicht zu weit nach vorne, damit die vordere Schultermuskulatur nicht in die Bewegung einbezogen wird.
- Die Gewichtsscheiben sollten keinen Kontakt mit dem Gewichtsschlitten haben, wenn der Arm gestreckt ist, um ständige Spannung in der Trizepsmuskulatur zu halten.

Ergänzender Übungshinweis

- Spannen Sie den Trizeps in der Position mit gestrecktem Arm stark an.

Empfohlenes Trainingsgewicht

Beginner: 7,5 – 12,5 kg
Fortgeschrittene: 15 – 17,5 kg
Weit Fortgeschrittene: 20 – 25 kg

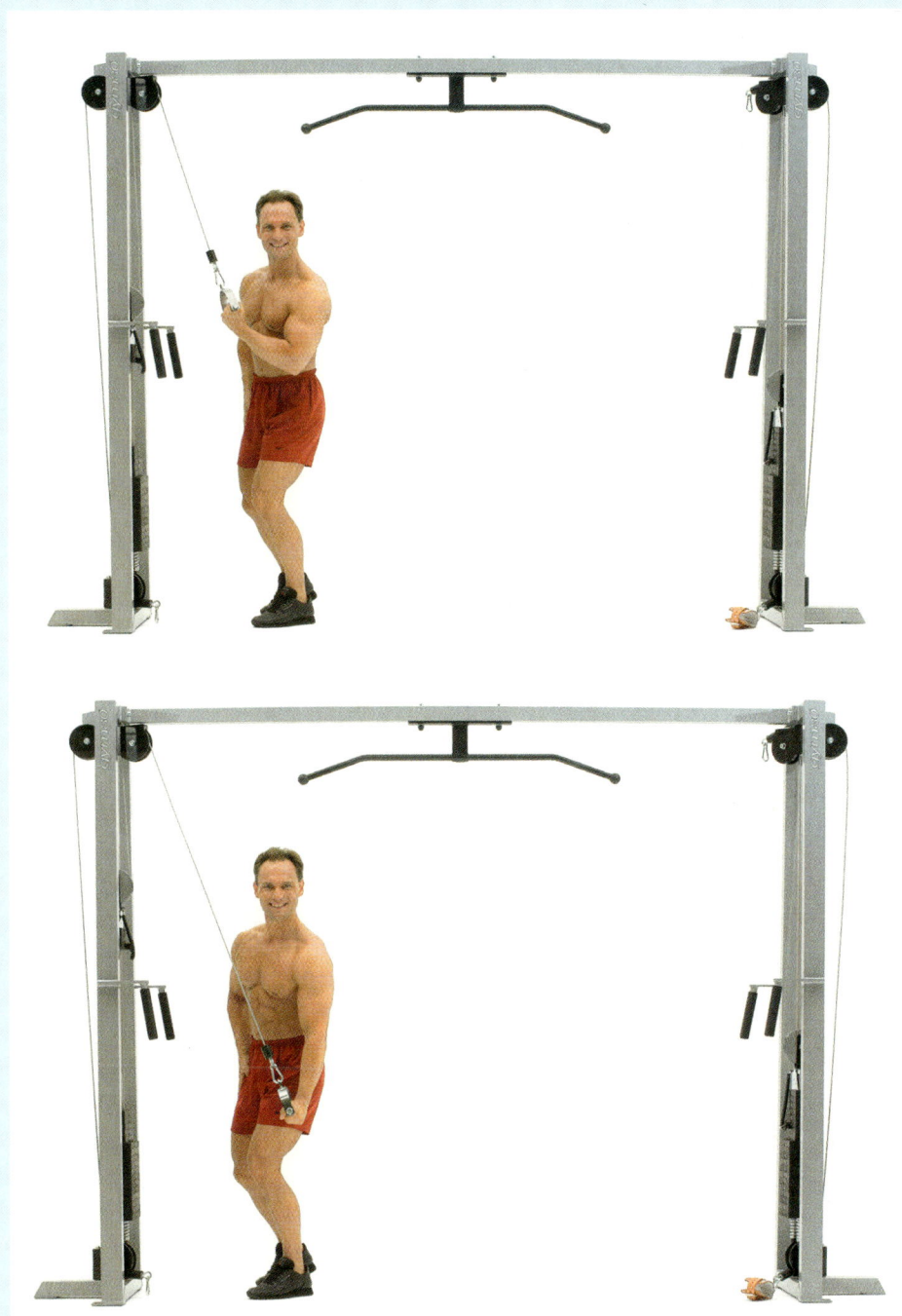

Trainingswirkung

Vorgebeugtes Trizepsdrücken am Seilzug ist eine sehr gute Übung, um ständige Spannung in der Muskulatur zu erzeugen und speziell den inneren Teil des Trizeps zu trainieren.

Übungsbeschreibung

- Sie stehen vorgebeugt im Seilzug und fassen das Seil mit zusammengehaltenen Händen, die Ellenbogen befinden sich auf Höhe Ihres Kopfes, und die Hände sind hinter dem Kopf positioniert.
- Drücken Sie die Arme bis zur vollen Streckung nach vorne durch.
- Bewegen Sie das Seil wieder bis in die Ausgangsposition mit angewinkelten Armen zurück.
- Beim Nach-vorne-Drücken ausatmen.

Tipps zur korrekten Technik

- Halten Sie die Knie während der Bewegung immer leicht gebeugt und schwingen Sie nicht mit dem Oberkörper, um den unteren Rückenbereich nicht zu überlasten.
- Halten Sie die Ellenbogen immer weit oben und möglichst seitlich dicht am Kopf.
- Um ständige Spannung in der Muskulatur zu halten, sollten die Gewichtsscheiben keinen Kontakt mit dem Gewichtsschlitten haben, wenn die Arme angewinkelt sind.

Ergänzender Übungshinweis

- Spannen Sie die Trizeps möglichst stark an, wenn die Arme gestreckt sind.

Empfohlenes Trainingsgewicht

Beginner: 12, 5–17,5 kg
Fortgeschrittene: 22,5–30 kg
Weit Fortgeschrittene: 32,5–40 kg

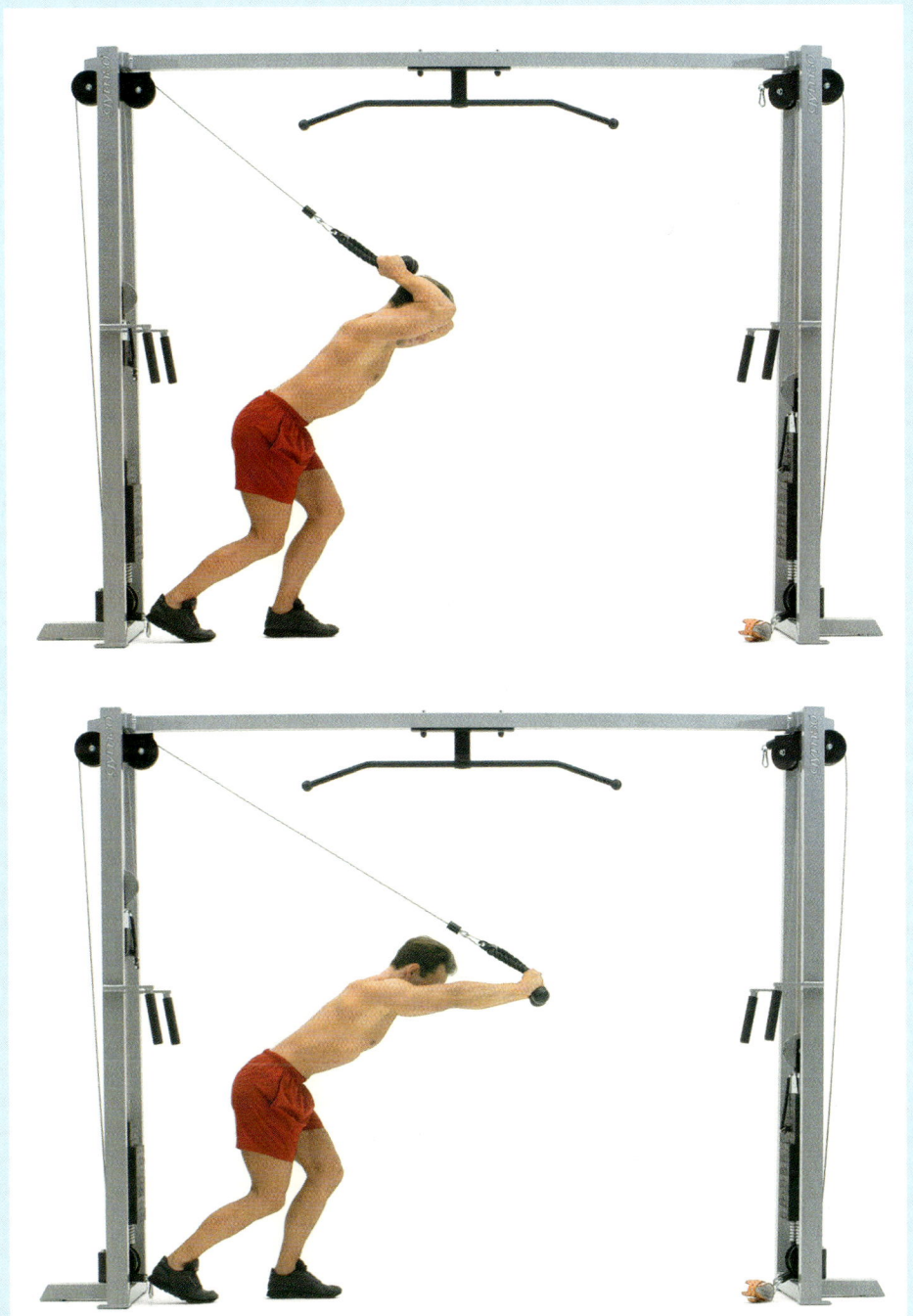

FRENCH PRESS AM SEIL KNIEND

Trainingswirkung

French Press am Seil kniend ist eine sehr gute Übung, um die Trizepsmuskulatur isoliert zu belasten, insbesondere den inneren langen Kopf des Armstreckers.

Übungsbeschreibung

- Sie knien mit geradem Oberkörper rücklings vor dem Seilzug und fassen mit gestreckten Armen und zusammengehaltenen Händen ein Seil hinter Ihrem Kopf.
- Bewegen Sie die Hände bis zum tiefsten Punkt hinter den Kopf.
- Drücken Sie die Arme bis in die Ausgangsposition mit gestreckten Armen zurück.
- Beim Hochdrücken ausatmen.

Tipps zur korrekten Technik

- Halten Sie die Ellenbogen während der Bewegung möglichst seitlich dicht neben dem Kopf. Wenn die Ellenbogen seitlich weit nach außen gebracht werden müssen, um das Seil wieder nach oben zu drücken, ist das Gewicht zu schwer.
- Halten Sie den Oberkörper während der Bewegung stets aufrecht und vermeiden Sie die Bildung eines Rundrückens oder eines starken Hohlkreuzes, um den unteren Rückenbereich nicht zu überlasten.
- Die Gewichtsscheiben sollten keinen Kontakt mit dem Gewichtsschlitten haben, wenn die Hände hinter dem Kopf sind, damit ständige Spannung in der Trizepsmuskulatur gehalten wird.

Ergänzender Übungshinweis

- Spannen Sie die Trizepse stark an, wenn die Arme gestreckt sind.

Empfohlenes Trainingsgewicht

Beginner: 12,5–17,5 kg
Fortgeschrittene: 20–27,5 kg
Weit Fortgeschrittene: 30–37,5 kg

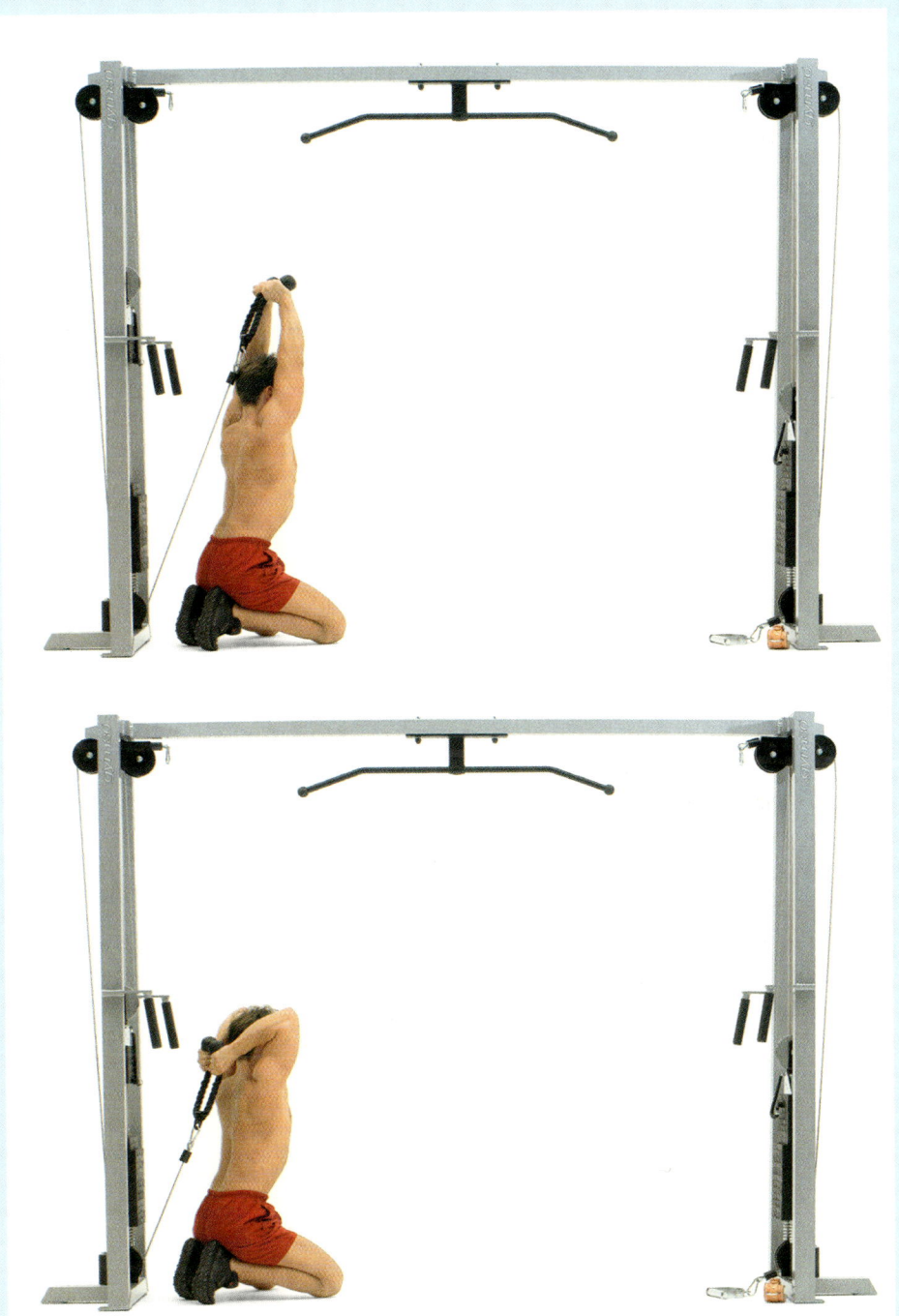

Unterarmmuskulatur

REVERSE CURL

Trainingswirkung

Reverse Curls sind eine sehr gute Übung zum Aufbau kräftiger, massiver Unterarme.

Übungsbeschreibung

- Sie stehen aufrecht mit enger Fußstellung und leicht angewinkelten Knien und halten eine Langhantel mit etwa schulterbreitem Obergriff und voll gestreckten Armen vor Ihrem Körper.
- Beugen Sie das Gewicht so weit nach oben an, bis sich die Langhantelstange auf Schulterhöhe befindet.
- Senken Sie die Hantel wieder in die Ausgangsposition ab.
- Beim Anbeugen ausatmen.

Tipps zur korrekten Technik

- Schwingen Sie nicht mit dem Oberkörper, um den unteren Rückenbereich nicht zu überlasten.
- Halten Sie die Ellenbogen während der Bewegung möglichst dicht seitlich am Körper, um die Unterarmmuskulatur bestmöglich zu isolieren.

Ergänzender Übungshinweis

- Reverse Curls trainieren auch sehr gut die Bizepsmuskulatur.

Empfohlenes Trainingsgewicht

Beginner: 15–20 kg
Fortgeschrittene: 30–55 kg
Weit Fortgeschrittene: 40–50 kg

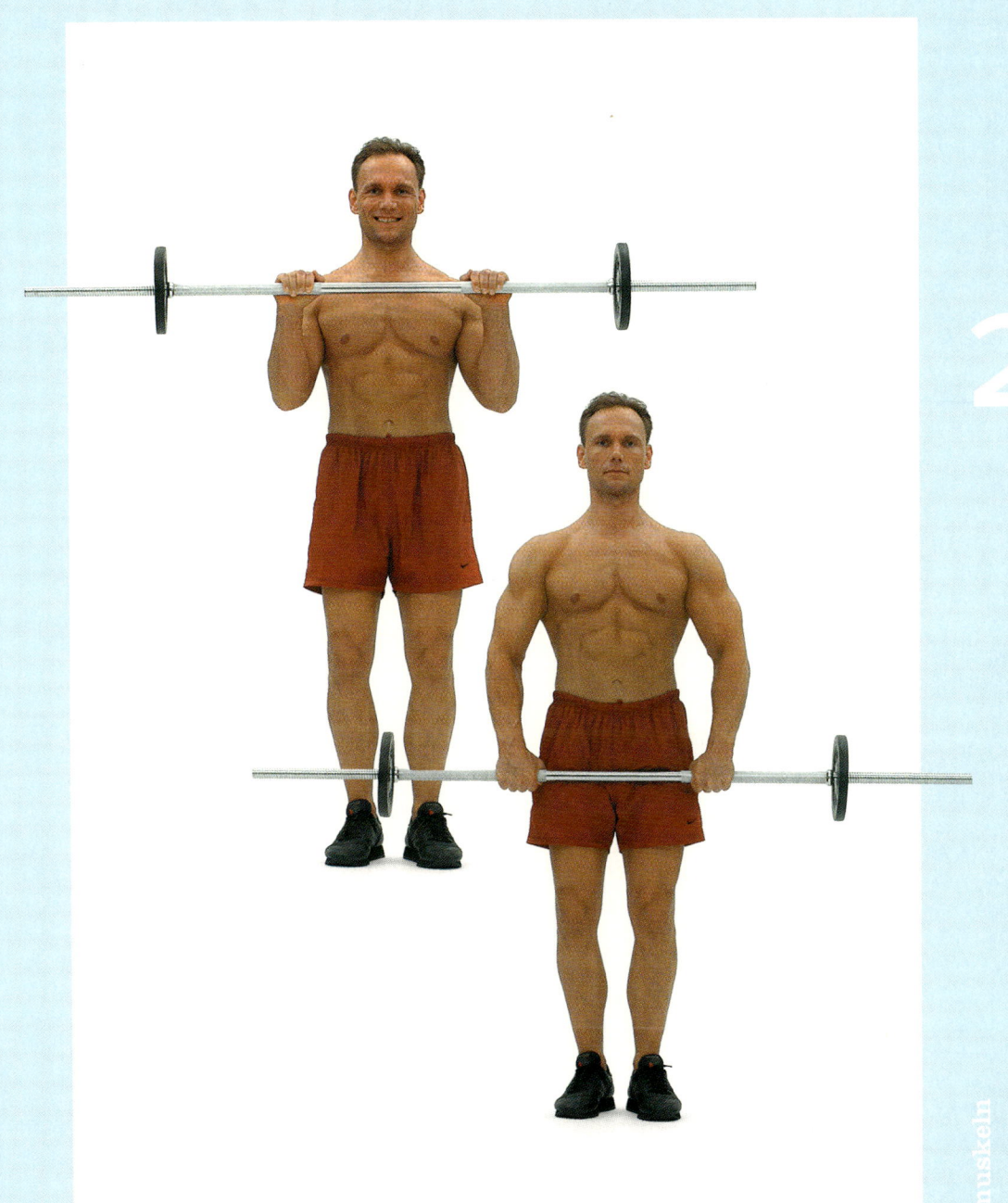

Handgelenk-Curl auf der Flachbank

Trainingswirkung

Handgelenk-Curls bauen kräftige, stabile Unterarme auf.

Übungsbeschreibung

- Sie sitzen mit vorgebeugtem Oberkörper auf einer Trainingsbank und halten mit engem Griff eine Langhantel. Die Handgelenke ragen dabei über das Bankende hinaus.
- Senken Sie die Langhantel so weit wie möglich in Richtung Boden ab.
- Beugen Sie das Gewicht vom tiefsten Punkt der Bewegung wieder in die Anfangsposition an.
- Beim Anbeugen ausatmen.

Tipps zur korrekten Technik

- Halten Sie die Ellenbogen immer in Kontakt mit dem Bankpolster.

Ergänzende Übungshinweise

- Handgelenk-Curls trainieren sehr gut die Griffkraft.
- Um den Bewegungsradius bei dieser Übung zu erweitern, kann die Langhantel in der Endposition mit nach unten zeigenden Handgelenken bis an den unteren Bereich der Fingerspitzen abgerollt werden.

Empfohlenes Trainingsgewicht

Beginner: 25–30 kg
Fortgeschrittene: 40–60 kg
Weit Fortgeschrittene: 60–80 kg

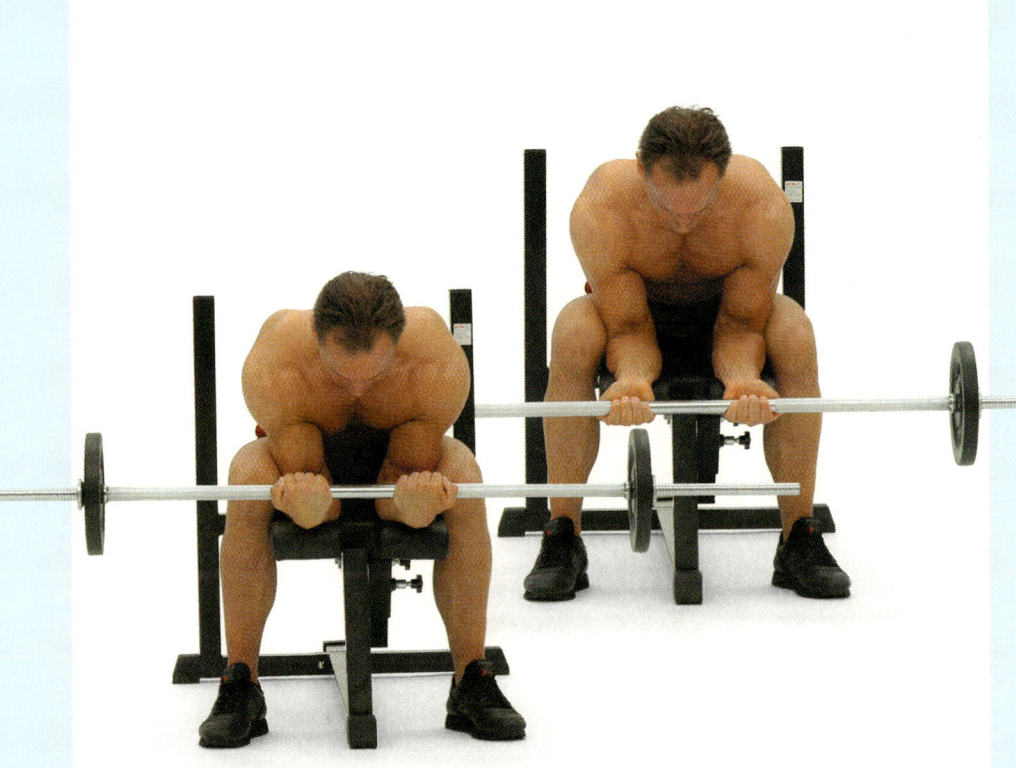

Dehnübungen

SITZENDE, BEIDBEINIGE DEHNUNG MIT GESCHLOSSENEN BEINEN

Gedehnte Muskulatur

Hintere Oberschenkel, unterer Rücken

Übungsbeschreibung

- Sie sitzen mit gestreckten Beinen und nach vorne gebeugtem Oberkörper auf dem Boden und umfassen mit beiden Händen die eng zusammengehaltenen Füße.
- Ziehen Sie den Oberkörper in Richtung Boden.
- Halten Sie die Dehnung für 20 bis 30 Sekunden und atmen Sie ruhig und gleichmäßig ein und aus.
- Konzentrieren Sie sich ganz auf das Dehnungsgefühl in der hinteren Oberschenkel- und unteren Rückenmuskulatur.

Übungsvariation

- Sitzende, beidbeinige Dehnung mit geschlossenen Beinen und Handtuch (siehe Foto).

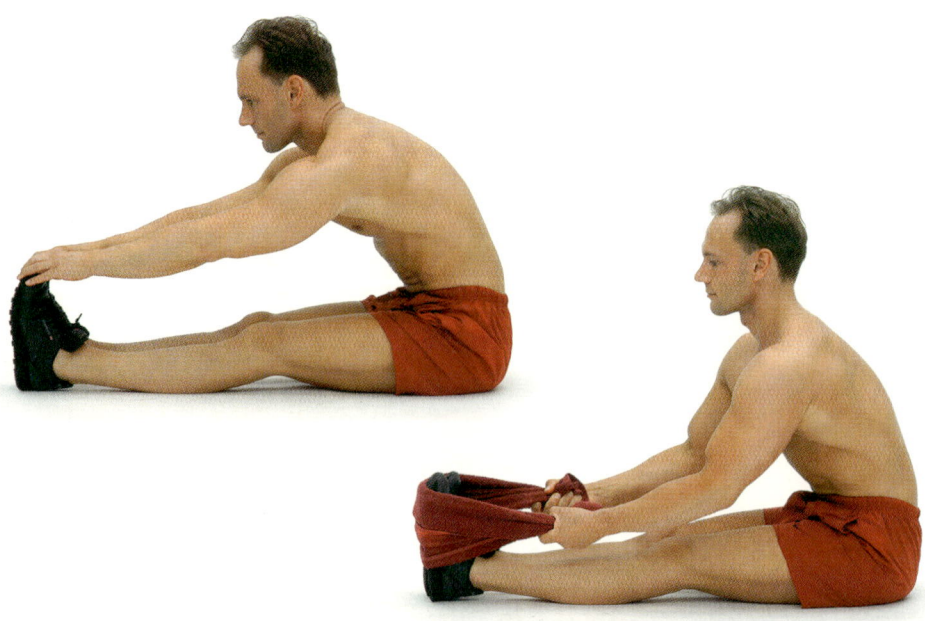

SITZENDE, BEIDBEINIGE DEHNUNG MIT GEÖFFNETEN BEINEN

Gedehnte Muskulatur
Hintere Oberschenkel, Adduktoren, unterer Rücken

Übungsbeschreibung
- Sie sitzen mit geöffneten, gestreckten Beinen und nach vorne gebeugtem Oberkörper auf dem Boden und umfassen mit den Händen die Füße.
- Ziehen Sie den Oberkörper in Richtung Boden.
- Halten Sie die Dehnung für 20 bis 30 Sekunden und atmen Sie ruhig und gleichmäßig ein und aus.
- Konzentrieren Sie sich ganz auf das Dehnungsgefühl in der hinteren Oberschenkel-, Adduktoren- und unteren Rückenmuskulatur.

Übungsvariation
- Sitzende, beidbeinige Dehnung mit geöffneten Beinen und Partner (siehe Foto).

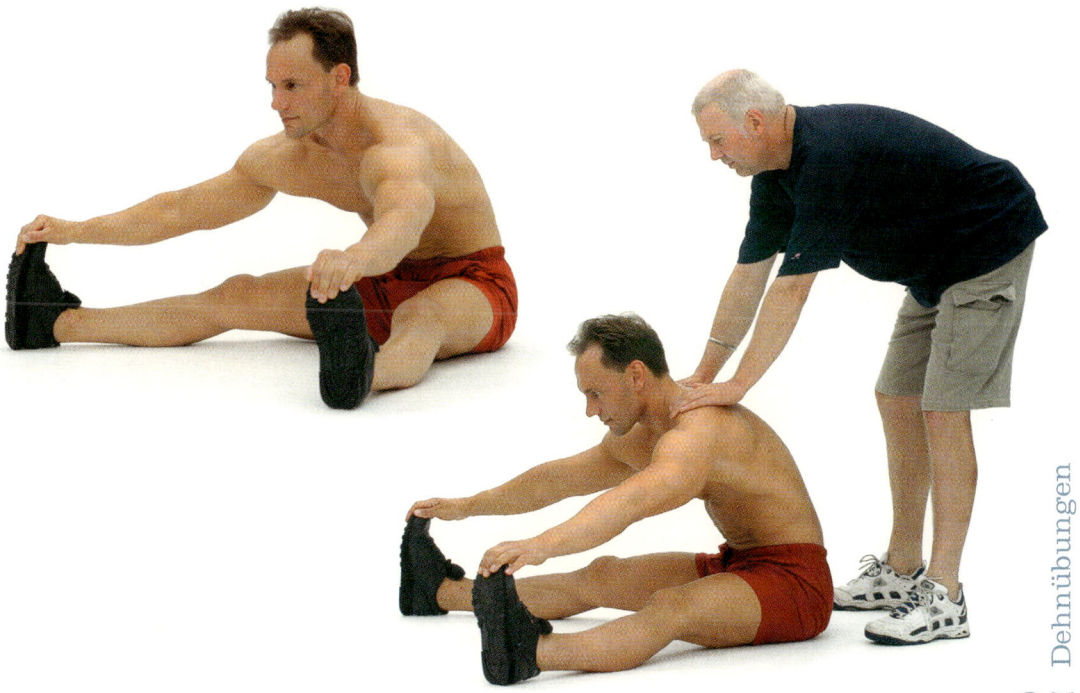

STEHENDE, BEIDBEINIGE DEHNUNG MIT GEÖFFNETEN BEINEN UND NACH VORNE GEBEUGTEM OBERKÖRPER

Gedehnte Muskulatur

Hintere Oberschenkel, Adduktoren, unterer Rücken

Übungsbeschreibung

- Sie stehen mit auseinander gestellten Beinen und nach vorne gebeugtem Oberkörper und setzen die Hände auf dem Boden auf.
- Ziehen Sie den Oberkörper Richtung Boden.
- Halten Sie die Dehnung für 20 bis 30 Sekunden und atmen Sie ruhig und gleichmäßig ein und aus.
- Konzentrieren Sie sich ganz auf das Dehnungsgefühl in der hinteren Oberschenkel-, Adduktoren- und unteren Rückenmuskulatur.

Übungsvariation

- Stehende, einbeinige Dehnung mit geöffneten Beinen und nach vorne gebeugtem Oberkörper (siehe Foto).

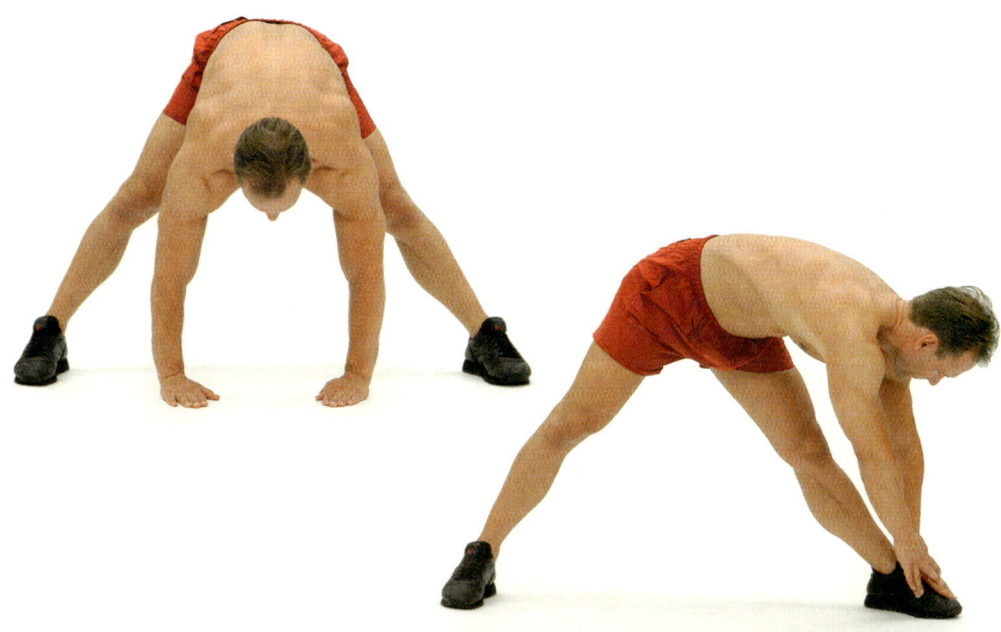

STEHENDE, EINBEINIGE DEHNUNG MIT ERHOBENEM BEIN

Gedehnte Muskulatur

Hintere Oberschenkel, Gesäß

Übungsbeschreibung

- Positionieren Sie einen Fuß auf einer etwa hüfthohen Ablage, zum Beispiel der Rückenlehne einer Trainingsbank.
- Beugen Sie den Oberkörper nach vorne und greifen Sie mit einer Hand das Schienbein oder den Fuß des hochgelegten Beines, halten Sie beide Knie durchgedrückt.
- Ziehen Sie den Oberkörper in Richtung des erhobenen Beines.
- Halten Sie die Dehnung für 20 bis 30 Sekunden und atmen Sie ruhig und gleichmäßig ein und aus.
- Konzentrieren Sie sich ganz auf das Dehnungsgefühl in der hinteren Oberschenkel- und Gesäßmuskulatur.

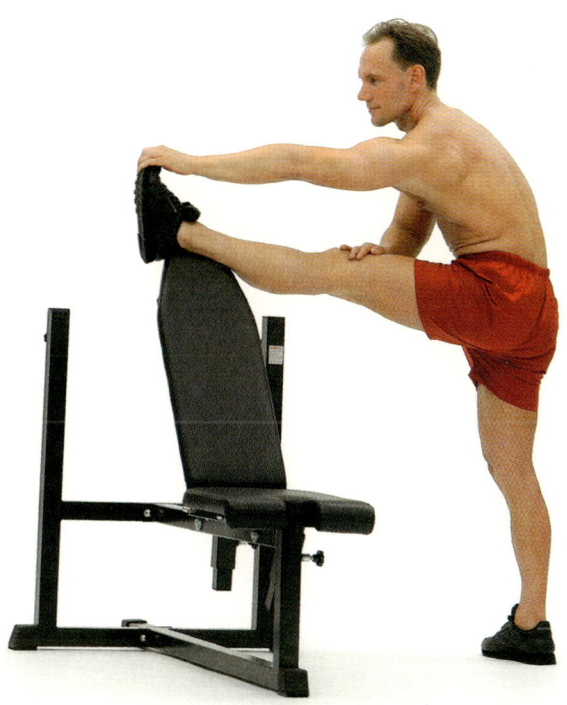

Dehnübungen

FERSENSITZ

Gedehnte Muskulatur
Vordere Oberschenkel

Übungsbeschreibung
- Setzen Sie sich so auf den Boden, dass Ihre Oberschenkel auf den Waden liegen.
- Positionieren Sie beide Hände hinter Ihrem Körper.
- Beugen Sie den Oberkörper nach hinten.
- Halten Sie den Rücken gerade.
- Vermeiden Sie, dass Ihre Fußgelenke zur Seite wegknicken.
- Halten Sie die Dehnung für 20 bis 30 Sekunden und atmen Sie ruhig und gleichmäßig ein und aus.
- Konzentrieren Sie sich ganz auf das Dehnungsgefühl in der vorderen Oberschenkelmuskulatur.

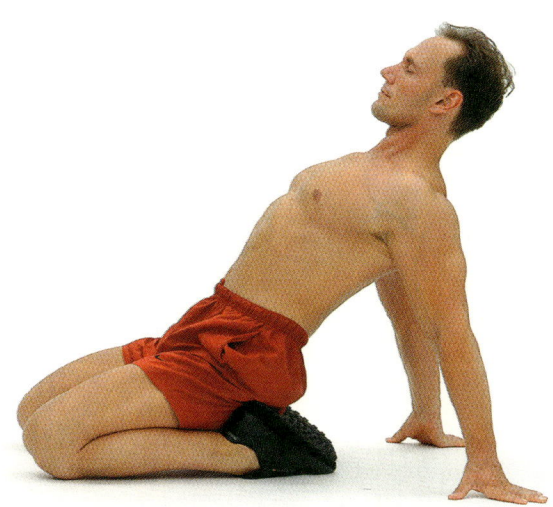

STEHENDES, EINBEINIGES FERSENANZIEHEN ZUM GESÄSS

Gedehnte Muskulatur
Vordere Oberschenkel

Übungsbeschreibung
- Halten Sie sich mit einer Hand zum Beispiel am Ende einer Trainingsbank fest.
- Winkeln Sie ein Bein an und greifen Sie mit der freien Hand das Fußgelenk.
- Ziehen Sie das Fußgelenk in Richtung Gesäß.
- Halten Sie den Oberkörper aufrecht und das Becken gerade.
- Halten Sie die Dehnung für 20 bis 30 Sekunden und atmen Sie ruhig und gleichmäßig ein und aus.
- Konzentrieren Sie sich ganz auf die Dehnung in der vorderen Oberschenkelmuskulatur.

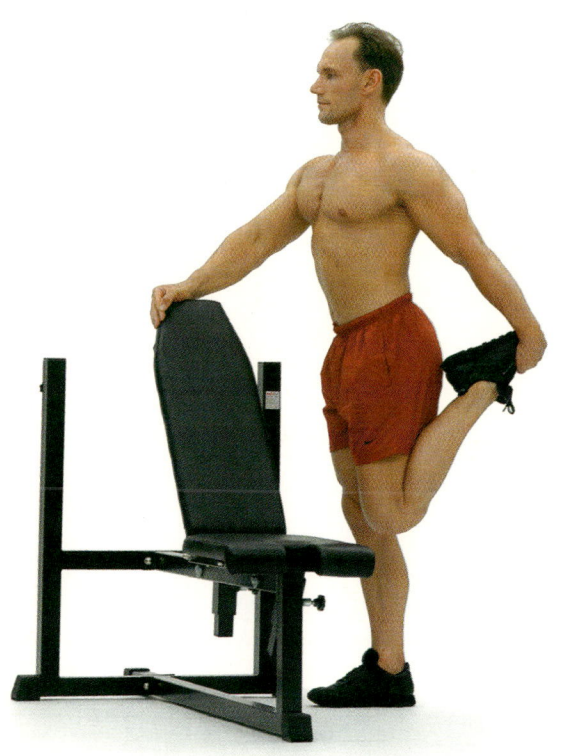

EINARMIGE DEHNUNG IM STEHEN

Gedehnte Muskulatur
Brust

Übungsbeschreibung
- Greifen Sie mit einer Hand eine Ablage etwa in Schulterhöhe, zum Beispiel in einen Türrahmen oder an das Gestänge eines Zugturms.
- Drehen Sie den Oberkörper seitlich ab.
- Halten Sie den Arm gestreckt.

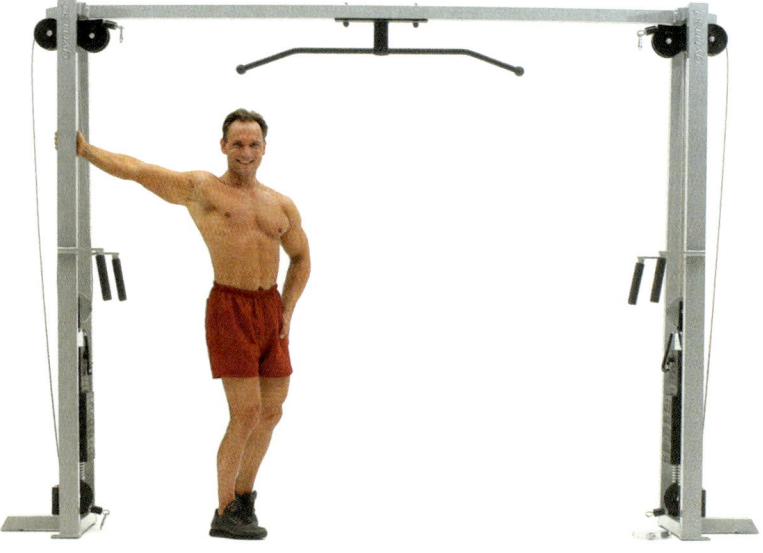

Partnerdehnung im Sitzen
- Sie sitzen am Ende einer Trainingsbank und halten beide Arme gestreckt. Die Handgelenke befinden sich ungefähr auf Schulterhöhe.
- Ihr Partner steht hinter Ihnen, positioniert ein Knie als Stütze an Ihrem Rücken und zieht mit beiden Händen Ihre Ellenbogen nach hinten.
- Halten Sie die Arme gestreckt.

LIEGENDE, EINBEINIGE DEHNUNG AUF DEM RÜCKEN

Gedehnte Muskulatur

Unterer Rückenbereich, Hüfte, Gesäß

Übungsbeschreibung

- Sie liegen rücklings auf dem Boden und winkeln ein Bein in Richtung Brustkorb an. Der Kopf und der Fuß des anderen Beines haben Kontakt mit dem Boden.
- Umfassen Sie mit beiden Händen das Knie des angewinkelten Beines und ziehen Sie es in Richtung Brustkorb.
- Halten Sie die Dehnung für 20 bis 30 Sekunden und atmen Sie dabei ruhig ein und aus.
- Konzentrieren Sie sich ganz auf das Dehnungsgefühl in den unteren Rücken-, Hüft- und Gesäßmuskeln.

Übungsvariation

- Liegende, einbeinige Dehnung auf dem Rücken mit Partner (siehe Foto).

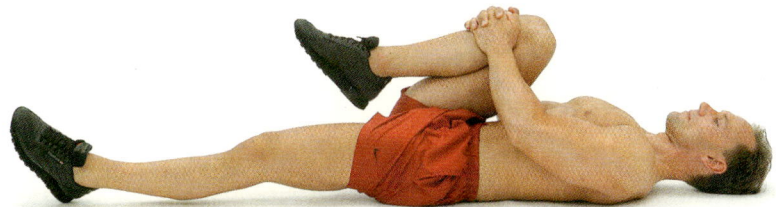

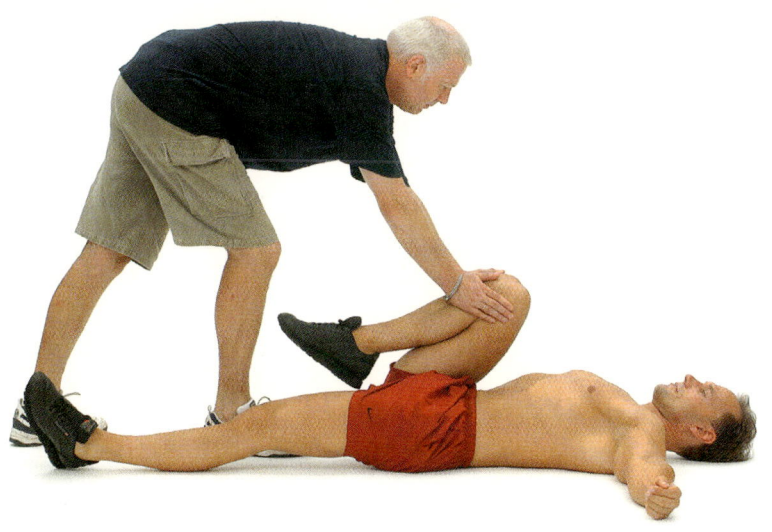

LIEGENDE, EINBEINIGE SEITLICHE DEHNUNG AUF DEM BODEN

Gedehnte Muskulatur

Unterer Rücken, Po

Übungsbeschreibung

- Sie liegen mit seitlich gestrecktem Arm und gekreuztem Oberschenkel rücklings auf dem Boden und fassen mit einer Hand das übergeschlagene Bein.
- Ziehen Sie mit der am Bein befindlichen Hand den Oberschenkel in Richtung Boden.
- Blicken Sie in Richtung des ausgestreckten Armes.
- Halten Sie die Dehnung für 20 bis 30 Sekunden und atmen Sie ruhig und gleichmäßig ein und aus.

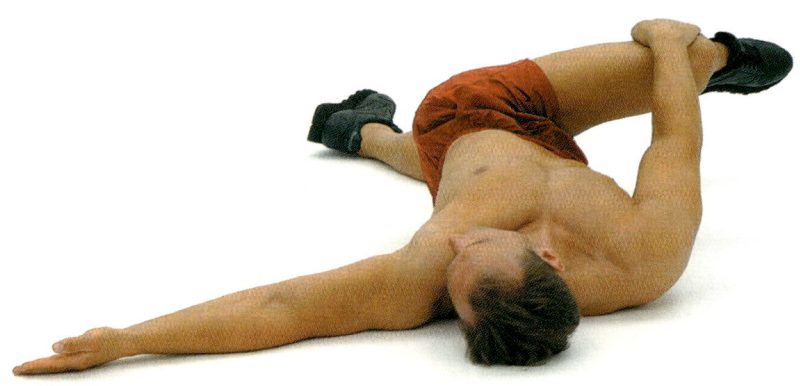

KNIENDE, BEIDARMIGE DEHNUNG

Gedehnte Muskulatur

Rücken, Brust

Übungsbeschreibung

- Sie knien mit vorgebeugtem Oberkörper und voll gestreckten Armen auf dem Boden, die Hände haben Bodenkontakt.
- Halten Sie den Rücken gerade und ziehen Sie den Oberkörper in Richtung Boden.
- Dehnen Sie 20 bis 30 Sekunden und atmen Sie ruhig ein und aus.

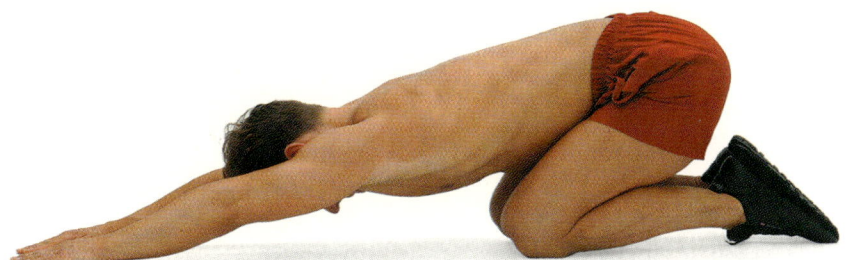

SITZENDE, VORGEBEUGTE DEHNUNG AUF DER BANK

Gedehnte Muskulatur

Unterer Rücken

Übungsbeschreibung

- Sie sitzen mit leicht angewinkelten Knien auf dem Ende einer Trainingsbank und beugen den Oberkörper so weit nach vorne, bis die Hände Kontakt mit den Fußspitzen oder dem Schienbein bekommen.
- Halten Sie die Dehnung für 20 bis 30 Sekunden und atmen Sie ruhig ein und aus.

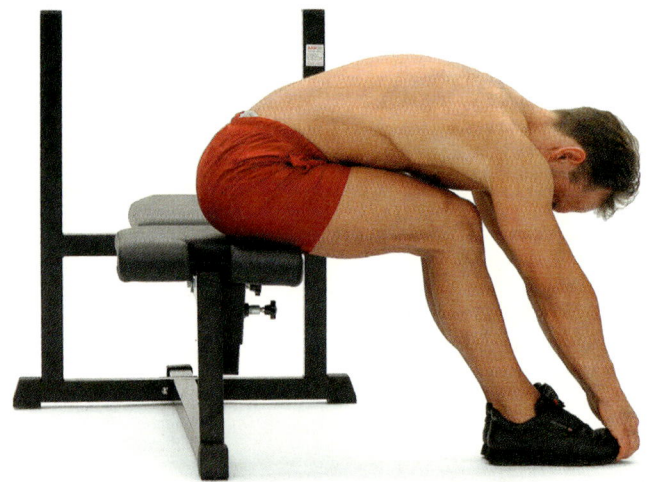

STEHENDE, VORGEBEUGTE EINSEITIGE DEHNUNG

Gedehnte Muskulatur

Rücken

Übungsbeschreibung

- Sie stehen mit nach vorne gebeugtem Oberkörper und greifen mit einer Hand das obere Ende einer steil gestellten Trainingsbank, die freie Hand ist auf dem Oberschenkel abgestützt.
- Ziehen Sie den Körper in Richtung Boden.
- Halten Sie die Dehnung für 20 bis 30 Sekunden und atmen Sie ruhig ein und aus.

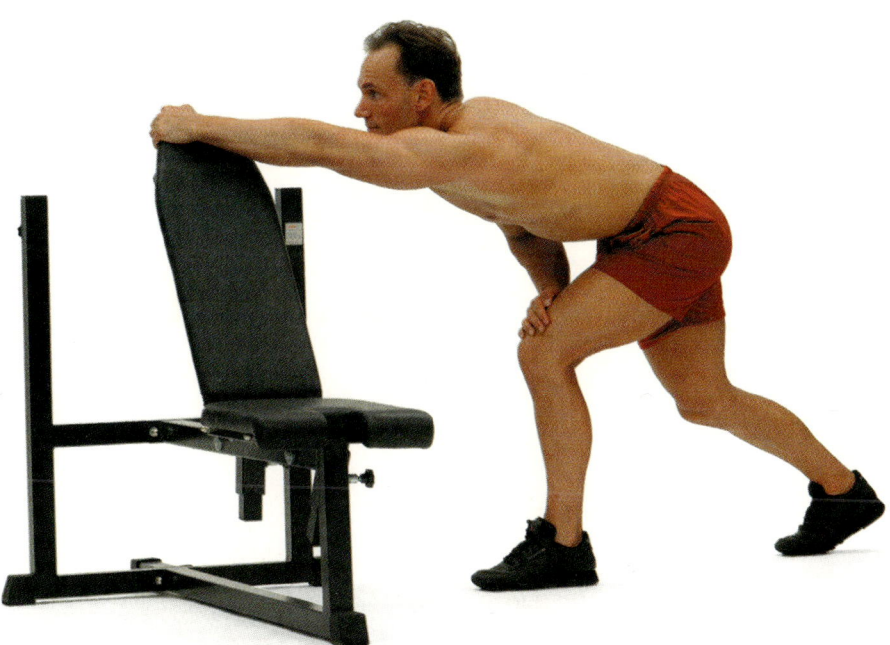

SITZENDE DEHNUNG AUF DER BANK

Gedehnte Muskulatur

Schulter

Übungsbeschreibung

- Sie sitzen auf dem Ende einer Trainingsbank und umfassen den auf Schulterhöhe befindlichen Ellenbogen mit der Hand des anderen Armes.
- Ziehen Sie den Ellenbogen in Richtung Kopf.
- Halten Sie die Dehnung für 20 bis 30 Sekunden und atmen Sie ruhig ein und aus.

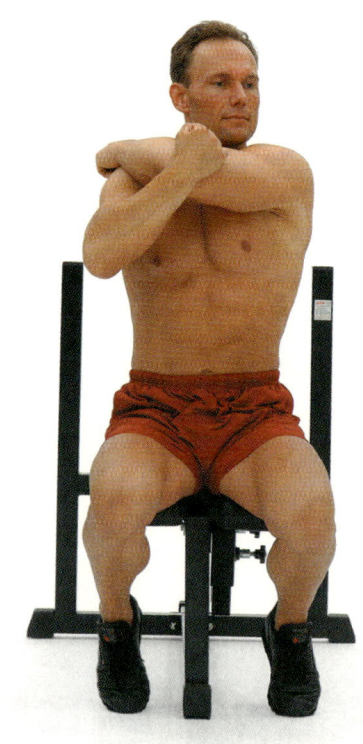

STEHENDE DEHNUNG

Gedehnte Muskulatur
Schulter

Übungsbeschreibung
- Sie stehen aufrecht mit hinter dem Körper verschränkten Händen.
- Bewegen Sie die Hände nach hinten vom Körper weg, bleiben Sie dabei möglichst gerade stehen, das heißt, beugen Sie den Oberkörper nicht nach vorne.
- Halten Sie die Dehnung für 20 bis 30 Sekunden und atmen Sie ruhig ein und aus.

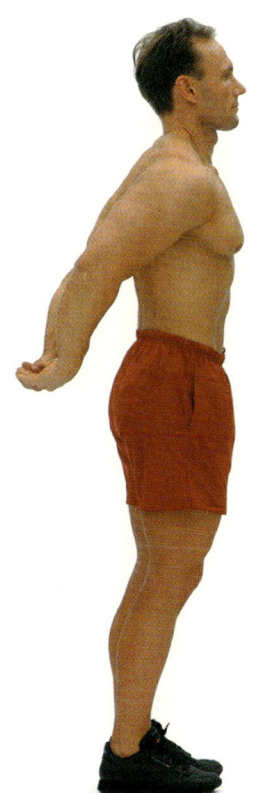

Dehnung für die Bizepsmuskulatur

Beidarmige Dehnung im Stehen, Hände nach unten

- Sie stehen aufrecht mit seitlich am Körper gehaltenen Armen.
- Strecken Sie die Ellenbogen voll durch, die Handflächen zueinander gewandt.

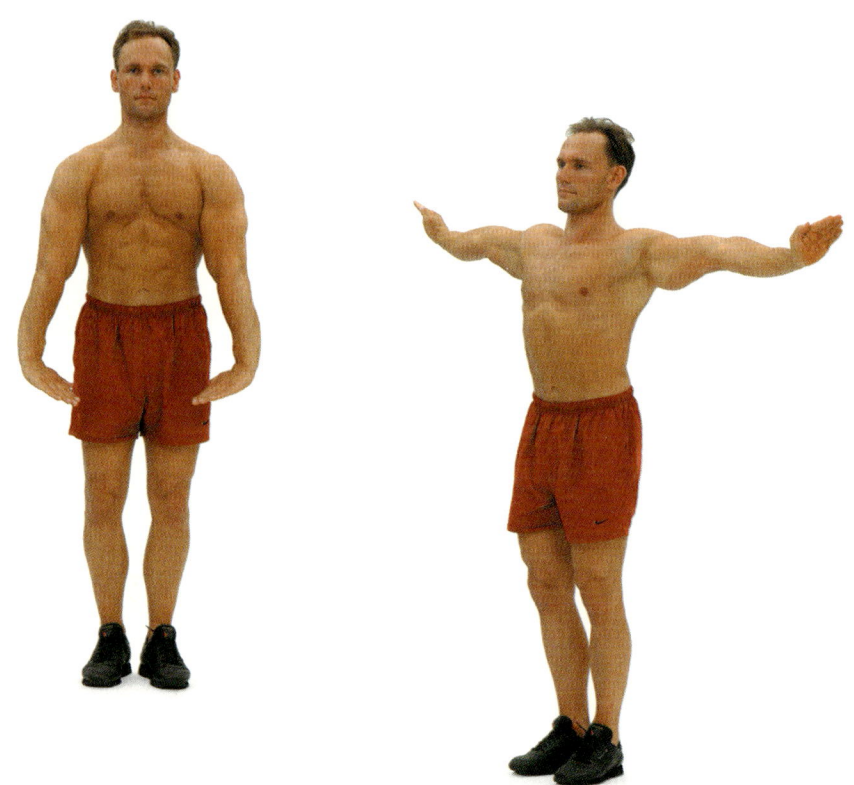

Beidarmige Dehnung im Stehen, Hände zur Seite

- Sie stehen aufrecht mit seitlich vom Körper gehaltenen Armen, die Hände befinden sich ungefähr auf Schulterhöhe.
- Drücken Sie die Ellenbogen voll durch, und beugen Sie die Handgelenke nach oben an.

DEHNUNG FÜR DIE TRIZEPSMUSKULATUR

Beidarmige Dehnung im Sitzen

- Sie sitzen mit vor dem Körper gestreckten Armen und verschränkten auf einer Flachbank; Ihre Hände befinden sich ungefähr auf Augenhöhe.
- Drehen Sie die Handflächen nach außen, und drücken Sie die Arme durch.

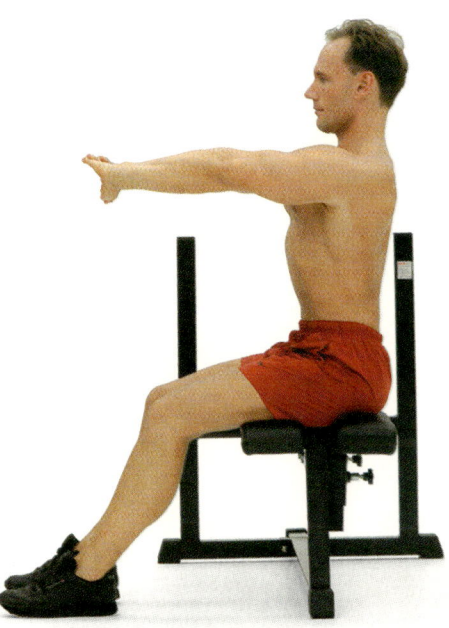
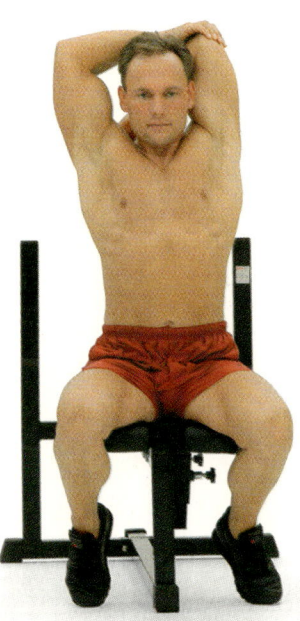

Einarmige Dehnung im Sitzen

- Sie sitzen am Ende einer Trainingsbank, die Ellenbogen sind seitlich neben dem Kopf.
- Ziehen Sie mit einer Hand den gegenüberliegenden Ellenbogen vorsichtig in Richtung Boden.

Flaches Auflegen der Hände im Knien

- Sie knien auf dem Boden, die Handflächen liegen flach auf dem Boden.
- Halten Sie die Hände so, dass die Finger in Richtung Oberschenkel zeigen und die Daumen nach außen gerichtet sind.
- Drücken Sie die Ellenbogen ganz durch.

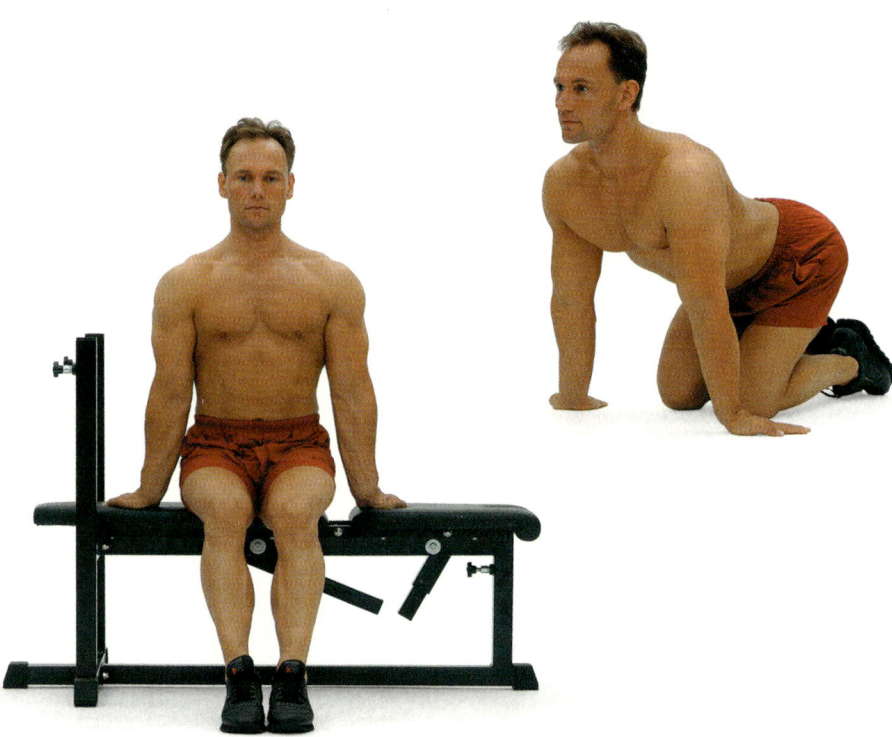

Flaches Auflegen der Hände im Sitzen

- Sie sitzen aufrecht auf einer Trainingsbank, die Handflächen befinden sich ganz auf dem Polster neben dem Po.
- Halten Sie die Hände so, dass die Finger nach hinten zeigen und die Daumen nach außen gerichtet sind.
- Drücken Sie die Ellenbogen ganz durch.

Dehnübungen

266

STEHENDE, EINBEINIGE DEHNUNG MIT DEM FUSS NACH HINTEN

Gedehnte Muskulatur

Waden

Übungsbeschreibung

- Stützen Sie sich mit gestreckten Armen und Beinen an einer Wand oder der Rückenlehne einer Trainingsbank ab und beugen Sie den Oberkörper nach vorne.
- Setzen Sie einen Fuß mit gestrecktem Bein nach hinten.
- Halten Sie die Fersen stets vollständig auf dem Boden.
- Halten Sie die Dehnung für 20 bis 30 Sekunden und atmen Sie ruhig und gleichmäßig ein und aus.
- Konzentrieren Sie sich ganz auf das Dehnungsgefühl in der Wadenmuskulatur.

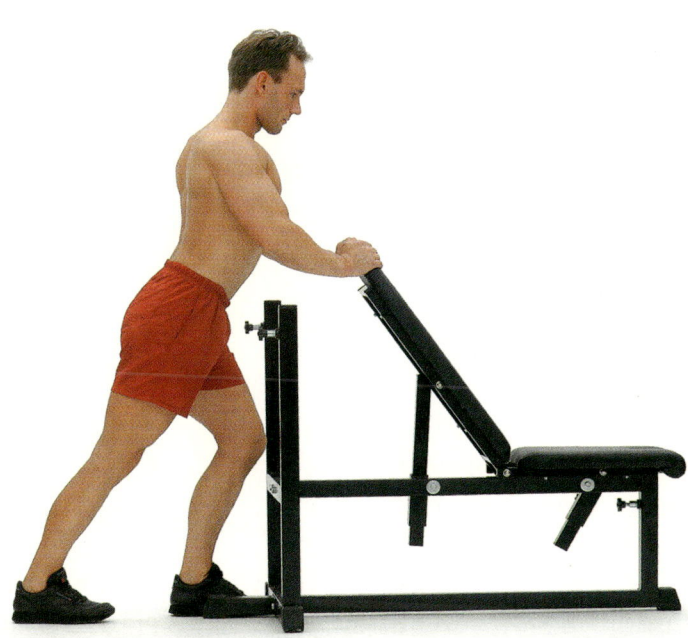

Dehnübungen

Übungsbeschreibung

- Legen Sie sich mit gestreckten Armen und Beinen bäuchlings auf den Boden. Hände und Füße sind eng zusammen und haben Bodenkontakt.
- Heben Sie den Oberkörper nach oben an.
- Halten Sie die Dehnung 20 bis 30 Sekunden.
- Atmen Sie ruhig und gleichmäßig.

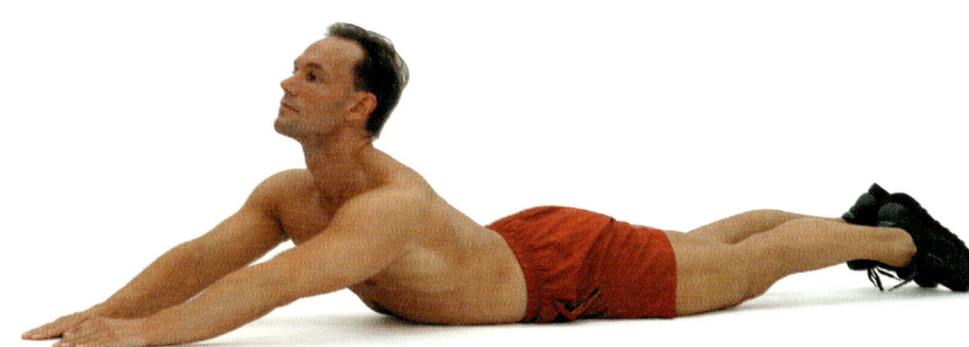

BREITER RÜCKENMUSKEL, GROSSER BRUSTMUSKEL UND BAUCHMUSKELN

Übungsbeschreibung

- Legen Sie sich mit gestreckten Armen und Beinen rücklings auf den Boden. Hände und Füße sind eng zusammen und haben Bodenkontakt.
- Strecken Sie die Beine weit nach vorne und ziehen Sie die Arme so weit wie möglich nach hinten.
- Dehnen Sie 20 bis 30 Sekunden.
- Atmen Sie ruhig und gleichmäßig.

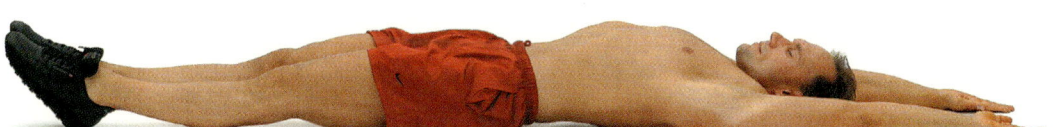

Dehnübungen

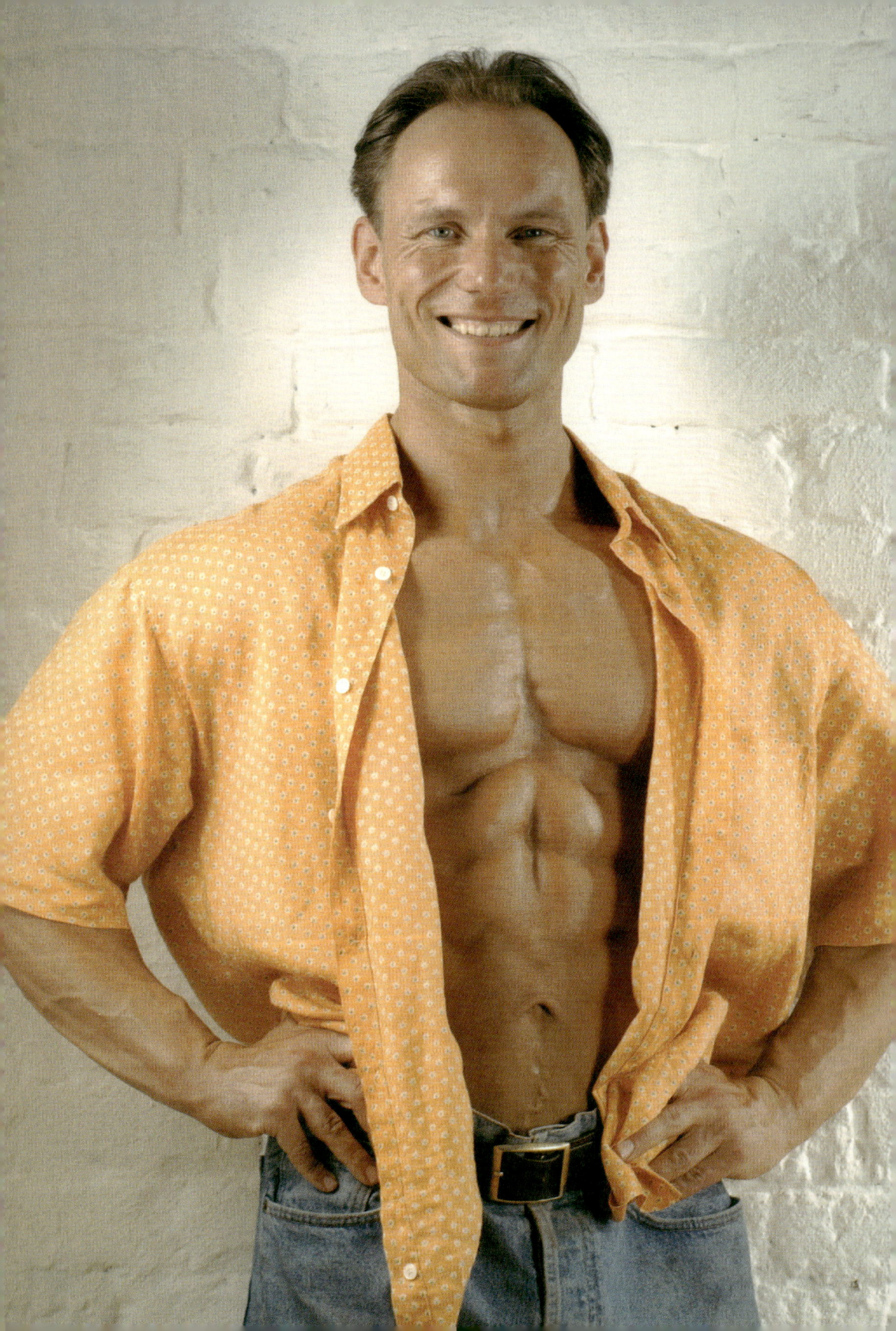

Anhang 3

Körpertypgerechte Trainingsprogramme

Aufbauphase

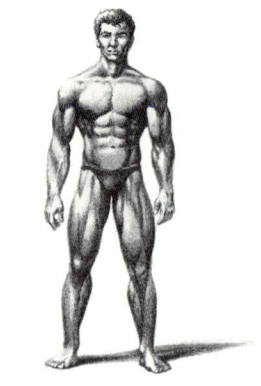

TRAININGSPROGRAMM EKTOMORPH

Vorschlag für die Aufbauphase

Trainingsstufe: Beginner (0 bis 6 Monate
    Trainingserfahrung)

Trainingssystem: Ganzkörperprogramm

Trainingshäufigkeit: 2x pro Woche / 2 – 3 Tage Pause
    zwischen den Trainingseinheiten

Muskeln	Übung	Sätze	WH	Methode	Seite
Beine	Beinpressen an der 45-Grad-Beinpresse	2	10 – 15	Pyramide	72
Brust	Bankdrücken mit der Langhantel	2	10 – 15	Pyramide	98
Rücken	Nackenziehen	2	15 – 20	Pyramide	134
Schulter	Nackendrücken sitzend	2	10 – 15	Pyramide	182
Bizeps	Langhantel-Curl	2	10 – 15	Pyramide	206
Trizeps	Cable-Pushdowns	2	10 – 15	Pyramide	238
Bauch	Crunch auf dem Boden	1 – 2	20 – 30	ohne Gewicht	162

Trainingsprogramm Ektomorph

Vorschlag für die Aufbauphase

Trainingsstufe: Fortgeschritten (6 Monate bis 1,5 Jahre Trainingserfahrung)

Trainingssystem: 3-Tage Split Programm

Beispielhafter Trainingsrhythmus

Tag 1: Brust/Trizeps/Waden

Tag 2: Pause

Tag 3: Beine/Bizeps/Bauch

Tag 4: Pause

Tag 5: Schulter/Rücken/Waden

Tag 6: Pause

Tag 7: Pause

Muskeln	Übung	Sätze	WH	Methode	Seite
Brust	Bankdrücken mit der Langhantel	2–3	5–8*	Pyramide	98
	Fliegende Bewegung auf der Schrägbank	2–3	8–10	Pyramide	120
Trizeps	Dips am Holm	2	max.	ohne Gewicht	228
	French Press liegend mit Langhantel	2	6–10	Pyramide	232
	Cable-Pushdowns	2	10–15	Pyramide	238
Waden	Wadenheben an der 45-Grad-Beinpresse	1–2	15–20	Pyramide	94
Beine	Kniebeugen mit der Langhantel im breiten Stand	2–3	6–10	Pyramide	50
	Beincurl liegend	2	8–10	Pyramide	80
	Kreuzheben mit leicht angewinkelten Knien	2	12–15	Pyramide	78
Bizeps	Schrägbank-Curl	2	8–10	Pyramide	216
	Langhantel-Curl	2–3	5–8*	Pyramide	206
Bauch	Beinheben liegend auf dem Boden	1–2	25–40	ohne Gewicht	168
	Crunch auf dem Boden	1–2	30–50	ohne Gewicht	162

Körpertypgerechte Trainingsprogramme

TRAININGSPROGRAMM EKTOMORPH

Vorschlag für die Aufbauphase

Trainingsstufe: Weit Fortgeschritten (ab 1,5 Jahren Trainingserfahrung)

Trainingssystem: 5-Tage Split-Programm

Beispielhafter Trainingsrhythmus

Tag 1: Brust/Trizeps

Tag 2: Beine/Bauch

Tag 3: Bizeps/Waden

Tag 4: Schulter

Tag 5: Rücken/Bauch

Tag 6: Pause

Tag 7: Pause

Muskeln	Übung	Sätze	WH	Methode	Seite
Brust	Schrägbankdrücken mit der Langhantel	2–3	6–10*	Pyramide oder umgekehrte Pyramide	106
	Fliegende Bewegung auf der Flachbank	2	8–12	Pyramide	118
	Schrägbankdrücken mit Kurzhanteln	2	6–10*	Pyramide	108
Trizeps	Dips am Holm	2	6–10	mit Gewicht Pyramide	228
	French Press liegend mit Langhantel	2–3	6–10*	Pyramide	232
	Cable-Pushdowns	2	12–15	Pyramide	238
	French Press sitzend mit Kurzhantel	2	6–10	Pyramide	236
Beine	Kniebeugen mit der Langhantel im breiten Stand	2–3	6–10	Pyramide	50
	Beinpressen an der 45-Grad-Beinpresse	2	10–15	Pyramide	72
	Beincurl liegend	2	6–10	Pyramide oder umgekehrte Pyramide	80

	Kreuzheben mit leicht angewinkelten Knien	2	10–15	Pyramide	78
Bauch	Beinheben liegend auf dem Boden	1–2	30–40	Supersatz mit	168
	Crunch auf dem Boden	1–2	40–60	ohne Gewicht	162
Bizeps	Schrägbank-Curl	2	6–10	Pyramide	216
	Langhantel-Curl	2–3	5–8*	Pyramide	206
	Scott-Curl mit der Kurzhantel einarmig	2	6–10**	Pyramide	214
Waden	Wadenheben an der 45-Grad-Beinpresse	2	15–20	Pyramide	94
	Wadenheben im Stehen	2	20–25	Pyramide	90
Schulter	Nackendrücken sitzend	2–3	6–10*	Pyramide oder umgekehrte Pyramide	182
	Seitheben stehend	2	8–12	Pyramide	190
	Frontdrücken sitzend mit Kurzhanteln	2	6–10*	Pyramide	186
	Rudern stehend	2	6–10	Pyramide	188
Rücken	Kreuzheben	2–3	6–10	Pyramide	142
	Rudern vorgebeugt mit der Langhantel	2–3	8–12	Pyramide	144
	Rudern einarmig mit der Kurzhantel	2	12–15	Pyramide	148
	Klimmzüge mit breitem Griff	2–3	max.	ohne Gewicht	130

Vor den schweren Sätzen immer einen oder zwei leichte Aufwärmsätze zu je 10 Wiederholungen machen.

* = Falls Trainingspartner vorhanden, in jedem zweiten oder dritten Training im letzten Satz der Übung eine bis drei Intensivwiederholungen anschließen.

** = In jedem zweiten bis dritten Training mit der freien Hand im letzten Satz der Übung eine bis drei Intensivwiederholungen anschließen.

Aerobes Training: 2–3 mal pro Woche, je 20 Minuten direkt im Anschluss an das Gewichtstraining oder an den Pausentagen.

3

TRAININGSPROGRAMM MESOMORPH

Vorschlag für die Aufbauphase

Trainingsstufe: Beginner (0 bis 6 Monate
    Trainingserfahrung)

Trainingssystem: Ganzkörperprogramm

Trainingshäufigkeit: 2x pro Woche/2–3 Tage Pause
    zwischen den Trainingseinheiten

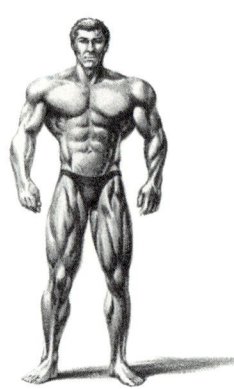

Muskeln	Übung	Sätze	WH	Methode	Seite
Beine	Beinpressen an der 45-Grad-Beinpresse	2	10–15	Pyramide	72
Brust	Bankdrücken mit der Langhantel	2	10–15	Pyramide	98
Rücken	Rudern vorgebeugt mit Bauchstütze	2	10–15	Pyramide	146
Schulter	Nackendrücken sitzend	2	10–15	Pyramide	182
Bizeps	Langhantel-Curl	2	10–15	Pyramide	206
Trizeps	Cable-Pushdowns	2	10–15	Pyramide	238
Bauch	Crunch auf dem Boden	1–2	20–30	ohne Gewicht	162

TRAININGSPROGRAMM MESOMORPH

Vorschlag für die Aufbauphase

Trainingsstufe: Fortgeschritten (6 Monate bis 1,5 Jahre Trainingserfahrung)

Trainingssystem: 3-Tage Split-Programm

Beispielhafter Trainingsrhythmus:

Tag 1: Brust/Trizeps/Waden

Tag 2: Pause

Tag 3: Beine/Bizeps/Bauch

Tag 4: Pause

Tag 5: Schulter/Rücken/Waden

Tag 6: Pause

Tag 7: Pause oder wie Tag 1

Muskeln	Übung	Sätze	WH	Methode	Seite
Brust	Bankdrücken mit der Langhantel	2–3	6–10*	Pyramide	98
	Fliegende Bewegung auf der Schrägbank	2–3	8–12	Pyramide	120
	Engbankdrücken mit der Langhantel	2–3	6–10*	Pyramide	224
Trizeps	Dips am Holm	2–3	10–15	ohne Gewicht	228
	French Press mit der SZ-Stangeauf der Schrägbank	2	6–10*	Pyramide	234
	Cable-Pushdowns	2	10–15	Pyramide	238
	French Press sitzend mit Kurzhantel	2	10–12	Pyramide	236
	Wadenheben im Stehen	2	15–25	Pramide	90
	Wadenheben an der 45-Grad-Beinpresse	2	15–20	Pyramide	94
Beine	Kniebeugen mit der Langhantel Im breiten Stand	2–3	6–10	Pyramide	50
	Beinpressen an der 45-Grad-Beinpresse	2	10–15	Pyramide	72
	Beincurl liegend	2	6–10	Pyramide	80

Körpertypgerechte Trainingsprogramme

	Kreuzheben mit leicht angewinkelten Knien	2	10–15	Pyramide	78
Bizeps	Schrägbank-Curl	2	6–10	Pyramide	216
	Scott-Curl mit der Langhantel	2	6–10*	Pyramide	208
	Kurzhantel-Curl stehend	2	10–15	Pyramide	210
Bauch	Beinheben liegend auf dem Boden	1–2	20–30	ohne Gewicht	168
	Crunch auf dem Boden	1–2	30–40	ohne Gewicht	162
Schulter	Nackendrücken sitzend	2–3	6–10*	Pyramide	182
	Seitheben stehend	2	8–12	Pyramide	190
	Frontdrücken sitzend mit Kurzhanteln	2–3	6–10	Pyramide	186
Rücken	Klimmzüge mit breitem Griff	2–3	max.	ohne Gewicht	130
	Rudern vorgebeugt mit der Langhantel	2–3	6–10	Pyramide	144
	Rudern einarmig mit der Kurzhantel	2–3	10–12	Pyramide	148
	Nackenziehen	2	10–15	Pyramide	134

Vor den schweren Sätzen immer einen oder zwei leichte Aufwärmsätze zu je
10 Wiederholungen machen.

* = Falls Trainingspartner vorhanden, in jedem zweiten bis dritten Training im
letzten Satz der Übung eine bis drei Intensivwiederholungen anschließen.

Aerobes Training: 2x pro Woche für je 20–30 Minuten, am besten an den
trainingsfreien Tagen oder direkt im Anschluss an das Gewichtstraining.

Trainingsprogramm Mesomorph

Vorschlag für die Aufbauphase

Trainingsstufe: Weit Fortgeschritten (ab 1,5 Jahren Trainingserfahrung)

Trainingssystem: 5-Tage Split-Programm

Beispielhafter Trainingsrhythmus:

Tag 1: Brust/Trizeps/Waden

Tag 2: Beine/Bauch

Tag 3: Bizeps

Tag 4: Schultern

Tag 5: Rücken

Tag 6: Pause

Tag 7: Pause oder wie Tag 1

Muskeln	Übung	Sätze	WH	Methode	Seite
Brust	Schrägbankdrücken mit der Langhantel	2–3	6–10*	Pyramide oder umgekehrte Pyramide	106
	Fliegende Bewegung auf der Flachbank	2–3	8–12	Pyramlde	118
	Bankdrücken mit der Langhantel	2–3	6–10*	Pyramide	98
Trizeps	Dips am Holm	2–3	max.	ohne Gewicht	228
	French Press mit der SZ-Stange auf der Schrägbank	2–3	6–10*	Pyramide	234
	Cable- Pushdowns	2–3	12–15	Pyramide	238
	French Press sitzend mit Kurzhantel	2–3	10–15	Pyramide	236
Waden	Wadenheben an der 45-Grad-Beinpresse	2	15–20	Pyramide	94
	Wadenheben im Stehen	2	20–25	Pyramide	90
Beine	Kniebeugen mit der Langhantel Im breiten Stand	2–3	6–10	Pyramide	50
	Beincurl liegend	2–3	10–15	Pyramide oder umgekehrte Pyramide	80

Körpertypgerechte Trainingsprogramme

	Kreuzheben mit leicht angewinkelten Knien	2–3	10–15	Pyramide	78
	Beinstrecken	2–3	10–15	Pyramide oder umgekehrte Pyramide	86
Bauch	Beinheben hängend	2	20–30	ohne Gewicht und im Supersatz mit	172
	Crunch auf dem Boden	2	30–50	ohne Gewicht	162
Bizeps	Konzentrationscurl	2	6–10**	Pyramide	218
	Scott-Curl mit der Langhantel	2–3	8–12*	Pyramide	208
	Kurzhantel-Curl stehend	2–3	8–10	Pyramide	210
	Bizeps-Curl am Seil stehend	2	12–15	Pyramide	222
Schultern	Nackendrücken sitzend	2–3	6–10*	Pyramide oder umgekehrte Pyramide	182
	Seitheben stehend	2–3	10–12	Pyramide	190
	Frontdrücken sitzend mit Kurzhanteln	2–3	6–10*	Pyramide	186
	Rudern stehend	2–3	10–12	Pyramide	188
	Seitheben vorgebeugt auf der Schrägbank	2	12–15	Pyramide	200
Rücken	Klimmzüge mit breitem Griff	2–3	6–10	mit Gewicht	130
	Kreuzheben	2–3	6–10	Pyramide	142
	Rudern einarmig mit der Kurzhantel	2–3	8–12	Pyramide	148
	Rudern sitzend mit engem Parallelgriff	2–3	10–15	Pyramide	152
	Nackenziehen	2	10–15	Pyramide	134

Vor den schweren Sätzen immer einen oder zwei leichte Aufwärmsätze zu je 10 Wiederholungen machen.

* = Falls Trainingspartner vorhanden, in jedem zweiten bis dritten Training im letzten Satz der Übung eine bis drei Intensivwiederholungen anschließen.

** = In jedem zweiten bis dritten Training mit der freien Hand im letzten Satz der Übung eine bis drei Intensivwiederholungen anschließen.

Aerobes Training: 2 bis 3x pro Woche für je 20 bis 30 Minuten, am besten an den trainingsfreien Tagen oder direkt im Anschluss an das Gewichtstraining.

TRAININGSPROGRAMM ENDOMORPH

Vorschlag für die Aufbauphase

Trainingsstufe: Beginner (0 bis 6 Monate
Trainingserfahrung)

Trainingssystem: Ganzkörperprogramm

Trainingshäufigkeit: 2 x pro Woche/2 bis 3 Tage Pause
zwischen den Trainingseinheiten

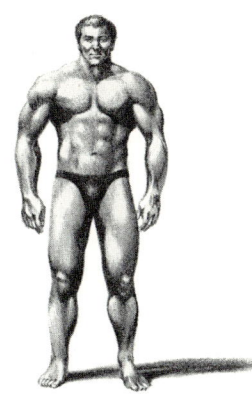

Muskeln	Übung	Sätze	WH	Methode	Seite
Beine	Beinpressen an der 45-Grad-Beinpresse	2	10–15	Pyramide	72
Brust	Bankdrücken mit der Langhantel	2	10–15	Pyramide	98
Rücken	Frontziehen mit Parallelgriff	2	10–15	Pyramide	136
Schulter	Nackendrücken sitzend	2	10–15	Pyramide	182
Bizeps	Schrägbank-Curl	2	10–15	Pyramide	216
Trizeps	Cable-Pushdowns	2	10–15	Pyramide	238
Bauch	Beinheben liegend auf demBoden	2	15–25	ohne Gewicht	168

Körpertypgerechte Trainingsprogramme

3

Trainingsprogramm Endomorph

Vorschlag für die Aufbauphase

Trainingsstufe: Fortgeschritten (6 Monate bis 1,5 Jahre Trainingserfahrung)

Trainingssystem: 3-Tage-Split-Programm

Beispielhafter Trainingsryhthmus:

Tag 1: Brust/Trizeps/Waden

Tag 2: Pause

Tag 3: Beine/Bizeps/Bauch

Tag 4: Pause

Tag 5: Rücken/Schulter/Waden

Tag 6: Pause

Tag 7: Pause

Muskeln	Übung	Sätze	WH	Methode	Seite
Brust	Bankdrücken mit der Langhantel	2–3	6–10*	Pyramide	98
	Fliegende Bewegung auf der Schrägbank	2	10–12	Pyramide	120
	Schrägbankdrücken mit Kurzhanteln	2	8–10*	Pyramide	108
Trizeps	Dips am Holm	2–3	max.	ohne Gewicht	228
	French Press liegend mit Langhantel	2	8–10	Pyramide	232
	Cable-Pushdowns	2	10–12	Pyramide	238
	French Press sitzend mit Kurzhantel	2	10–12	Pyramide	236
Waden	Wadenheben im Stehen	2	15–20	Pyramide	90
	Wadenheben an der 45-Grad-Beinpresse	2	15–20	Pyramide	94
Beine	Kniebeugen mit der Langhantel im breiten Stand	2–3	8–10	Pyramide	50
	Beinpressen im Liegen	2	15–20	Pyramide	74
	Kreuzheben mit leicht angewinkelten Knien	2	10–15	Pyramide	78

	Beincurl liegend	2	12–15	Pyramide	80
Bizeps	Schrägbank-Curl	2	8–10	Pyramide	216
	Scott-Curl mit der Langhantel	2–3	6–10*	Pyramide	208
	Konzentrationscurl	2	10–12	Pyramide	218
Bauch	Beinheben liegend auf dem Boden	1–2	20–30	ohne Gewicht und Super- satz mit	168
	Crunch auf dem Boden	1–2	20–30	ohne Gewicht	162
Rücken	Klimmzüge mit breitem Griff	2–3	max.	ohne Gewicht	130
	Kreuzheben	2–3	6–10	Pyramide	142
	Rudern vorgebeugt mit der Langhantel	2	8–10	Pyramide	144
	Nackenziehen	2	12–15	Pyramide	134
Schulter	Nackendrücken sitzend	2–3	6–10*	Pyramide	182
	Seitheben stehend	2	10–12	Pyramide	190
	Rudern stehend	2	8–10	Pyramide	188
	Seitheben vorgebeugt	2	10–12	Pyramide	198

Vor den schweren Sätzen immer einen oder zwei leichte Aufwärmsätze zu je 10 Wiederholungen machen.

* = Falls Trainingspartner vorhanden, in jedem zweiten bis dritten Training im letzten Satz der Übung eine bis drei Intensivwiederholungen anschließen.

Aerobes Training: 2 x pro Woche, je 20 bis 30 Minuten, am besten an den trainingsfreien Tagen oder direkt im Anschluss an das Gewichtstraining.

TRAININGSPROGRAMM ENDOMORPH

Vorschlag für die Aufbauphase

Trainingsstufe: Weit Fortgeschritten (ab 1,5 Jahren Trainingserfahrung)

Trainingssystem: 5-Tage-Split-Programm

Beispielhafter Trainingsrhythmus:

Tag 1: Brust/Trizeps Waden

Tag 2: Beine

Tag 3: Bizeps/Bauch

Tag 4: Schulter

Tag 5: Rücken

Tag 6: Pause

Tag 7: Pause oder wie Tag 1

Muskeln	Übung	Sätze	WH	Methode	Seite
Brust	Bankdrücken mit der Langhantel	3	6−10*	Pyramide	98
	Fliegende Bewegung auf der Flachbank	2−3	8−12	Pyramide	118
	Schrägbankdrücken mit der Langhantel	2−3	6−10*	Pyramide	106
	Fliegende Bewegung auf der Schrägbank	2	12−15	Pyramide	120
Trizeps	Engbankdrücken mit der Langhantel	2	6−10	Pyramide	224
	Dips am Holm	2	max.	ohne Gewicht	228
	Cable-Pushdowns	2−3	10−12	Pyramide	238
	French Press sitzend mit Kurzhantel	2	10−12	Pyramide	236
Waden	Wadenheben an der 45-Grad-Beinpresse	2	15−20	Pyramide	94
	Wadenheben im Stehen	2	15−20	Pyramide	90
Beine	Kniebeugen mit der Langhantel im breiten Stand	3	6−10	Pyramide	50
	Beinpressen an der 45-Grad-Beinpresse	2−3	10−15	Pyramide	72

	Beincurl liegend	2–3	8–12	Pyramide oder umgekehrte Pyramide	80
	Kreuzheben mit leicht angewinkelten Knien	2	10–15	Pyramide	78
	Beinstrecken	2	8–12	Pyramide oder umgekehrte Pyramide	86
Bizeps	Schrägbank-Curl	2–3	8–12	Pyramide	216
	Scott-Curl mit der Langhantel	2–3	6–10*	Pyramide	208
	Kurzhantel-Curl stehend	2–3	10–12	Pyramide	210
Bauch	Beinheben liegend auf dem Boden	2	20–30	ohne Gewicht und Super- satz mit	168
	Crunch auf dem Boden	2	30–50	ohne Gewicht	162
Schulter	Nackendrücken sitzend	3	6–10*	Pyramide	182
	Seitheben stehend	2–3	8–12	Pyramide	190
	Frontdrücken sitzend mit Kurzhanteln	2–3	8–12*	Pyramide	186
	Rudern stehend	2–3	6–10	Pyramide	188
	Seitheben vorgebeugt auf der Schrägbank	2	10–15	Pyramide und Supersatz mit	200
	Schulterheben	2	10–15	Pyramide	204
Rücken	Klimmzüge mit breitem Griff	3	max.	ohne Gewicht	130
	Kreuzheben	3	6–10	Pyramide	142
	Rudern vorgebeugt mit der Langhantel	3	10–12	Pyramide	144
	Rudern einarmig mit der Kurzhantel	2–3	8–12	Pyramide	148
	Nackenziehen	2	10–15	Pyramide	134

Vor den schweren Sätzen immer einen oder zwei leichte Sätze zu je 10 Wiederholungen machen.

* = Falls Trainingspartner vorhanden, in jedem zweiten bis dritten Training im letzten Satz der Übung eine bis drei Intensivwiederholungen anschließen.

Aerobes Training: 2 bis 3 x pro Woche, je 20 bis 30 Minuten, am besten an den trainingsfreien Tagen oder direkt im Anschluss an das Gewichtstraining.

Definitionsphase

TRAININGSPROGRAMM EKTOMORPH

Vorschlag für die Definitionsphase

Trainingsstufe: Fortgeschritten (6 Monate bis 1,5 Jahre Trainingserfahrung)

Trainingssystem: 4-Tage Split-Programm

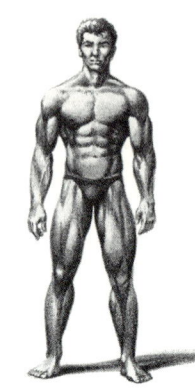

Beispielhafter Trainingsrhythmus:

Tag 1: Brust/Trizeps/Waden

Tag 2: Beine/Bizeps/Bauch

Tag 3: Pause

Tag 4: Schulter/Waden

Tag 5: Rücken/Bauch

Tag 6: Pause

Tag 7: Pause oder wie Tag 1

Muskeln	Übung	Sätze	WH	Methode	Seite
Brust	Bankdrücken mit der Langhantel	2–3	5–8*	Pyramide	98
	Fliegende Bewegung auf der Flachbank	2–3	8–12	Pyramide	118
	Schrägbankdrücken mit der Langhantel	2–3	6–10*	Pyramide	106
	Butterfly	2	10–15	Pyramide und Höchstspannung	124
Trizeps	Dips am Holm	2–3	6–10	mit Gewicht	228
	French Press liegend mit Langhantel	2–3	8–12	Pyramide	232
	Cable-Pushdowns	2	10–15	Pyramide	238
	Reverse Cable-Pushdowns einarmig	2	15–20	Pyramide und Höchstspannung	240
Waden	Wadenheben an der 45-Grad-Beinpresse	2	15–20	Pyramide und Supersatz mit	94

	Wadenheben im Stehen	2	15–20	Pyramide und Höchstspannung	90
Beine	Kniebeugen mit der Langhantel im breiten Stand	2–3	8–12	Pyramide	50
	Beinpressen an der 45-Grad-Beinpresse	2–3	12–15	Pyramide	72
	Beincurl liegend	2–3	10–15	Pyramide	80
	Kreuzheben mit leicht angewinkelten Knien	2	10–15	Pyramide	78
	Beinstrecken	2	10–15	umgekehrte Pyramide und Höchstspannung	86
Bizeps	Schrägbank-Curl	2–3	8–12	Pyramide	216
	Scott-Curl mit der Langhantel	2–3	6–10*	Pyramide	208
	Kurzhantel-Curl stehend	2	10–12	Pyramide	210
	Bizeps-Curl am Seil stehend	2	12–15	Pyramide und Höchstspannung	222
Bauch	Beinheben am Holm	2	20–30	ohne Gewicht	174
	Beinheben liegend auf dem Boden	2	30–40	ohne Gewicht und Supersatz mit	168
	Crunch auf dem Boden	2	40–50	ohne Gewicht	162
Schulter	Nackendrücken sitzend	2–3	5–8*	Pyramide	182
	Seitheben stehend	2–3	10–12	Pyramide	190
	Frontdrücken sitzend mit Kurzhanteln	2–3	6–10*	Pramide	186
	Rudern stehend	2–3	8–12	Pyramide	188
	Seitheben vorgebeugt auf der Schrägbank	2–3	10–15	Pyramide	200
Rücken	Klimmzüge mit breitem Griff	3	max.	ohne Gewicht	130
	Rudern vorgebeugt mit der Langhantel	2–3	8–12	Pyramide	144

3

Frontziehen mit Parallelgriff	2–3	10–12	Pyramide	136
Rudern sitzend mit engemParallelgriff	2–3	12–15	Pyramide	152
Nackenziehen	2–3	10–15	Pyramide und Höchst-spannung	134

Vor den schweren Sätzen immer einen oder zwei leichte Aufwärmsätze zu 10 Wiederholungen machen.

* = Falls Trainingspartner vorhanden, in jedem zweiten bis dritten Training im letzten Satz der Übung eine bis drei Intensivwiederholungen anschließen.

Aerobes Training: 2 bis 3x pro Woche, für je 20–30 Minuten, am besten an den trainingsfreien Tagen oder direkt im Anschluss an das Gewichtstraining und das Posing.

Posing: Zwischen den Sätzen für 10 bis 20 Sekunden und nach dem Training für 10–15 Minuten.

TRAININGSPROGRAMM EKTOMORPH

Vorschlag für die Definitionsphase

Trainingsstufe: Weit Fortgeschritten (ab 1,5 Jahren Trainingserfahrung)

Trainingssystem: 5-Tage Split

Beispielhafter Trainingsryhthmus:

Tag 1: Brust/Trizeps/Waden

Tag 2: Beine/ Bizeps/Bauch

Tag 3: Pause

Tag 4: Schulter/Rücken

Tag 5: Pause

Tag 6: wie Tag 1

Tag 7: wie Tag 2

Muskeln	Übung	Sätze	WH	Methode	Seite
Brust	Schrägbankdrücken mit der Langhantel	2–3	6–10*	Pyramide oder umgekehrte Pyramide	106
	Fliegende Bewegung auf der Flachbank	2–3	10–12	Pyramide	118
	Bankdrücken mit der Langhantel	2–3	6–10	Pyramide oder umgekehrte Pyramide	98
	Butterfly	2	10–15	Pyramide und Höchst-spannung	124
	Bankdrücken im Sitzen an der Maschine	2	10–15	Pyramide	104
Trizeps	Dips am Holm	2–3	max.	ohne Gewicht	228
	French Press mit der SZ-Stange auf der Schrägbank	2–3	6–10*	Pyramide	234
	Trizepsdrücken am Seil vorgebeugt	2	12–15	Pyramide und Höchst-spannung	242
	French Press sitzend mit Kurzhantel	2	10–15	Pyramide	236

Körpertypgerechte Trainingsprogramme

Waden	Wadenheben im Stehen	2	20–30	Pyramide und Supersatz mit	90
	Vorgebeugtes Waden-heben mit Partner	2	max.	Partner	92
Beine	Beincurl liegend	2–3	10–15	umgekehrte Pyramide	80
	Kniebeugen mit der Langhantel im breiten Stand	3	6–10	Pyramide	50
	Beinpressen an der 45-Grad-Beinpresse	2–3	12–15	Pyramide	72
	Kreuzheben mit leicht angewinkelten Knien	2–3	12–15	Pyramide und Supersatz mit	78
	Beinstrecken	2–3	10–15	umgekehrte Pyramide	86
Bizeps	Konzentrationscurl	2–3	10–15	Pyramide und Höchst-spannung	218
	Langhantel-Curl	2–3	6–10*	Pyramide	206
	Schrägbank-Curl	2–3	10–12	Pyramide	216
	Cable-Curl stehend	2	12–15	Pyramide und Höchst-spannung	220
Bauch	Beinheben hängend	2	20–30	ohne Gewicht im Triset mit	172
	Beinheben liegend auf der Bank	2	30–40	ohne Gewicht im Triset mit	170
	Crunch auf dem Boden	2	40–50	ohne Gewicht	162
Schulter	Nackendrücken sitzend	2–3	5–8*	Pyramide	182
	Seitheben stehend	1–2	10–15	abnehmender Satz, 3–4 Stufen	190
	Frontdrücken sitzend mit Kurzhanteln	2–3	6–10*	Pyramide	186
	Rudern stehend	2–3	10–12	Pyramide und Super-satz mit	188
	Seitheben vorgebeugt	2–3	10–15	Pyramide	198
Rücken	Klimmzüge mit breitem Griff	2–3	max.	ohne Gewicht	130

Rudern vorgebeugt mit Bauchstütze	2–3	10–15	Pyramide und Höchst-spannung	146
Rudern einarmig mit der Kurzhantel	2–3	6–10	Pyramide	148
Nackenziehen	2–3	10–15	Pyramide und Höchst-spannung	134

Vor den schweren Sätzen immer einen oder zwei leichte Aufwärmsätze zu je 10 Wiederholungen machen.

* = Falls Trainingspartner vorhanden, in jedem zweiten bis dritten Training im letzten Satz der Übung eine bis drei Intensivwiederholungen anschließen.

Aerobes Training: 3 bis 4 x pro Woche, für je 20 bis 30 Minuten, am besten an den trainingsfreien Tagen oder direkt im Anschluss an das Gewichtstraining und das Posing.

Posing: Zwischen den Sätzen für 10 bis 20 Sekunden und nach dem Training für 10–15 Minuten.

TRAININGSPROGRAMM MESOMORPH

Vorschlag für die Definitionsphase

Trainingsstufe: Fortgeschritten

(6 Monate bis 1,5 Jahre Trainingserfahrung)

Trainingssystem: 5-Tage-Split-Programm

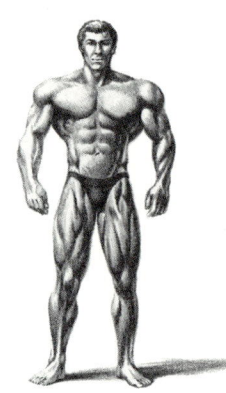

Beispielhafter Trainingsrhythmus:

Tag 1: Brust/Trizeps/Waden

Tag 2: Beine/Bizeps/Bauch

Tag 3: Pause

Tag 4: Schulter/Rücken

Tag 5: Pause

Tag 6: wie Tag 1

Tag 7: wie Tag 2

Muskeln	Übung	Sätze	WH	Methode	Seite
Brust	Schrägbankdrücken mit der Langhantel	3	5–8*	Pyramide	106
	Fliegende Bewegung auf der Schrägbank	2–3	10–15	Pyramide	120
	Bankdrücken mit der Langhantel	2–3	6–10*	Pyramide oder umgekehrte Pyramide	98
	Kabelziehen über Kreuz kniend	2–3	15–20	Pyramide und Höchst-spannung	126
Trizeps	Engbankdrücken mit der Langhantel	2–3	6–10*	Pyramide	224
	Dips am Holm	2–3	max.	ohne Gewicht	228
	French Press am Seil kniend	2–3	12–15	Pyramide und Höchst-spannung	244
	Reverse Cable-Pushdownseinarmig	2–3	15–20	Pyramide und Höchst-spannung	240
Waden	Wadenheben an der 45-Grad-Beinpresse	2–3	15–20	Pyramide und Supersatz mit	94

	Übung	Sätze	Wdh.	Methode	Seite
	Wadenheben im Stehen	2–3	15–20	Pyramide und Höchstspannung	90
Beine	Beincurl liegend	2–3	10–15	umgekehrte Pyramide	80
	Hackenschmidt-Kniebeuge im engen Stand	3–4	10–15	Pyramide	68
	Kniebeugen mit der Langhantel im breiten Stand	3–4	6–10	Pyramide	50
	Beinstrecken	2–3	10–15	umgekehrte Pyramide und Höchstspannung	86
Bizeps	Schrägbank-Curl	2–3	10–15	Pyramide	216
	Scott-Curl mit der Langhantel	2–3	5–8*	Pyramide	208
	Kurzhantel-Curl stehend	2–3	10–12	Pyramide	210
	Cable-Curl stehend	2–3	12–15	Pyramide und Höchstspannung	220
Bauch	Beinheben hängend	2	20–30	ohne Gewicht und Triset mit	172
	Beinheben am Holm	2	20–30	ohne Gewicht und Triset mit	174
	Roman Chair Sit-ups	2	30–40	ohne Gewicht	160
Schulter	Nackendrücken sitzend	3	5–8*	Pyramide	182
	Rudern stehend	2–3	10–15	Pyramide	188
	Frontdrücken sitzend mit Kurzhanteln	2–3	6–10*	Pyramide	186
	Seitheben sitzend an der Schultermaschine	2–3	12–15	Pyramide und Höchstspannung	194
Rücken	Klimmzüge mit breitem Griff	3	max.	ohne Gewicht	130
	Rudern vorgebeugt mit der Langhantel	2–3	6–10	Pyramide	144

Rudern einarmig mit der Kurzhantel	2–3	10–15	Pyramide	148
Rudern sitzend mit engem Parallelgriff	2–3	10–15	Pyramide	152
Überzüge an der Maschine	2	12–15	Pyramide und Höchstspannung, im Supersatz	140
Schulterheben	2	10–15	mit Pyramide	204

Vor den schweren Sätzen immer einen oder zwei leichte Aufwärmsätze zu je 10 Wiederholungen machen.

* = Falls Trainingspartner vorhanden, in jedem zweiten bis dritten Training im letzten Satz der Übung eine bis drei Intensivwiederholungen anschließen.

Aerobes Training: 3 bis 4 x pro Woche, für je 30 bis 40 Minuten, am besten an den trainingsfreien Tagen oder direkt im Anschluss an das Training und das Posing.

Posing: Zwischen den Sätzen für 10 bis 20 Sekunden und im Anschluss an das Training für 10 –15 Minuten.

TRAININGSPROGRAMM MESOMORPH

Vorschlag für die Definitionsphase

Trainingsstufe: Weit Fortgeschritten (ab 1,5 Jahren Trainingserfahrung)

Trainingssystem: 6-Tage Split-Programm

Beispielhafter Trainingsrhythmus:

Tag 1: Brust/Trizeps/Waden

Tag 2: Beine/Bizeps/Bauch

Tag 3: Rücken /Schulter/Waden

Tag 4: Pause

Tag 5: Brust/Trizeps/Waden

Tag 6: Beine/Bizeps/Bauch

Tag 7: Rücken/Schulter/Waden

Muskeln	Übung	Sätze	WH	Methode	Seite
Brust	Schrägbankdrücken mit der Langhantel	3	5−8*	umgekehrte Pyramide oder abnehmende Sätze, 3−5 Stufen	106
		1−2	6−10*		
	Fliegende Bewegung auf der Flachbank	1.Satz 2.Satz 3.Satz	12−15 6−10 15−20	Pyramide Pyramide Pyramide	118
	Bankdrücken mit der Langhantel	2−3	8−15	Pyramide	98
	Kabelziehen über Kreuz kniend	2−3	15−20	Pyramide und Höchst-spannung	126
	Bankdrücken im Sitzen an der Maschine	2−3	10−15	Pyramide	104
Trizeps	Dips am Holm	3	max.	ohne Gewicht	228
	French Press mit der SZ-Stange auf der Schrägbank	2−3	6−10*		234
	Cable-Pushdowns	2−3	12−15	Pyramide und Höchst-spannung	238

Körpertypgerechte Trainingsprogramme

	Reverse Cable-Pushdowns, einarmig	2–3	15–20	Pyramide und Höchst-spannung	240
Waden	Wadenheben im Stehen	2–3	15–20	Pyramide und Supersatz mit	90
	Wadenheben an der 45-Grad-Beinpresse	2–3	15–20	Pyramide und Höchst-spannung	94
Beine	Beincurl liegend	3–4 1–2	10–15 8–15	Pyramide oder abnehmende Sätze, 3–4 Stufen	80
	Beinpressen an der 45-Grad-Beinpresse	3–4	15–20	Pyramide	72
	Kniebeugen mit der Langhantel im breitem Stand	3–4	8–15	Pyramide	50
	Kreuzheben mit leicht angewinkelten Knien	2–3	12–15	Pyramide	78
	Beinstrecken	2–3 1–2	10–15 8–15	umgekehrte Pyramide oder abnehmende Sätze, 3–5 Stufen	86
Bizeps	Konzentrationscurl	2–3	12–15	Pyramide und Höchst-spannung	218
	Langhantel-Curl	2–3 1–2	6–10* 6–10	umgekehrte Pyramide oder abnehmende Sätze, 3–4 Stufen	206
	Schrägbank-Curl	2–3	10–15	Pyramide	216
	Cable-Curl stehend	2–3	15–20	Pyramide und Höchst-spannung	220
Bauch	Beinheben hängend	2	20–30	ohne Gewicht und Triset mit	172
	Beinheben liegend auf der Bank	2	30–40	ohne Gewicht und Triset mit	170
	Crunch an der Maschine, sitzend	2	20–30	Pyramide	166

Rücken	Klimzüge mit breitem Griff	3–4	max.	ohne Gewicht	130
	Rudern vorgebeugt mit der Langhantel	3–4	8–15	Pyramide	144
	Rudern sitzend mit engem Parallelgriff	2–3	12–15	Pyramide und Höchst-spannung	152
	Nackenziehen	2–3	12–15	Pyramide und Höchst-spannung	134
	Überzüge an der Maschine	2–3	15–20	Pyramide und Höchst-spannung	140
Schulter	Nackendrücken sitzend	2–3	6–10*	Pyramide oder umgekehrte Pyramide	182
	Seitheben sitzend an der Schultermaschine	2–3	12–15	Pyramide und Höchst-spannung	194
	Frontdrücken sitzend mit Kurzhanteln	2–3	8–12*	Pyramide	186
	Seitheben vorgebeugt auf der Schrägbank	2–3	12–15	Pyramide	200
	Seitheben stehend, einarmig am Kabelzug	2–3	15–20	Pyramide und Höchst-spannung	192

Vor den schweren Sätzen immer einen oder zwei leichte Aufwärmsätze zu je
10 Wiederholungen machen.

* = Falls Trainingspartner vorhanden, in jedem zweiten bis dritten Training im
letzten Satz der Übung eine bis drei Intensivwiederholungen anschließen.

Aerobes Training: 3 - 5 x pro Woche für je 30 bis 40 Minuten, am besten in
zeitlichem Abstand zum Gewichtstraining von mindestens 10 Strunden
an einem Tag.

Posing: Zwischen den Sätzen für 10–20 Sekunden und nach dem Training für
10–15 Minuten.

TRAININGSPROGRAMM ENDOMORPH

Vorschlag für die Definitionsphase

Trainingsstufe: Fortgeschritten

    (6 Monate bis 1,5 Jahre Trainingserfahrung)

Trainingssystem: 5-Tage Split-Programm

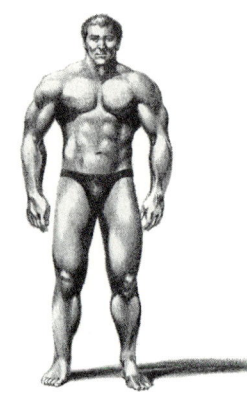

Beispielhafter Trainingsrhythmus:

Tag 1: Brust/Trizeps/Waden

Tag 2: Beine/Bizeps/Bauch

Tag 3: Rücken/Schulter/Waden

Tag 4: Pause

Tag 5: Pause

Tag 6: Tag 1

Tag 7: Tag 2

Muskeln	Übung	Sätze	WH	Methode	Seite
Brust	Schrägbankdrücken mit der Langhantel	3–4	6–10*	Pyramide	106
	Fliegende Bewegung auf der Flachbank	1.Satz 2.Satz 3.Satz	12–15 6–10* 15–20	Pyramide Pyramide umgekehrte Pyramide	118
	Bankdrücken mit der Langhantel	2–3	10–15	Pyramide	98
	Fliegende Bewegung mit dem Kopf nach unten	2–3	12–15	Pyramide und Supersatz mit	122
	Bankdrücken im Sitzen an der Maschine	2–3	10–15	Pyramide	104
Trizeps	Dips am Holm	2–3	max.	ohne Gewicht	228
	French Press am Seil kniend	2–3	12–15	Pyramide und Höchst-spannung	244
	French Press sitzend mit Kurzhantel	2–3	10–15	Pyramide	236
	Cable-Pushdowns	2–3	10–15	Pyramide und Höchst-spannung	238

Waden	Wadenheben im Stehen	2−3	15−20	Pyramide und Supersatz mit	90
	Wadenheben an der 45-Grad-Beinpresse	2−3	15−20	Pyramide und Höchst-spannung	94
Beine	Beincurl liegend	3−4	10−15	umgekehrte Pyramide	80
	Beinpressen an der 45-Grad-Beinpresse	3−4	15−20	Pyramide	72
	Hackenschmidt-Kniebeuge im breiten Stand	3−4	12−15	Pyramide	66
	Beinstrecken	3−4	10−15	umgekehrte Pyramide oder abnehmende Sätze, 3−4 Stufen	86
		1−2	8−15		
Bizeps	Konzentrationscurl	2−3	12−15	Pyramide und Höchst-spannung	218
	Langhantel-Curl	2−3	6−10*	Pyramide	206
	Schrägbank-Curl	2−3	12−15	Pyramide	216
	Cable-Curl stehend	2−3	12−15	Pyramide und Höchst-spannung	220
Bauch	Beinheben hängend	2	20−30	ohne Gewicht und Triset mit	172
	Beinheben liegend auf der Bank	2	30−40	ohne Gewicht und Triset mit	170
	Crunch auf dem Boden	2	40−50	ohne Gewicht	162
Rücken	Klimmzüge mit breitem Griff	3−4	max.	ohne Gewicht	130
	Rudern vorgebeugt mit Bauchstütze	3−4	10−15	Pyramide und Höchst-spannung	146
	Rudern einarmig mit der Kurzhantel	2−3	12−15	Pyramide	148
	Überzüge an der Maschine	2−3	12−15	Pyramide und Supersatz mit	140
	Nackenziehen	2−3	12−15	Pyramide und Höchst-spannung	134

3

Körpertypgerechte Trainingsprogramme

Schulter	Nackendrücken sitzend	3–4	6–10*	Pyramide	182
	Seitheben stehend	2–3	10–15	Pyramide	190
	Frontdrücken sitzend mit Kurzhanteln	2–3	8–12*	Pyramide	186
	Rudern stehend	2–3	10–15	Pyramide und Supersatz mit	188
	Seitheben vorgebeugt auf der Schrägbank	2–3	12–15	Pyramide	200

Vor den schweren Sätzen immer einen oder zwei leichte Aufwärmsätze zu je 10 Wiederholungen machen.

* = Falls Trainingspartner vorhanden, in jedem zweiten bis dritten Training im letzten Satz der Übung eine bis drei Intensivwiederholungen anschließen.

Aerobes Training: 3–5 x pro Woche für je 30–40 Minuten, am besten an den trainingsfreien Tagen oder in zeitlichen Abstand zum Gewichtstraining von mindestens 10 Stunden an einem Tag.

Posing: Zwischen den Sätzen für 10–20 Sekunden und nach dem Training für 10–15 Minuten.

Trainingsprogramm Endomorph

Vorschlag für die Definitionsphase

Trainingsstufe: Weit Fortgeschritten (ab 1,5 Jahren Trainingserfahrung)

Trainingssystem: 6-Tage Split

Beispielhafter Trainingsrhythmus:

Tag 1: Brust/Trizeps/Waden

Tag 2: Beine/Bizeps/Bauch

Tag 3: Rücken/Schulter/Waden

Tag 4: Pause

Tag 5: Brust/Trizeps/Waden

Tag 6: Beine/Bizeps/Bauch

Tag 7: Rücken/Schulter/Waden

Muskeln	Übung	Sätze	WH	Methode	Seite
Brust	Schrägbankdrücken mit der Langhantel	3–4 1–2	8–15* 8–15	umgekehrte Pyramide oder abnehmende Sätze, 3–4 Stufen	106
	Fliegende Bewegung auf der Flachbank	2–3	10–15	Pyramide	118
	Schrägbankdrücken an derMultipresse	2–3	10–15*	Pyramide	110
	Kabelziehen über Kreuz kniend	2–3	15–20	Pyramide und Höchstspannung im Supersatz mit	126
	Bankdrücken im Sitzen an der Maschine	2–3	10–15	Pyramide	104
Trizeps	Dips am Holm	2–3	6–10	Pyramide	228
	French Press liegend mit Langhantel	2–3	10–15	Pyramide	232
	Cable-Pushdowns	2–3	12–15	Pyramide und Höchstspannung	238
	French Press am Seil kniend	2–3	15–20	Pyramide und Höchstspannung	244

Körpertypgerechte Trainingsprogramme

	Reverse Cable-Pushdowns einarmig	2–3	15–20	Pyramide und Höchst-spannung	240
Waden	Wadenheben an der 45-Grad Beinpresse	2–3	15–20	Pyramide und Supersatz mit Partner	94
	Vorgebeugtes Wadenheben mit Partner	2–3	15–20		92
Beine	Beinstrecken	3–4 1–2	8–15 8–15	Pyramide oder abnehmende Sätze, 3–4 Stufen	86
	Hackenschmidt-Kniebeuge im engen Stand	3–4	12–20	Pyramide	68
	Beincurl sitzend	3–4	15–20	Pyramide und Höchst-spannung	82
	Kniebeugen mit der Langhantel im breiten Stand	3–4	8–15	Pyramide	50
Bizeps	Schrägbank-Curl	2–3	10–15	Pyramide	216
	Scott-Curl mit der Lanhantel	2–3	6–10*	Pyramide	208
	Cable-Curl stehend	2–3	15–20	Pyramide und Höchst-spannnung	220
	Scott-Curl mit der Kurzhantel einarmig	2–3	12–15	Pyramide und Höchst-spannung	214
Bauch	Beinheben hängend	2	20–30	ohne Gewicht im Triset mit	172
	Beinheben am Holm	2	20–30	ohne Gewicht im Triset mit	174
	Crunch an der Maschine, sitzend	2	20–30	Pyramide	166
Rücken	Klimmzüge mit breitem Griff	3–4	max.	ohne Gewicht	130
	Rudern vorgebeugt mit der Langhantel	3–4	10–15	Pyramide	144
	Rudern einarmig mit der Kurzhantel	2–3	8–10	Pyramide	148

	Rudern sitzend mit engem Parallelgriff	2–3	15–20	Pyramide und Höchst-spannung	152
	Nackenziehen	2–3	15–20	Pyramide und Höchst-spannung	134
Schulter	Nackendrücken sitzend	3–4 1–2	6–10* 8–15	umgekehrte Pyramide oder abnehmende Sätze, 3–4 Stufen	182
	Seitheben stehend	2–3	12–15	Pyramide oder 1–2 abnehmende Sätze, 3–4 Stufen	190
	Frontdrücken sitzend mit Kurzhanteln	2–3	8–12*	Pyramide	186
	Rudern stehend	2–3	10–15	Pyramide und Supersatz mit Pyramide	188
	Seitheben vorgebeugt auf der Schrägbank	2–3	12–15		200
	Seitheben stehend, einarmig am Seilzug	2–3	15–20	Pyrarmide und Höchst-spannung	192

Vor den schweren Sätzen immer einen oder zwei leichte Aufwärmsätze zu je
10 Wiederholungen machen.

* = Falls Trainingspartner zur Hand, in jedem zweiten bis dritten Training im letzten
Satz der Übung eine bis drei Intensivwiederholungen anschließen.

Aerobes Training: 4–6 x pro Woche für je 30 bis 40 Minuten in zeitlichem Abstand von mindestens 10 Stunden zum Gewichtstraining an einem Tag.

Posing: Zwischen den Sätzen für 10 bis 20 Sekunden, direkt nach dem Training für
10 bis 15 Minuten.

Körpertypgerechte Trainingsprogramme

25 Empfehlungen für erfolgreiches, gesundes Bodybuilding

1. Trainieren und ernähren Sie sich Ihrem Körpertyp entsprechend. So können Sie Ihr genetisches Potenzial im Muskelaufbau erreichen.

2. Definieren Sie ein für sich erstrebenswertes Ziel. Wenn der Wunsch, hart zu trainieren und richtig zu essen, aus Ihrem Inneren entspringt, werden Sie im Bodybuilding erfolgreich sein.

3. Seien Sie Ihr eigener Maßstab. Im Vergleich mit anderen wird es immer solche geben, die besseren und schlechteren Erfolg im Bodybuilding erzielen.

4. Haben Sie Geduld. Muskelaufbau und Fettabbau braucht Zeit.

5. Legen Sie den Schwerpunkt bei der Übungsauswahl auf Bewegungen mit Lang- und Kurzhanteln. Das resultiert in einem sehr guten Trainingseffekt für den ganzen Körper.

6. Machen Sie in jedem Training eine bis drei Grundübungen für jede Muskelgruppe. Grundübungen sind die Basis in jedem optimierten Bodybuildingtraining.

7. Verhätscheln Sie sich nicht. Schwere Gewichte und Sätze mit fünf bis acht Wiederholungen bauen massive, kompakte und dichte Muskulatur auf.

8. Kombinieren Sie in einer Trainingseinheit Sätze mit schweren und mittelschweren Gewichten. Dadurch setzen Sie optimale Wachstumsreize für die weißen und roten Muskelfasern.

9. Wärmen Sie sich vor dem schweren Training sorgfältig auf. So vermeiden Sie Verletzungen und können mit höchster Leistung trainieren.

10. Lassen Sie das Training durch das Cool-down langsam ausklingen. Dies ist der erste Schritt zur Erholung nach dem Gewichtstraining.

11. Machen Sie regelmäßig Dehnübungen. Das hält Ihre Muskulatur geschmeidig.

12. Machen Sie regelmäßig Ausdauertraining. Aerobes Training hält Ihr Herz gesund und ermöglicht es Ihnen, im intensiven Training mit den Gewichten bis an Ihre Leistungsgrenze zu gehen.

13. Finden Sie Ihren persönlich optimalen Wechsel zwischen Training und Ruhephasen heraus, vermeiden Sie Übertraining. Muskeln wachsen immer erst nach dem Training.

14. Versuchen Sie stets, Ihre Leistung im Training zu verbessern. Muskeln brauchen neue Herausforderungen, um zu wachsen.

15. Achten Sie auf saubere Übungstechnik. Das ist wichtig, um Verletzungen zu vermeiden.

16. Wenn Sie fortgeschrittener oder weit fortgeschrittener Bodybuilder sind, berücksichtigen Sie auch intensitätssteigernde Methoden im Training. Damit regen Sie Ihre Muskeln zu neuem Wachstum an.

17. Konzentrieren Sie sich im Training. Werden Sie im Geiste eins mit Ihrem Körper, das wird großartige Ergebnisse im Muskelaufbau nach sich ziehen.

18. Bewahren Sie eine positive Einstellung zum Bodybuilding. Nur wenn Sie mit Freude trainieren und diszipliniert essen, werden Sie besten Erfolg im Körperaufbau erzielen können.

19. Essen Sie regelmäßig. Der Verzehr einer Mahlzeit oder eines Snacks alle zwei bis drei Stunden versorgt Ihren Körper gleichmäßig mit Energie- und Baustoffen.

20. Verzehren Sie täglich zwischen 2 und 3 Gramm Eiweiß pro Kilogramm Körpergewicht. Nur Eiweiß baut Muskeln auf.

21. Achten Sie auf die Menge, die Art und den Zeitpunkt der Kohlenhydrataufnahme. So optimieren Sie Ihre Leistung im Training und bauen bestmöglich Körperfett ab.

22. Essen Sie hochwertige Pflanzenfette. Diese sind besonders reich an den für die Gesundheit so wichtigen ungesättigten Fettsäuren.

23. Trinken Sie mindestens 3 Liter Wasser täglich. Das optimiert Ihren Stoffwechsel und hält Ihre Muskeln straff.

24. Nehmen Sie gezielt Nahrungsergänzungen. Der überlegte Einsatz von Nahrungsergänzungen hilft Ihnen, erfolgreich im Bodybuilding zu sein.

25. Verzichten Sie auf Doping. Anabole Steroide, Wachstumshormone oder Diuretika haben im erfolgreichen, gesunden und natürlichen Bodybuilding keinen Platz!

ÜBUNGSKATALOG

3

Übungskatalog

3

Übungskatalog

Körpertypgerechte Trainingsprogramme

3

Übungskatalog

MUSKELAPPARAT FRONTANSICHT

großer Brustmuskel
(Musculus pectoralis major)

Deltamuskel (M. deltoideus)

Bizeps (zweiköpfiger Armmuskel)
(M. biceps)

langer Hohlhandsehnenspanner
(M. palmaris longus)

speichenseitiger Handbeuger
(M. flexor carpi radialis)

Oberarmspeichenmuskel
(M. brachioradialis)

oberflächlicher Fingerbeuger
(M. flexor digitorum superficialis)

Zwischenknochenmuskeln
(Mm. lumbricales)

Trapezmuskel (M. trapezius)

Kopfwender (M. sternocleidomastoideus)

gerader Bauchmuskel
(M. rectus abdominis)

vorderer Sägemuskel
(M. serratus anterior)

mittlerer Gesäßmuskel
(M. gluteus medius)

Spanner der Oberschenkelfascie
(M. tensor fasciae latae)

Kammmuskel
(M. pectineus)

gerader Oberschenkelmuskel
(M. rectus femoris)

äußerer Oberschenkelmuskel
(M. vastus lateralis)

Schneidermuskel
(M. sartorius)

schlanker Muskel
(M. gracilis)

langer Anzieher
(M. adductor longus)

vorderer Schienbeinmuskel
(M. tibialis anterior)

innerer Oberschenkelmuskel
(M. vastus medialis)

innerer Wadenmuskel
(M. gastrocnemius)

kurzer Großzehenbeuger
(M. extensor hallucis brevis)

Schollenmuskel (M. soleus)

äußerer schräger
Bauchmuskel
(M. obliquus externus
abdominis)

kurzer Zehenbeuger
(M. extensor digitorum brevis)

langer Wadenbeinmuskel
(M. peroneus longus)

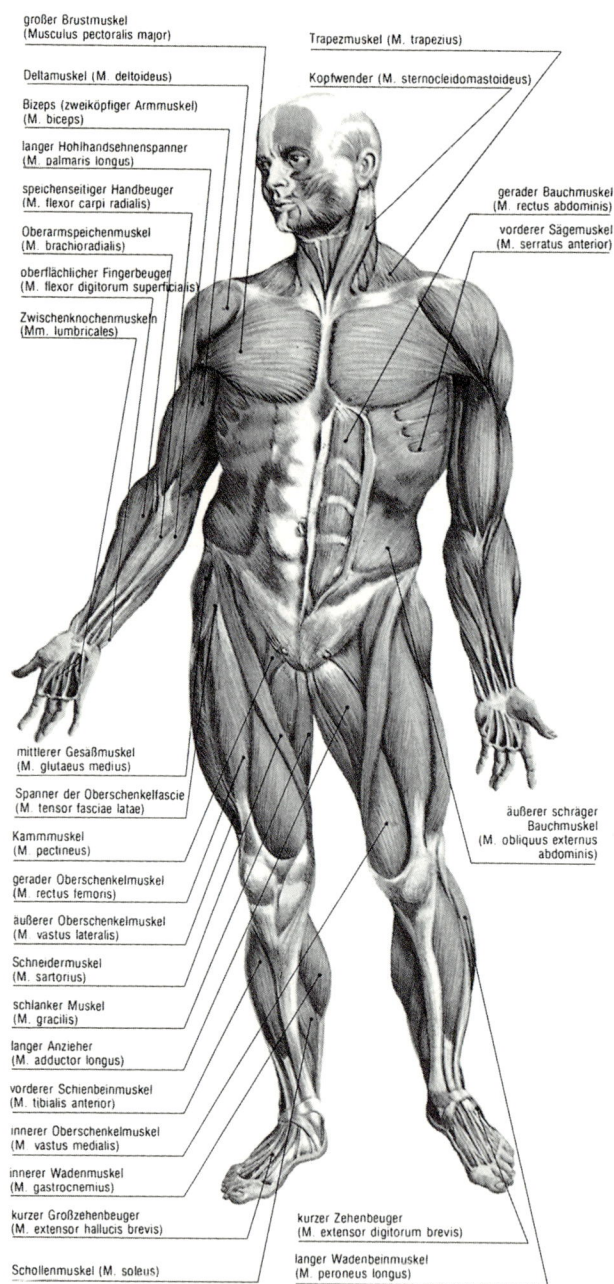

MUSKELAPPARAT RÜCKENANSICHT

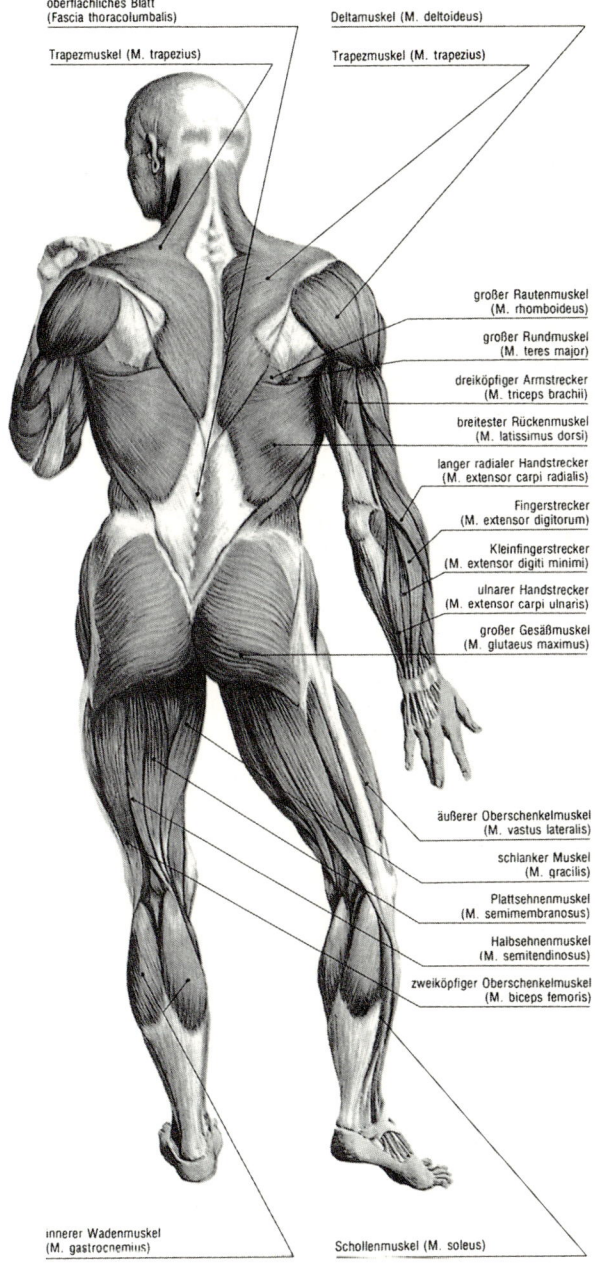

oberflächliches Blatt
(Fascia thoracolumbalis)

Deltamuskel (M. deltoideus)

Trapezmuskel (M. trapezius)

Trapezmuskel (M. trapezius)

großer Rautenmuskel
(M. rhomboideus)

großer Rundmuskel
(M. teres major)

dreiköpfiger Armstrecker
(M. triceps brachii)

breitester Rückenmuskel
(M. latissimus dorsi)

langer radialer Handstrecker
(M. extensor carpi radialis)

Fingerstrecker
(M. extensor digitorum)

Kleinfingerstrecker
(M. extensor digiti minimi)

ulnarer Handstrecker
(M. extensor carpi ulnaris)

großer Gesäßmuskel
(M. glutaeus maximus)

äußerer Oberschenkelmuskel
(M. vastus lateralis)

schlanker Muskel
(M. gracilis)

Plattsehnenmuskel
(M. semimembranosus)

Halbsehnenmuskel
(M. semitendinosus)

zweiköpfiger Oberschenkelmuskel
(M. biceps femoris)

innerer Wadenmuskel
(M. gastrocnemius)

Schollenmuskel (M. soleus)

Literaturverzeichnis

Breitenstein, B./Hamm, M.: Bodybuilding. Erfolgreich. Natürlich. Gesund. Reinbek 1996/2004?

Breitenstein, B.: Power Bodybuilding. Erfolgreich. Natürlich. Gesund. Reinbek 1999/2004?

Breitenstein, B.:/Rossmeier, A.: Die Kraftküche. Einfach. Schmackhaft. Gesund. Reinbek 2000/2005?

Breitenstein, B.: Massive Muskeln. Reinbek 2003/2006

Breitenstein, B.: Bodybuilding: Übungsbuch Breite Schultern – schmale Hüften. Reinbek 2003

Breitenstein, B.: Bodybuilding: Übungsbuch Bauchmuskulatur. Reinbek 2003

Breitenstein, B.: Bodybuilding: Übungsbuch Brust und Arme. Reinbek 2004

Breitenstein, B.: Bodybuilding: Übungsbuch Beine und Po. Reinbek 2005

Degen, R.: Der kleine Schlaf zwischendurch. Reinbek 1997

Elmadfa, I.:/Leitzmann, K.: Ernährung des Menschen. Stuttgart 1988

Faller, A.: Der Körper des Menschen. Stuttgart 1995

Freiwald, J.: Aufwärmen im Sport. Reinbek 1991

Hamm, M.: Fitness Ernährung. Reinbek 1992

Hollmann, W./Hettinger, Th.: Sportmedizin, Arbeits- und Trainingsgrundlagen. Stuttgart/New York 1990

Letzelter, H + M.: Krafttraining. Reinbek 1986

Markworth, P.: Sportmedizin 1. Physiologische Grundlagen. Reinbek 1984

Schwarzenegger, A./Dobbins, B.: Das grosse Bodybuilding Buch. München 1987

Dopingliste der GNBF e.V.

Die GNBF e.V. (German Natural Bodybuilding and Fitness Federation) setzt sich für die Verbreitung und Förderung des gesunden, drogenfreien Bodybuilding ein. Alle bei der Deutschen Meisterschaft teilnehmenden Athleten werden mittels eines Lügendetektor – Test auf den Missbrauch der unten stehenden Substanzen/Methoden innerhalb der letzten 7 Jahre getestet. Die ersten drei jeder Klasse unterziehen sich zusätzlich einem Urintest nach Standard des IOC (International Olympic Committee).

Verbotene Substanzen der GNBF e.V.:

- Anabolika (z.B. Testosteron)
- Prohormone (z.B. Androstendion)
- Anabol wirkende Substanzen (z.B. Clenbuterol)
- Sonstige Hormone (z.B. Wachstumshormon)
- Antiöstrogen wirkende Substanzen (z.B. Clomifen)
- Stimulanzien (z.B. Ephedrin)

VERBOTENE METHODEN DER GNBF E.V.:

- Injektionen (z.B. von ölhaltigen Substanzen in die Muskulatur)
- Blutdoping/Blutmanipulation (z.B. Verabreichung von roten Blutkörperchen)
- Pharmakologische, chemische und physikalische Manipulationen (zur Manipulation der Dopingtests)
- Implantate (z.B. Silikon/Ausnahme: Brustimplantate bei Frauen)

Weitere Informationen unter **www.GNBF.de** und **www.berend-breitenstein.de** oder im GNBF e.V. – Sekretariat unter Telefon: 040-8196 7097

Bei Einsendung dieser Seite zusammen mit der Anmeldung zur Mitgliedschaft in der GNBF e.V. (online oder per Flyer) entfällt die einmalige Aufnahmegebühr von 20,– Euro!

Train hard – train Natural!
Berend Breitenstein

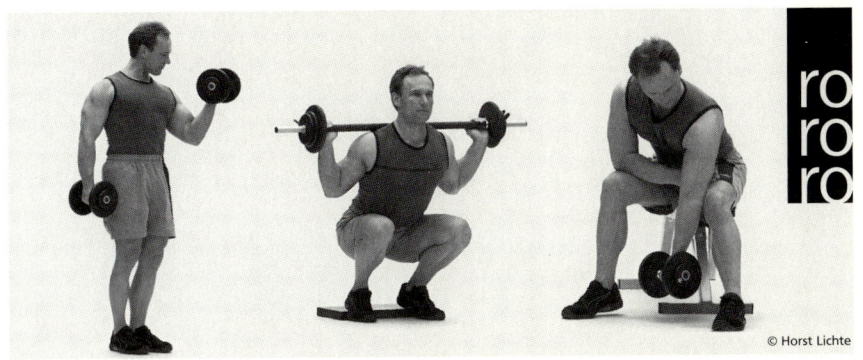

© Horst Lichte

Krafttraining
Kompetente Ratschläge, Tipps und Antworten für Fitness und Bodybuilding

Wend-Uwe Boeckh-Behrens/
Wolfgang Buskies
Fitness-Krafttraining
*Die besten Übungen und
Methoden für Sport und
Gesundheit*
rororo 19481
Supertrainer Bauch
Die effektivsten Übungen
rororo 61028

Hans-Dieter Kempf/Andreas Strack
Der Hantel-Krafttrainer
Die besten Übungen
rororo 61013

Berend Breitenstein
Bodybuilding: Massive Muskeln
*Die besten Übungen.
Schritt-für-Schritt-Fotos.
Mit 90-Tage-Programm*
rororo 61038

Berend Breitenstein
Die Kraftküche
*Einfach, schmackhaft, gesund.
Die besten Rezepte für Fatburning
und Muskelaufbau*
rororo 19496
Die Bodybuilding-Bibel
Natürlich, erfolgreich, gesund.

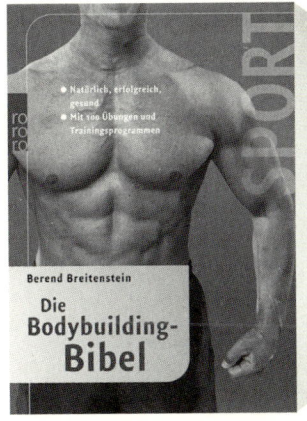

rororo 61078

S9/2a

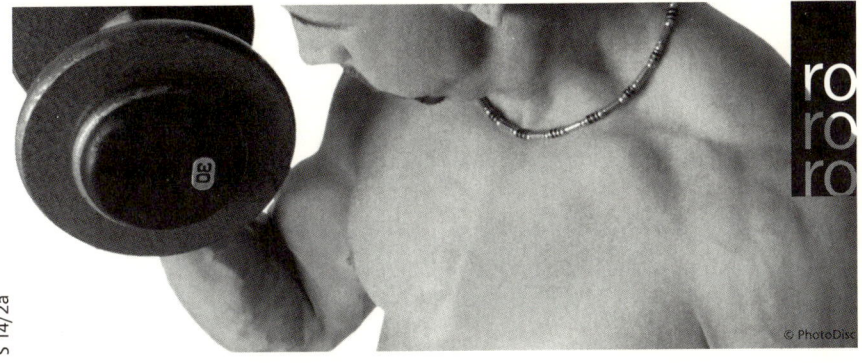

S 14/2a

© PhotoDisc

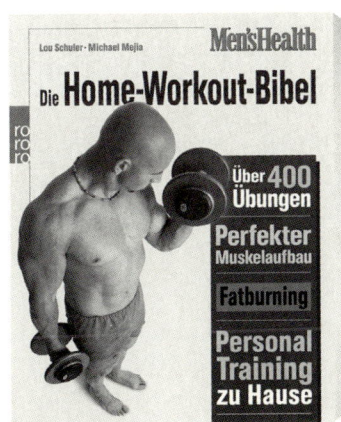